中国医学科技发展报告2021

The 2021 Annual Report of Medical Science and Technology Development in China

中国医学科学院 组编

科 学 出 版 社
北 京

内 容 简 介

《中国医学科技发展报告 2021》是该系列报告的第十二本。延续往年内容，在报告中对我国 2021 年医学科技发展政策环境、医学科技投入产出、医学科技创新基地建设情况进行了系统阐述，邀请专业领域内的院士、教授级专家对 2021 年我国在肿瘤领域、心血管疾病领域、呼吸系统疾病领域、精神医学领域、妇产科领域、公共卫生领域、药学领域、疫苗技术等领域所取得的研究进展及主要成果进行了总结与分析，同时对由中国医学科学院组织领域专家与情报研究团队共同评选的 31 项“2021 年度中国重要医学进展”进行了解读。

本书具有权威性、全面性和客观性，可供所有想要了解中国医学科技发展情况的读者，特别是各级行政人员、政策和管理研究人员、科技工作者参考。

图书在版编目(CIP)数据

中国医学科技发展报告 2021/中国医学科学院组编. —北京：科学出版社, 2022.12

ISBN 978-7-03-073729-8

Ⅰ. ①中… Ⅱ. ①中… Ⅲ. ①医学–技术发展–研究报告–中国–2021 Ⅳ. ①R-12

中国版本图书馆 CIP 数据核字(2022)第 206092 号

责任编辑：李 悦 孙 青 / 责任校对：郑金红
责任印制：吴兆东 / 封面设计：刘新新

科 学 出 版 社 出版
北京东黄城根北街 16 号
邮政编码：100717
http：//www.sciencep.com

北京虎彩文化传播有限公司 印刷
科学出版社发行 各地新华书店经销
*
2022 年 12 月第 一 版 开本：787×1092 1/16
2022 年 12 月第一次印刷 印张：11 1/2
字数：273 000

定价：198.00 元

(如有印装质量问题，我社负责调换)

《中国医学科技发展报告 2021》指导委员会

《中国医学科技发展报告 2021》编委会

目　　录

第一章　中国医学科技发展环境

一、医学科技发展政策环境

孙晓北
中国医学科学院医学信息研究所

（一）健全完善科技成果评价体系，更好地发挥评价作用，加快推动科技成果转化

2021年5月21日，中央全面深化改革委员会第十九次会议审议通过了《关于完善科技成果评价机制的指导意见》等文件，8月2日，国务院办公厅正式发布《国务院办公厅关于完善科技成果评价机制的指导意见》（以下简称《指导意见》），《指导意见》以习近平新时代中国特色社会主义思想为指导，深入贯彻党的十九大和十九届二中、三中、四中、五中全会精神，深入实施创新驱动发展战略，深化科技体制改革，坚持正确的科技成果评价导向，创新科技成果评价方式，通过评价激发科技人员积极性，推动产出高质量成果、营造良好创新生态，促进创新链、产业链、价值链深度融合，为构建新发展格局和实现高质量发展提供有力支撑。《指导意见》的发布是我国科技成果评价政策领域的重大突破，首次将评价科技成果的科学、技术、经济、社会、文化五大价值明确化，坚决破解科技成果评价中的"唯论文、唯职称、唯学历、唯奖项"问题，改革完善科技成果奖励体系，控制奖励数量，提升奖励质量，调整奖励周期等，明确基础研究成果以同行评议为主，推行代表作制度；应用研究成果以行业用户和社会评价为主，把新技术、新材料、新工艺、新产品、新设备样机性能等作为主要评价指标；技术开发和产业化成果以用户评价、市场检验和第三方评价为主。

党的十八大以来，党中央系统部署推进科技评价体系改革，聚焦"四个面向"的科技成果评价导向逐步确立。特别是近年来，我国关于科技成果转化的重磅政策密集出台，如科技成果转化"三部曲"实施，下放成果所有权和使用权、提高奖励比例、鼓励科研人员离岗创业等，对于实施创新驱动发展战略、强化供给侧结构性改革、推动大众创业万众创新具有重要意义。2018年，中共中央办公厅、国务院办公厅印发《关于深化项目评审、人才评价、机构评估改革的意见》，对完善科技项目成果评价提出了明确要求。政策实施以来，"三评"改革取得阶段性成效，但与之相比，科技成果评价顶层设计和系统部署还不充分，科技成果评价机制在适应高质量发展，特别是解决科技自立自强方面还存在一些突出问题，主要体现在：①科技成果的评价导向作用和价值发现作用发挥有待加强；②不同维度、不同类型的科技成果评价体系仍需健全，现阶段的评价指标较为单一，评价标准的科学性、评价结果的客观性有待提升；③第三方科技成果评价行业发展不够成熟，规范化水平不高，评价行业的监管尚不完善。此次《指导意见》的出台

将深入推进科技评价改革，重在解决成果评价导向问题，即从过于重视论文数量、项目承担数量等量化指标，回归到实际贡献、质量、能力等方面。充分解决好既往分类评价体系不健全、评价指标单一化、标准定量化、结果功利化等核心问题，解决好“评什么”“谁来评”“怎么评”“怎么用”的关键问题。

《指导意见》坚持科技创新质量、绩效、贡献为核心的评价导向，坚持科学分类、多维度评价，坚持正确处理政府和市场的关系，坚持尊重科技创新规律，提出了十个方面举措。一是首次在政策性文件中明确提出要全面准确评价科技成果的科学、技术、经济、社会、文化价值，并明确了五种价值的评价重点。二是强调要健全完善科技成果分类评价体系，基础研究成果以同行评议为主，推行代表作制度。三是加快推进国家科技项目成果评价改革，提升科技成果供给质量。四是大力发展科技成果的市场化评价，加快建设现代化高水平技术交易市场。五是充分发挥金融投资在科技评价中的作用，加大对科技成果转化和产业化的投融资支持。六是引导规范科技成果第三方评价，制定科技成果评价通用准则，细化具体领域评价技术标准和规范。七是改革完善科技成果奖励体系，控制奖励数量，提升奖励质量，调整奖励周期。八是坚决破除成果评价中的“四唯”问题。九是创新科技成果评价工具和模式，利用大数据、人工智能等技术手段，开发信息化评价工具。十是完善科技成果评价激励和免责机制，建立成果评价与转化行为负面清单，完善尽职免责规范和细则。

《指导意见》围绕“评什么”“谁来评”“怎么评”“怎么用”四个问题作出了系统部署，在科技成果评价中统筹破“四唯”和“立新标”上提出指导措施，确立科技成果分类评价体系，建立政府、市场、第三方机构、金融投资机构等多主体评价机制，形成与之相适应的考核评价方式。“评什么”是科技成果评价“指挥棒”的方向，在解决“评什么”方面，根据科技成果不同类别、特点和评价目的，在明确评价对象、评价维度的基础上，重点是全面准确评价科技成果的科学、技术、经济、社会、文化价值；在解决“谁来评”方面，《指导意见》坚持“谁委托科研任务谁评价”“谁使用科研成果谁评价”，突出评价的用户导向、应用导向、绩效导向，同时进一步强调了发展科技成果市场化评价的重要性，要求加快构建政府、社会、市场、金融投资机构等共同参与的多元评价体系；在解决“怎么评”方面，《指导意见》要求把握科研渐进性和成果阶段性的特点，创新成果评价方式方法，健全完善科技成果分类评价体系，加强中长期评价、后评价和成果回溯，按照基础研究、应用研究、技术开发和产业化等不同成果类型，形成符合科学规律的多元化分类评价机制；科技成果评价的落脚点是强化成果高质量供给与转化应用，是推动科技创新成果转移转化的关键。在解决“怎么用”方面，《指导意见》从需求侧入手，以求通过科技成果评价充分激发科研人员的积极性。促进科技与经济社会发展更加紧密结合，加快推动科技成果转化为现实生产力。

（二）《医学科研诚信和相关行为规范》修订发布

2021年1月，国家卫生健康委员会办公厅发布了新修订的《医学科研诚信和相关行为规范》（以下简称《规范》）。早在2014年9月，国家卫生和计划生育委员会与国家中医药管理局就联合发布了《医学科研诚信和相关行为规范》，在提高广大医学科研人员诚信意识，遵守诚信原则，养成良好科研行为习惯等方面发挥了积极的引导作用。近年来，党中央、国务院对加强科研诚信建设提出了一系列新的要求，为更好地全面落实党中央、国务院对科研诚信管理的部署要求，进一步加强生物医学科研诚信体制建设，规范医学科研诚信行为，强化医学科研机构科研诚信监管责任，国家卫生健康委员会、科技部、国家中医药管理局结合相关法律法规修订了《医学科研诚信和相关行为规范》。《规范》适用于所有从事医学科研活动的人员和所有开展医学科研工作的机构，不限于医疗卫生机构和各级卫生行政部门直属的医学科研机构及其科研人员。《规范》明确了医学研究活动应当遵循的基本规范：一是明确医学科研行为涵盖科研项目的申请、预实验研究、实施研究、结果报告、项目检查、执行过程管理、成果总结及发表、评估审议、验收等科研活动全流程；二是强调医学研究要牢固树立生物安全意识，在从事致病病原研究过程做到依法合规；三是确定医学科研活动有关记录和数据由所在单位集中保存的原则；四是明确提出科普宣传中不得向公众传播未经科学验证的现象和观点，在疫情防控期间应当严格遵守疫情防控管理要求等准则。《规范》还突出了医学研究机构科研诚信主体责任。同时，根据当前医学科研诚信面临的新挑战，《规范》明确提出，同意署名的导师、项目负责人对发生的科研不端行为在承担管理、指导责任的同时还要承担同等责任，医学机构对科研不端行为的处理意见应当予以公布等规范要求和医学科研机构集中妥善管理医学科研相关原始数据、生物信息、图片、记录等以备核查等管理要求。《规范》与《科研诚信案件调查处理规则（试行）》（2019 年 10 月科技部会同国家卫生健康委员会等 20 部门制定，以下简称《调查处理规则》）有序衔接，《调查处理规则》对科研诚信案件调查工作的责任、程序等作出了明确规定，《规范》则进一步明确了医学科研诚信及相关行为的准则，界定了“是与非”的边界，将与《调查处理规则》协同发挥作用，持续改进、不断营造风清气正的良好医学科研氛围。

（三）《中国吸烟危害健康报告 2020》

为提高人民群众对烟草危害的认知水平，引导公众自觉控烟，提升全民健康素养水平，由国家卫生健康委员会牵头，委托中日友好医院，以中国工程院院士王辰为专家组组长，邀请控烟、慢性呼吸系统疾病、恶性肿瘤、心血管疾病、糖尿病、公共卫生等领域的权威专家组成专家委员会，在《中国吸烟危害健康报告（2012 版）》的基础上，修订完成了《中国吸烟危害健康报告 2020》，报告采用大量近年来发布的科学研究成果和统计数据，体现了吸烟危害健康相关领域的最新进展，报告撰写在保证科学性与严谨性的基础上，力求文字平实易懂，使普通公众通过阅读也可以全面认识吸烟与二手烟暴露的巨大危害。与 2012 版报告相比，2020 版报告重点更新了吸烟和二手烟暴露的流行情况及危害健康的证据，特别是与呼吸系统疾病、恶性肿瘤、心脑血管疾病、糖尿病“四大慢病”的关系，同时新增了电子烟对健康危害的篇章，阐述了相关的科学研究证据。自世界卫生组织《烟草控制框架公约》生效以来，越来越多的国家采用有效的措施进行控烟，2007～2017 年全球 15 岁以上人群吸烟率降至 19.2%。我国吸烟人数超过 3 亿人，2018 年中国 15 岁以上人群吸烟率为 26.6%，其中男性吸烟率为 50.5%。我国每年有 100 多万人因吸食烟草失去生命，如果不采取有效行动，预计到 2030 年将增至每年 200 万人，到 2050 年增至每年 300 万人。《中国吸烟危害健康报告 2020》以政府权威报告的形式，将关于吸烟危害健康的坚实科学证据展示给公众，加深了公众对于吸烟危害健康这一科学事实的认识，在全社会营造良好控烟、禁烟氛围，在深层次地推动我国控烟行动及相关工作方面发挥了重要作用。

（四）《关于加快推进康复医疗工作发展的意见》

为贯彻落实党的十九届五中全会精神和实施健康中国、积极应对人口老龄化的国家战略，进一步加强康复医疗服务体系建设，加快推动康复医疗服务高质量发展，逐步满足群众多样化、差异化的康复医疗服务需求，国家卫生健康委员会、国家发展和改革委员会、教育部、民政部、财政部、国家医保局、国家中医药管理局、中国残联制定了《关于加快推进康复医疗工作发展的意见》（以下简称《意见》）。《意见》广泛征求了各地卫生健康行政部门、医疗机构、行业学会、医院管理人员、康复医疗专业人员的意见，并予以充分吸纳。《意见》分为 7 部分：第一部分，总体要求和主要目标。第二部分，健全完善康复医疗服务体系。包括增加提供康复医疗服务的医疗机构和床位数量，加强康复医院和综合医院康复医学科建设，加强县级医院和基层医疗机构康复医疗能力建设，完善康复医疗服务网络。第三部分，加强康复医疗人才培养和队伍建设。包括加强康复医疗人才教育培养，强化康复医疗专业人员岗位培训，加强突发应急状态下康复医疗队伍储备。第四部分，提高康复医疗服务能力。包括完善康复医疗工作制度、服务指南和技术规范，加强康复医疗能力建设，提高基层康复医疗能力，提升中医康复服务能力。第五部分，创新康复医疗服务模式。包括逐步推进康复与临床多学科合作模式，积极发展社区和居家康复医疗，推动康复医疗与康复辅助器具配置服务衔接融合。第六部分，加大支持保障力度。包括统筹完善康复医疗服务价格和医保支付管理，调动康复医疗专业人员积极性，加强康复医疗信息化建设，推动康复医疗相关产业发展。第七部分，组织实施。包括加强组织领导，明确部门职责，强化指导评估，加大宣传力度。

（五）《“十四五”国家临床专科能力建设规划》

为进一步加强临床专科能力建设，充分发挥临床专科能力建设对推动公立医院高质量发展的重要作用，指导各地做好“十四五”临床专科能力建设工作，国家卫生健康委员会组织制定了《“十四五”国家临床专科能力建设规划》（以下简称《建设规划》）。“十二五”和“十三五”期间，国家卫生健康委员会与财政部联合开展的国家临床重点专科建设取得明显成效，有力推动了优质资源总量增加，促进了医疗资源均衡配置，提升了医疗技术水平和临床专科服务能力。党的十九届五中全会和《中华人民共和国国民经济和社会发展第十四个五年规划和 2035 年远景目标纲要》明确提出，要把保障人民健康放在优先发展的战略位置，深入实施健康中国行动，以提高医疗质量和效率为导向，以公立医疗机构为主体，扩大医疗服务资源供给，加快优质医疗资源扩容和区域均衡布局。国务院办公厅发布的《关于推动公立医院高质量发展的意见》明确提出，以加强临床专科建设作为“引领公立医院高质量发展新趋势”的重要内容，以专科发展带动诊疗能力和水平提升。按照党中央、国务院的战略部署，为进一步发挥临床专科能力建设对促进公立医院和医疗卫生服务体系高质量发展、实现健康中国战略的作用，调动地方和医院的积极性，国家卫生健康委员会在“十二五”和“十三五”临床重点专科建设的基础上，根据我国居民疾病谱、人民群众看病就医情况，统筹考虑不同层级、不同地区医疗机构和不同专业的发展，制定了“十四五”国家临床专科能力建设规划，对临床专科能力建设做出整体性、系统性、制度性安排，推动我国临床专科能力建设工作进入可持续的高质量发展路径，形成临床专科能力建设的长效机制。临床专科能力建设的主要方向，一是建设国际高水平临床专科，二是普遍提升主要临床专科能力，三是促进临床专科能力均衡发展，四是补齐薄弱专科资源短板。

《建设规划》提出，“十四五”期间重点从以下 4 个方面开展建设：一是提升医疗技术应用能力，推动技术创新转化；二是优化医疗服务模式；三是提高医疗质量安全水平；四是加强专科人才队伍建设。为保障建设成效，“十四五”期间将实施临床重点专科“百千万工程”。在国家层面，累计支持各省建设不少于 750 个国家临床重点专科建设项目。在省级层面，31 个省（自治区、直辖市）（不含港澳台）累计支持不少于 5000 个省级临床重点专科建设项目。在市（县）级层面，31 个省（自治区、直辖市）（不含港澳台）累计支持至少 10 000 个地市级和县级临床专科能力建设项目。通过项目建设，形成网格化临床专科服务体系，常见疾病的诊疗能力得到大幅提升。

（六）《国家职业病防治规划（2021—2025 年）》

“十四五”时期是我国开启全面建设社会主义现代化国家新征程、向第二个百年奋斗目标进军的第一个五年。按照党的十九大关于实施健康中国战略的决策部署，依据《中华人民共和国职业病防治法》和《中华人民共和国国民经济和社会发展第十四个五年规划和 2035 年远景目标纲要》，国家卫生健康委员会会同职业病防治工作部际联席会议其他成员单位研究制定了《国家职业病防治规划（2021—2025 年）》（以下简称《规划》）。

《规划》总结了“十三五”期间职业病防治工作取得的成效，主要表现在：尘肺病防治攻坚行动成效显著，源头治理力度进一步加大，防治服务能力显著增强，职业病及危害因素监测范围逐步扩大，救治救助和工伤保险保障水平不断提高，职业病防治法规标准体系不断完善，劳动者的职业健康权益得到进一步保障。分析了“十四五”期间职业病防治工作面临的形势，主要表现在：一是新旧职业病危害日益交织叠加，职业病和工作相关疾病防控难度加大；二是职业健康管理和服务人群领域不断扩展，职业健康工作发展不平衡不充分的矛盾突出；三是职业健康监管、技术支撑和服务保障能力还不完全适应高质量发展的新要求；四是部分地方政府监管责任和用人单位主体责任落实不到位，中小微型企业职业健康管理基础薄弱。确定了 4 个方面的基本原则，即坚持预防为主，防治结合；坚持突出重点，精准防控；坚持改革创新，综合施策；坚持依法防治，落实责任。

《规划》确定的目标是：到 2025 年，职业健康治理体系更加完善，职业病危害状况明显好转，工作场所劳动条件显著改善，劳动用工和劳动工时管理进一步规范，尘肺病等重点职业病得到有效控制，职业健康服务能力和保障水平不断提升，全社会职业健康意识显著增强，劳动者健康水平进一步提高。明确了8个方面的工作任务：一是深化源头预防，改善工作场所劳动条件；二是严格监管执法，提高职业健康监管效率；三是强化救治措施；四是推动健康企业建设，提升职业人群健康水平；五是加强人才培养，强化技术支撑体系建设；六是推动科技创新，引领职业健康高质量发展；七是推进信息化建设，提升职业健康管理效能；八是加强宣教培训，增强全社会职业健康意识。《规划》在主要任务中设置了中小微型企业职业健康帮扶行动、职业病防治技术支撑体系建设、全国职业健康管理信息平台建设和职业健康科技创新4个专栏，主要是为了解决制约职业病防治工作中的短板与弱项问题，提升职业病防治的服务保障和科技支撑能力。

二、医学科技投入现状

李　玲

中国医学科学院医学信息研究所

在党中央坚强领导下，我国始终坚持建设创新型国家和科技强国，把科技自立自强作为国家发展的战略支撑，持续深入实施创新驱动发展战略，坚定不移走中国特色自主创新道路。

在全国科技界和广大科技工作者的共同努力下，我国科技事业发生了历史性、整体性、格局性重大变化，成功进入创新国家行列，走出了一条从人才强、科技强，到产业强、经济强、国家强的发展道路。坚持"四个面向"，形成了支撑发展和保障安全的科技创新发展新的战略格局。面向世界科技前沿，我国坚持目标导向和自由探索两条腿走路，在量子信息、干细胞、脑科学等方面取得了一批具有国际影响力的原创成果。面向经济主战场，以高质量的科技供给带动产业迈向中高端，保障产业链供应链安全稳定。超级计算、人工智能、大数据、区块链等新兴技术加快应用，推动数字经济等新产业新业态蓬勃发展。面向国家重大需求，加快关键核心技术攻关，在战略必争领域补短板、强能力，支撑港珠澳大桥、川藏铁路等一批重大工程建设顺利实施。深海油气、煤炭清洁高效利用、新型核电技术为国家能源安全提供了有力保障。面向人民生命健康，组织全国精锐力量开展疫情防控应急科研攻关，聚焦临床救治和药物、疫苗研发、检测技术和产品、病毒病原学和流行病学、动物模型构建5个方向开展攻关；加快药物和医疗器械研发，通过实施新药创制重大专项，我国获批Ⅰ类新药从2012年之前的5个达到现在的75个，以正电子磁共振扫描系统为代表的一批国产高端医疗器械投入使用。

（一）科技投入大幅提高

党的十八大以来，我国科技投入大幅提高，全社会研发经费从1.03万亿元增长到2.79万亿元，居世界第二位；研发强度从1.91%提高到2.44%，接近经济合作与发展组织（Organization for Economic Co-operation and Development，OECD）国家的平均水平；

基础研究经费是十年前的3.4倍，达到历史最高值。科技人才队伍不断壮大，2021年研发人员总量预计为562万人年，是2012年的1.7倍，稳居世界第1位；每万名就业人员中研发人员数量由2012年的42.6人年预计提高到75.3人年。科技产出量质齐升，2021年高被引论文数为42 920篇，排名世界第2位，是2012年的5.4倍，占世界科技总产出量的24.8%，比2012年提升17.5个百分点；每万人口发明专利拥有量从2012年的3.2件提升至2021年的19.1件；专利合作条约（Patent Cooperation Treaty，PCT）国际专利申请量从2012年的1.9万件增至2021年的6.95万件，连续三年位居世界首位；2021年技术合同成交额达到37 294亿元，是2012年的5.8倍，占GDP的3.26%。在加强科学技术普及方面，公民具备科学素养的比例由2010年的3.27%提高到2020年的10.56%。世界知识产权组织发布的全球创新指数排名，中国从2012年的第34位上升到2021年的第12位。中国在全球创新版图中的地位和作用发生了新的变化。中国既是国际前沿创新的重要参与者，也是共同解决全球性问题的重要贡献者。

2021年，我国科学技术支出0.97万亿元，同比增长7.2%，有力支持集成电路、新能源汽车等产业发展和关键核心技术攻关。在科技投入方面，我国科学技术支出持续保持较大幅度增长，在2021年中央本级支出继续安排负增长的情况下，通过调整支出结构，中央本级科学技术支出仍达到了3205.54亿元，并重点向基础研究倾斜。2021年中央本级基础研究支出增长达15.3%，主要用于加大自然科学基金资助力度，支持中国科学院加强基础研究等。同时，财政部创新完善了一系列相关政策。2021年，财政部积极完善中央财政科研经费管理，扩大科研领域项目经费管理的自主权，尤其是大幅精简预算科目，从原来的9个以上精简为现在的3个，并从科研工作的实际需求出发，提高了间接费用比例，当前科研项目经费中用于“人”的费用可达50%以上，较大程度上减轻了科研人员的事务性负担，为科研人员潜心钻研、多出高质量科研成果营造了良好氛围。

（二）科研管理机制进一步优化

党的十八大以来，党中央高度重视基础研究。当前应对全球挑战和科研范式的变革交织在一起，在这样一个关键的历史时期，我国继续深化科学基金改革，不断提升资助效益，坚持科学性是根本，公正性是生命的理念，确立了以“构建理念先进、制度规范、公正高效的新时代科学基金治理体系”为目标，以“明确资助导向、完善评审机制、优化学科布局”三项任务为核心的系统性改革方案。

在资助管理策略改革方面：①明确资助导向，根据科学问题的属性进行分类申请和评审。四类科学问题分别是：第一类，鼓励探索，突出原创。第二类，聚焦前沿，独辟蹊径。第三类，需求牵引，突破瓶颈。第四类，共性导向，交叉融通。对于不同科学属性的科研项目进行分类评审，试点范围逐步扩大，2021年共收到28万份申请，85%的项目采取以上方式进行评审，科研人员选题质量显著提升。②完善评审机制，鼓励每一位评审人负责任、讲信誉、计贡献。试点范围已经覆盖61%的学科领域，涉及评审专家4.6万人，评审专家的责任意识与评审质量明显增加。③优化学科布局，逐步解决学科划分越来越细，相互隔离又相互重复的问题。大幅简化申请代码，代码体系由三级调整为两级，数量由3500余个压缩到1300余个，根据知识体系结构和逻辑优化资助布局。

在资助管理机制改革方面：①实施原创探索计划，建立随时受理申请、预申请、交互式评审等新机制，及时支持极具创新性的思想。2020～2021年共资助此类申请204项。②实施人才资助体系升级计划，优化基础研究人才成长的资助体系。“国家杰出青年科学基金”项目每年资助量由200项增加到315项，“优秀青年科学基金”项目由400项增加到630项。青年项目过去4年间共资助了7.5万项，一大批年轻人在这个项目的支持下进入了基础研究领域，资助项目数逐年增长。③推进学科交叉研究资助管理改革，2021年成立了交叉科学部，已经开始受理资助交叉领域的人才类项目，统筹组织重大类型项目的立项。④完善基础研究多元投入机制，改革联合基金，针对不同合作对象，明确出资比例。按对象的公益性质层次，与企业是1∶4，与地方政府是1∶3，与部门是1∶2，引导各方面加大投入力度，提升基础研究支撑社会经济重大需求的能力，协议期内吸引外部资金投入123亿元。⑤优化资金和项目管理机制。率先在“国家杰出青年科学基金”项目中，给科研人员足够自主权，开展了经费使用包干制试点，随后扩大至其他科研基金项目。全面实行无纸化申请，简化项目申请流程，实施代表作评价制度。

在资助管理布局改革方面，根据源于知识体系逻辑结构，促进知识与应用融通，突出学科交叉融合的原则，将9个科学部整合为“基础科学、技术科学、生命与医学、交叉融合”四大板块，打破学科壁垒，实现多学科交叉融合，用宏观调控经费引导各个领域科研人员围绕重大的复杂问题协同攻关。

三、医药卫生领域科技创新基地

殷　环

中国医学科学院医学信息研究所

国家科技创新基地是围绕国家目标，根据科学前沿发展、国家战略需求及产业创新发展需要，开展基础研究、行业产业共性关键技术研发、科技成果转化及产业化、科技资源共享服务等科技创新活动的重要载体。国家科技创新基地作为国家创新体系的重要组成部分，受到政府部门高度关注，同时得到大力发展。作为国家科技创新基地的补充，各部委也十分重视科技创新基地的布局和建设。

2021年3月，十三届全国人大四次会议表决通过了《关于国民经济和社会发展第十四个五年规划和2035年远景目标纲要的决议》（以下简称“十四五”规划）。“十四五”规划表明要“坚持创新驱动发展、全面塑造发展新优势”。涉及国家科技创新基地建设的重要举措包括：①整合优化科技资源配置。以国家战略性需求为导向推进创新体系优化组合，加快构建以国家实验室为引领的战略科技力量。聚焦量子信息、光子与微纳电子、网络通信、人工智能、生物医药、现代能源系统等重大创新领域组建一批国家实验室，重组国家重点实验室，形成结构合理、运行高效的实验室体系。优化提升国家工程研究中心、国家技术创新中心等创新基地。推进科研院所、高等院校和企业科研力量优化配置和资源共享。支持发展新型研究型大学、新型研发机构等新型创新主体，推动投入主体多元化、管理制度现代化、运行机制市场化、用人机制灵活化。②建设重大科技创新平台。支持北京、上海、粤港澳大湾区形成国际科技创新中心，建设北京怀柔、上海张江、大湾区、安徽合肥综合性国家科学中心，支持有条件的地方建设区域科技创新中心。强化国家自主创新示范区、高新技术产业开发区、经济技术开发区等创新功能。适度超前布局国家重大科技基础设施，提高共享水平和使用效率。集约化建设自然科技资源库、国家野外科学观测研究站（网）和科学大数据中心。加强高端科研仪器设备研发制造。构建国家科研论文和科技信息高端交流平台。

本系列报告自 2017 年起，已连续 4 年对医药卫生领域国家级科技基础设施平台布局进行梳理，以下介绍 2021 年度更新情况。

（一）国家级科技基础设施建设情况

与 2020 年相比，新增省部共建国家重点实验室 1 个、国家技术创新中心 3 个、转化医学国家重大科技基础设施 2 个（表 1）。

表 1 医药卫生领域国家级科技创新基地设施平台分布（更新至 2021 年底）

基地类型	整合后基地名称	主管部门	2020 年数量/个	2021 年数量/个	增加数量/个
科学与工程研究类	国家实验室		0	0	0
	国家重点实验室		—	—	—
	国家研究中心	科技部	3	3	0
	学科国家重点实验室		45	45	0
	企业国家重点实验室		18	18	0
	省部共建国家重点实验室	科技部	11	12	1
	军民共建国家重点实验室		1	1	0
	国家重点实验室港澳伙伴实验室		8	8	0
小计			86	87	1
技术创新与成果转化类	国家工程研究中心（含原国家工程实验室）	国家发改委	37	37	0
	国家技术创新中心（含原国家工程技术研究中心）	科技部	34	37	3
	国家临床医学研究中心	科技部	50	50	0
	转化医学国家重大科技基础设施*		1	3	2
小计			122	127	5
基础支撑与条件保障类	国家科技资源共享服务平台		14	14	0
	国家野外科学观测研究站		0	0	0
小计			14	14	0
总计			222	228	6

*转化医学国家重大科技基础设施未被整合到技术创新与成果转化类，但综合考虑该基地的功能和级别，本书将其归入此类统计

1. 省部共建国家重点实验室

截至 2021 年底，省部共建国家重点实验室共 54 个，较 2020 年增加了 10 个；其中医药卫生领域增加了 1 个，共 12 个（表 2）。

表 2 医药卫生领域省部共建国家重点实验室名单（更新至 2021 年底）

批准时间	实验室名称	依托单位	主管部门
2013 年 11 月	省部共建器官衰竭防治国家重点实验室	南方医科大学	广东省科学技术厅
2013 年 12 月	省部共建分子疫苗学和分子诊断学国家重点实验室	厦门大学	福建省科学技术厅
2016 年 3 月	省部共建药用资源化学与药物分子工程国家重点实验室	广西师范大学	广西壮族自治区科学技术厅
2017 年 1 月	省部共建药用植物功效与利用国家重点实验室	贵州医科大学	贵州省科学技术厅
2017 年 3 月	省部共建眼视光学和视觉科学国家重点实验室	温州医科大学	浙江省科学技术厅
2017 年 7 月	省部共建中亚高发病成因与防治国家重点实验室	新疆医科大学	新疆维吾尔自治区科学技术厅
2018 年 1 月	省部共建肿瘤化学基因组学国家重点实验室	北京大学深圳研究生院、清华大学深圳研究生院	广东省科学技术厅、深圳市科技创新委员会
2018 年 9 月	省部共建放射医学与辐射防护国家重点实验室	苏州大学	江苏省科学技术厅
2019 年 10 月	省部共建食管癌防治国家重点实验室	郑州大学	河南省科学技术厅
2020 年 2 月	省部共建组分中药国家重点实验室	天津中医药大学	天津市科学技术局
2020 年 3 月	省部共建超声医学工程国家重点实验室	重庆医科大学	重庆市科学技术局
2021 年 7 月	省部共建西南特色中药资源国家重点实验室	成都中医药大学	四川省科学技术厅

2. 国家技术创新中心

2021 年 2 月 23 日，科技部、财政部联合发布《国家技术创新中心建设运行管理办法（暂行）》（以下简称《管理办法》）[1]，在科技部、财政部 2020 年发布的《关于推进国家技术创新中心建设的总体方案（暂行）》基础上，进一步规范国家技术创新中心建设和运行。《管理办法》提出创新中心分为综合类和领域类。综合类创新中心围绕落实国家重大区域发展战略和推动重点区域创新发展，开展跨区域、跨领域、跨学科协同创新与开放合作，成为国家技术创新体系的战略节点、高质量发展重大动力源，形成支撑创新型国家建设、提升国家创新能力和核心竞争力的重要增长极。领域类创新中心围绕落实国家科技创新重大战略任务部署，开展关键技术攻关，为行业内企业特别是科技型中小企业提供技术创新与成果转化服务，提升我国重点产业领域创新能力与核心竞争力。

目前，我国已建成京津冀、长三角、粤港澳大湾区共三个综合类国家技术创新中心。其中京津冀国家技术创新中心是科技部批复成立的第一个综合类国家技术创新中心和重点建设的国家战略科技力量，中心以重大基础研究成果产业化、发展原始创新为核心使命，采取大学“育种”、中心“育苗”、企业“育材”、区域“成林”的发展模式，构建全球化协同创新体系，培育专业平台、研发原创技术、培育新兴产业、培养创新人才。

2021 年，我国还新增了 2 个领域类技术创新中心（国家玉米种业技术创新中心、国家川藏铁路技术创新中心），均不属于医药卫生领域。

3. 国家临床医学研究中心

2021 年 6 月，科技部办公厅、国家卫生健康委员会办公厅、军委后勤保障部办公厅、药监局综合司联合组织开展了第五批国家临床医学研究中心申报工作[2]，计划在糖尿病与代谢性疾病（内分泌疾病）、感染性疾病（艾滋病、血吸虫病等寄生虫病、细菌和真菌类疾病、新发突发传染病）、肾病与泌尿系统疾病（泌尿系统）、出生缺陷与罕见病（出生缺陷、罕见病）、骨科与运动康复（康复）、职业病（职业性尘肺病）、地方病（地中海贫血）、中医（重大疫病、免疫疾病、代谢性疾病）、影像医学、病理诊断、麻醉医学、急危重症（重症医学、急诊）、放射与治疗（放射治疗）、医学营养等 21 个重点病种/技术领域布局 28 个国家临床医学研究中心（表 3），截至 2021 年底未公布评审结果。

表 3　第五批国家临床医学研究中心计划建设疾病领域/临床专科布局

序号	疾病领域/临床专科	重点病种/技术领域	数量/个
1	糖尿病与代谢性疾病	甲状腺疾病、垂体瘤、营养障碍、肥胖等（内分泌疾病）	1
2	感染性疾病	艾滋病	1
		血吸虫病等寄生虫病	1
		细菌和真菌类疾病	1
		新发突发传染病（新冠感染、尼帕病毒性脑炎、埃博拉出血热、寨卡病毒病、中东呼吸综合征等）	2
3	肾病与泌尿系统疾病	前列腺疾病、泌尿系统感染、泌尿系统肿瘤、泌尿系统结石等（泌尿系统）	1
4	出生缺陷与罕见病	出生缺陷	2
		罕见病	1
5	骨科与运动康复	运动康复、神经康复等（康复）	1
6	职业病	职业性尘肺病	1
7	地方病	地中海贫血	1
8	中医	代谢性疾病	1
		免疫疾病	1
		重大疫病	2
9	影像医学		1
10	病理诊断		1
11	麻醉医学		2
12	急危重症	重症医学	3
		急诊	2
13	放射与治疗	放射治疗	1
14	医学营养		1

4. 转化医学国家重大科技基础设施

“十二五”期间，国家发展和改革委员会依托上海交通大学（瑞金医院）、北京协和医院、中国人民解放军总医院、中国人民解放军空军军医大学和四川大学（华西医院）5 家机构建设转化医学国家重大科技基础设施，研究方向各有侧重。经过多年的建设，其中 3 家已陆续启用。

2020 年 12 月 19 日，转化医学国家重大科技基础设施（上海）瑞金基地正式启用。转化医学国家重大科技基础设施（上海）由闵行基地与瑞金基地两部分组成，是国内首个集临床医学与基础研究于一体的重大科技基础设施。该基础设施将聚焦我国重大疾病诊疗中的重大关键技术，重点在肿瘤、代谢性疾病和心脑血管疾病等领域，研究相关发病机制和规律，解决疾病的发生、发展与转归中的重大科学问题。通过搭建系统化、规模化、集成化的设施平台，开展从临床实践到基础研究、医药产品和技术开发再回到临床实践的转化医学研究。

2021 年 7 月 18 日，转化医学国家重大科技基础设施（四川）临床研究核心基地——华西医院转化医学综合楼正式启用。华西医院转化医学综合楼设有近 200 张研究型病床，将用于临床转化研究，致力于推动创新疗法、药物、技术、诊断试剂在临床的应用实践，同时配套有精准医学检测、精准成像评价、细胞治疗产品研发和制备平台，为临床转化的精准决策、个体化治疗提供支撑。华西医院转化医学综合楼投入运行后，生物治疗成果从基础研究到临床应用的时间将缩短 30%～50%。未来 5～10 年内，将支撑 50～100 个自主创新研发的候选生物治疗产品实现转化，助力推动我国重大疾病生物治疗产业实现跨越式发展。

2021 年 9 月 5 日，转化医学国家重大科技基础设施——北京协和医院转化医学综合楼正式启用。该基础设施将探索开放型运营管理模式，推进临床研究型病房建设，从分子、细胞、组织、个体和群体水平系统开展转化医学研究，推动在心脑血管、老年医学、脑科学研究、人工智能模块和医学大数据挖掘等领域创新突破，推动国家转化医学和医学创新事业发展。

5. 国家科技资源共享服务平台

据中国科技资源共享网统计[3]，51 个国家科技资源共享服务平台（含 20 个国家科学数据中心和 31 个国家生物种质与实验材料资源库）中涉及医药卫生领域的共有 14 个，包括 1 个国家科学数据中心、13 个国家生物种质与实验材料资源库，本文对各平台的特色资源与服务进行了整理（表 4）。

表 4　医药卫生领域国家科技资源共享服务平台

序号	平台名称	特色资源与服务	依托单位	主管部门
1	国家人口健康科学数据中心	覆盖基础医学、临床医学（包括影像、病理等）、公共卫生、药学、中医药学和人口与生殖等多种类型的科学数据	中国医学科学院	国家卫生健康委员会
2	国家寄生虫资源库	共整合了 11 个门 23 个纲 1115 种/117 814 件寄生虫种质资源实物库和数据库，包括人体寄生虫和媒介保藏库、动物寄生虫保藏库、植物线虫特色标本库、医学昆虫特色标本库、吸虫模式标本库、寄生虫媒介螺类模式标本库	中国疾病预防控制中心寄生虫病预防控制所	国家卫生健康委员会

续表

序号	平台名称	特色资源与服务	依托单位	主管部门
3	国家病原微生物资源库	代表我国重要病原菌的种属，涵盖在我国流行的致病性病原菌菌株。包括：我国需求量较大的常见传染病病原菌种资源（如痢疾的病原菌志贺菌、腹泻的病原菌致病性大肠杆菌，副溶血性弧菌病的病原资源副溶血性弧菌等）；关注度较高的传染病病原菌种资源（如布鲁氏菌病的病原菌布鲁氏菌等）；被列为超级细菌（多重耐药细菌）的菌种资源（如多重耐药的肺炎克雷伯菌、枸橼酸杆菌、变形杆菌等）；我国近几十年新发、再现的或死灰复燃的病原微生物资源（如大肠杆菌 O157：H7 型等）	中国疾病预防控制中心	国家卫生健康委员会
4	国家病毒资源库	保藏范围为人类临床医学病毒、动物病毒、人畜共患病毒、虫媒病毒、植物病毒、噬菌体及相关遗传资源等，含高致病性烈性病毒在内，覆盖所有生物安全级别在内的所有种类病毒资源	中国科学院武汉病毒研究所	中国科学院
5	国家人类生殖和健康资源库	72 家参与单位共同建立了 137 个人类遗传资源库，共计完成 22 578 774 人份生物样本的标准化整理，人群覆盖包括香港和澳门特别行政区以及台湾地区在内的中国全境 49 个民族。完成标准化整理和资源汇交的生物样本库组织器官来源主要包括：内脏占 50.23%，脉管系统占 17.52%，运动系统占 2.86%；样本类型主要包括：血液占 45.74%，组织占 38.42%，分泌物占 13.19%，排泄物占 1.53%	国家卫生健康委员会科学技术研究所	国家卫生健康委员会
6	国家发育和功能人脑组织资源库	截至 2019 年 11 月，已经规范收集了 250 例人脑组织标本，采用半脑固定，半脑超低温冰冻保存方式，是目前国内最大的规范化人脑库	中国医学科学院基础医学研究所	国家卫生健康委员会
7	国家健康和疾病人脑组织资源库	按照国际标准收集、储存各种神经精神疾病患者（如阿尔茨海默病、帕金森病、抑郁症、精神分裂症等患者）和正常对照者所捐献的死亡后的脑组织及其生前病史资料，同时为这些脑组织样本做好细致、准确的神经病理学诊断（即“最后诊断”）	浙江大学	教育部
8	国家干细胞资源库	建立了中国首株临床级人胚干细胞系，拥有国际领先的干细胞关键技术平台和国内最大的干细胞临床转化中心，开展了基于人胚干细胞的帕金森病、黄斑变性和半月板损伤等国家卫健委备案的干细胞临床研究	中国科学院动物研究所	中国科学院
9	国家干细胞转化资源库	拥有覆盖 60%中国人群的 HLA 高频的 iPSC 以及各类临床级干细胞资源和科研级干细胞资源达 2010 株、20 900 份	同济大学	教育部
10	国家生物医学实验细胞资源库	平台整合标准化整理、数字化表达实验细胞 2400 余株系，出版了《实验细胞资源的描述标准与管理规范》《实验细胞资源目录》《细胞培养实验手册》	中国医学科学院基础医学研究所	国家卫生健康委员会
11	国家非人灵长类实验动物资源库	现保存有 7 个品种非人灵长类和 1 个树鼩品种，并分模块建立了种子资源分库、生物样本分库、疾病动物模型分库、数据分库等	中国科学院昆明动物研究所	中国科学院
12	国家犬类实验动物资源库	资源库主要从事实验比格犬（Beagle）资源的收集保存、挖掘利用及开放共享。建有完善的保种育种及质量控制等标准规范及管理体系，获得世界首例基因敲除犬，长期为国内科研院所、新药研发机构及海关等提供高质量种犬、实验用犬、疾病模式犬、教学用犬及检疫犬等系列公益服务	广州医药研究总院有限公司	广东省科学技术厅
13	国家遗传工程小鼠资源库	至 2020 年底，已创建、收集及代理服务各类小鼠品系 16 970 种，大鼠品系 154 种，成为国际上品系资源最多的资源库之一	南京大学	教育部
14	国家人类疾病动物模型资源库	拥有人类疾病动物模型的资源以疾病易感物种资源、基因工程动物、遗传多样性动物、无菌动物资源、PDX 资源共 5 类为基础，研制了疾病动物模型共 865 种，其中活体保种的为 456 种，冷冻备份资源 550 种、989 个 line，提供疾病动物模型资源的收集、整理、保存、共享等服务	中国医学科学院实验动物研究所	国家卫生健康委员会

（二）部委级科技基础设施建设情况

在国家大力布局建设科技创新基地的同时，各部委也纷纷筹建了多种类型的科技创新基地。涉及医药卫生领域的主要包括国家卫生健康委员会重点科研基地、国家医学中心和国家区域医疗中心、高级别生物安全实验室、国家药品监督管理局重点实验室、国家中医药管理局重点研究室、国家中医药管理局中医药防治传染病重点研究室、教育部重点实验室、教育部前沿科学中心、工信部重点实验室等。

与 2020 年相比，2021 年医药卫生领域部委级科技基础设施新增 74 个，其中国家药品监督管理局重点实验室新增 72 个、教育部重点实验室新增 1 个、教育部前沿科学中心新增 1 个（表 5）。

表 5　医药卫生领域部委级科技基础设施平台建设情况（更新至 2021 年底）

序号	名称	组建部委	2020 年数量/个	2021 年数量/个	增加数量/个
1	国家卫生健康委员会重点科研基地	国家卫生健康委员会	94	94	0
2	国家医学中心和国家区域医疗中心	国家卫生健康委员会	8	8	0
3	高级别生物安全实验室	科技部等	128	128	0
4	国家药品监督管理局重点实验室	国家药品监督管理局	45	117	72
5	国家中医药管理局重点研究室	国家中医药管理局	144	144	0
6	国家中医药管理局中医药防治传染病重点研究室	国家中医药管理局	41	41	0
7	教育部重点实验室	教育部	85	86	1
8	教育部前沿科学中心	教育部	6	7	1
9	工信部重点实验室	工信部	7	7	0
	总计		558	632	74

1. 国家药品监督管理局重点实验室

2019 年 6 月，国家药品监督管理局公布了首批 45 个重点实验室名单。为加快推进国家药品监督管理局重点实验室建设，满足我国药品、医疗器械和化妆品创新发展和监管科学战略需求，2021 年 2 月，国家药品监督管理局公布了第二批重点实验室名单，共 72 个。截至 2021 年底，全国共 117 个[4]。

2. 教育部重点实验室

教育部重点实验室是国家科技创新体系的重要组成部分，是高等学校创新性人才的培养基地，在高校学科建设、科技创新、人才培养和培育国家级科研基地中发挥着越来越重要的作用。在 2020 年原有基础上，新增了一个海洋药物教育部重点实验室（依托单位为中国海洋大学），医药卫生领域共 86 个教育部重点实验室。

3. 教育部前沿科学中心

2018 年 7 月，教育部发布了《高等学校基础研究珠峰计划》，决定在高等学校培育建设一批前沿科学中心。前沿科学中心是以前沿科学问题为牵引，开展前瞻性、战略性、前沿性基础研究的科技创新基地。中心要建设成为具有国际“领跑者”地位的创新中心和人才摇篮，成为我国在相关基础前沿领域最具代表性的学术高峰，实现前瞻性基础研究、引领性原创成果的重大突破，支撑一批学科率先建成世界一流学科，推动高等教育内涵式发展。

2019 年 8 月，教育部印发了《前沿科学中心建设管理办法》，计划到 2025 年，总体批准建设 40 个左右的前沿科学中心。截至 2021 年底，教育部共批准建设了 25 个前沿科学中心，其中医药卫生领域共 7 个（表 6）。

表 6　教育部前沿科学中心名单（更新至 2021 年底）

序号	名称	依托单位	批准时间
1	脑科学前沿科学中心	复旦大学	2018 年
2	脑与脑机融合前沿科学中心	浙江大学	2018 年
3	疾病分子网络前沿科学中心	四川大学	2018 年
4	细胞干性与命运编辑前沿科学中心	同济大学	2018 年
5	免疫与代谢前沿科学中心	武汉大学	2019 年
6	合成生物学前沿科学中心	天津大学	2018 年
7	精准肿瘤学前沿科学中心	澳门大学	2021 年

参 考 文 献

[1] 中华人民共和国科技部 财政部.《国家技术创新中心建设运行管理办法（暂行）》的通知.[2022-07-07].http://www.most.gov.cn/xxgk/xinxifenlei/fdzdgknr/fgzc/gfxwj/gfxwj2021/202102/t20210223_172904. html.

[2] 中华人民共和国科学技术部科技部办公厅 国家卫生健康委办公厅 军委后勤保障部办公厅 药监局综合司关于开展第五批国家临床医学研究中心申报工作的通知. [2022-07-07].http://www.most.gov.cn/tztg/202106/t20210607_175072.html.

[3] 中国科技资源共享网. [2022-07-07]. https://escience.org.cn/resource-library.

[4] 国家药品监督管理局.国家药监局关于认定第二批重点实验室的通知. [2022-07-07].https://www.nmpa.gov.cn/directory/web/nmpa/xxgk/fgwj/gzwj/gzwjzh/20210209161219147.html.

第二章　中国医学科技产出

一、医学文献分析

宫小翠　李　勇　刘晓冬
中国医学科学院医学信息研究所

近年来，我国持续加大医学科技创新投入，陆续发布科技创新领域专项规划，加快推动科技创新发展步伐，努力把科技创新放在卫生与健康事业的核心位置。新冠肺炎疫情发生以来，全国医疗机构积极响应中央号召，加大科技攻关力度，为打赢疫情防控战提供强大的科技支撑，进一步推动医学科技创新发展。由此，我国医学科技产出总量呈上升趋势，质量不断提升，在一些前沿热点领域逐渐崭露头角，形成中国特色。在引领国际医学科技发展、进一步提升我国医学研究的国际前瞻性、增强科技创新对提高公众健康水平和促进健康产业发展等方面发挥支撑引领作用。本文就 2012～2021 年我国医学科技论文的产出数量与质量①和主要研究布局等进行分析，基于文献计量展现我国医学科技水平在国际上的地位、优势与差距，为合理布局医学科技发展提供借鉴与参考。

（一）医学科技论文数量与质量分析

本文将医学领域划分为临床医学、生物学与生物化学、分子生物学与遗传学、神经科学与行为学、免疫学、精神病与心理学、微生物学、药理学与毒理学共 8 个学科领域②，对上述领域总体及分学科领域科技论文数量进行统计分析与比较。

1. 中国医学科技论文数量与质量分析

2012～2021 年，中国共发表相关医学科技论文 97.02 万篇，占中国科技论文总量（366.71 万篇）的 26.46%，且医学科技论文总量呈逐年上升态势。中国医学科技论文共被引用 1471.70 万次，占科技论文总被引频次的 24.42%，历年数据如表 1 所示。

表 2 列出了中国医学科技领域主要学科论文产出及引用情况。其中，临床医学领域论文占医学科技论文总量的 42.43%。临床医学和生物学与生物化学论文数量在 8 个学科中位列前两位。分子生物学与遗传学领域论文篇均被引频次为 19.98 次，在 8 个学科中最高。

2. 国际医学科技论文数量与质量分析

2012～2021 年，世界范围内发表相关医学科技论文 644.12 万篇，占科技论文总量

---

① 数据来源于 InCites 数据库收录的论文数据，检索日期：2022-09-07，检索时间范围：2012～2021 年，由于 InCites 数据库中一篇文献可能分在几个不同的学科领域或分布在不同的国家中，因此，存在文献被重复统计的情况，数据仅具有一定参考意义，余同。

② 领域划分依据参考 ESI 数据库的 22 个学科分类。

表 1　2012～2021 年中国科技论文及医学科技论文总体情况

项目	2012～2021 年	2012 年	2013 年	2014 年	2015 年	2016 年	2017 年	2018 年	2019 年	2020 年	2021 年
科技论文总数/篇	3 667 072	181 315	214 982	249 208	280 400	309 667	345 933	399 009	491 083	552 179	643 296
科技论文总被引频次/次	60 272 339	5 195 823	5 773 898	6 442 221	6 887 229	6 932 436	7 243 126	7 307 715	6 851 306	5 386 278	2 252 307
医学科技论文总数/篇	970 212	45 915	55 763	66 226	77 962	85 931	93 858	102 242	124 660	149 618	168 037
医学科技论文占科技论文总量比例/%	26.46	25.32	25.94	26.57	27.80	27.75	27.13	25.62	25.38	27.10	26.12
医学科技论文总被引频次/次	14 717 036	1 357 989	1 481 051	1 619 000	1 715 034	1 696 516	1 730 747	1 661 702	1 529 914	1 499 152	425 931
医学科技论文总被引频次占科技论文总被引频次比例/%	24.42	26.14	25.65	25.13	24.90	24.47	23.90	22.74	22.33	27.83	18.91

表 2　2012～2021 年中国医学科技领域主要学科论文情况

学科	论文数/篇	占医学科技论文总量比例/%	被引频次/次	篇均被引频次/次
临床医学	411 682	42.43	5 497 652	13.35
生物学与生物化学	164 587	16.96	2 666 660	16.20
分子生物学与遗传学	128 639	13.26	2 570 492	19.98
药理学与毒理学	101 300	10.44	1 398 420	13.80
神经科学与行为学	63 170	6.51	1 021 946	16.18
微生物学	39 608	4.08	621 185	15.68
免疫学	36 146	3.73	648 218	17.93
精神病与心理学	25 080	2.59	292 463	11.66

的 37.24%，中国医学科技论文占世界医学科技论文总量的比例逐年增加，从 2012 年的 8.53%提升到 2021 年的 20.06%，总体情况如表 3 所示。

2012～2021 年世界医学科技领域主要学科论文情况如表 4 所示。其中，临床医学领域的论文数量、总被引频次均最高，论文总量占世界医学领域论文总量的 48.41%，分子生物学与遗传学领域论文篇均被引频次最高，达 28.18 次。中国各领域医学论文占世界各领域医学论文总量比例中，分子生物学与遗传学比例最高，为 25.14%，精神病与心理学所占比例较低，仅为 5.17%。

3. 中国与国际主要国家医学科技论文比较分析

1）医学科技论文数量与质量比较分析

以美国、英国、德国、日本、法国、加拿大、意大利、荷兰、澳大利亚、西班牙、韩国、巴西、印度和俄罗斯作为参照，2012～2021 年中国医学科技论文的数量与质量情况如表 5 所示。 2012～2021 年世界范围内发表的医学科技论文共 644.12 万篇，其中美

表3 2012～2021年世界科技论文及医学科技论文总体情况

项目	2012～2021年	2012年	2013年	2014年	2015年	2016年	2017年	2018年	2019年	2020年	2021年
科技论文总量/篇	17 296 695	1 364 629	1 440 836	1 483 652	1 540 949	1 600 078	1 660 069	1 747 469	1 962 456	2 147 522	2 349 035
科技论文总被引频次/次	285 338 245	39 487 421	38 715 365	37 211 625	35 430 472	32 451 349	29 990 388	26 486 361	22 271 608	16 562 813	6 730 843
医学科技论文总数/篇	6 441 243	538 458	562 324	571 907	589 659	606 126	619 523	636 098	700 913	778 548	837 687
中国医学科技论文占世界医学科技论文总量比例/%	15.06	8.53	9.92	11.58	13.22	14.18	15.15	16.07	17.79	19.22	20.06
医学科技论文总被引频次/次	118 356 324	17 842 582	17 151 989	16 015 470	14 857 245	13 337 726	12 000 838	10 163 749	8 233 733	6 443 039	2 309 953

表4 2012～2021年世界医学科技领域主要学科论文情况

学科	论文数/篇	占世界医学科技论文总量比例/%	被引频次/次	篇均被引频次/次	中国各领域医学论文占世界各领域医学论文总量比例/%
临床医学	3 118 013	48.41	49 357 623	15.83	13.20
生物学与生物化学	798 205	12.39	16 880 670	21.15	20.62
神经科学与行为学	550 344	8.54	11 794 175	21.43	11.48
分子生物学与遗传学	511 733	7.94	14 421 126	28.18	25.14
精神病与心理学	484 804	7.53	7 551 319	15.58	5.17
药理学与毒理学	459 956	7.14	7 328 045	15.93	22.02
免疫学	283 679	4.40	6 395 919	22.55	12.74
微生物学	234 509	3.64	4 627 447	19.73	16.89

国、中国、英国、德国和日本医学科技论文数排在前5位，占世界医学科技论文的68.60%。美国、英国、中国、德国和加拿大总被引频次居世界前5位。

中国医学科技论文数量为97.02万篇，占世界医学科技论文的15.06%。从被引频次上看，中国医学科技论文总被引频次排在世界第3位，相对较高，篇均被引频次为15.17次，相对较低。

2）医学科技重点领域比较

临床医学：中国论文数量居世界第2位，总被引频次居第3位。

2012～2021年，临床医学科技论文数量排名前5位的分别为美国、中国、英国、德国和日本，5个国家临床医学科技论文占世界同领域的65.85%，中国临床医学科技论文数量占世界的13.20%，如表6所示。总被引频次排名前5位的分别为美国、英国、中国、德国和意大利，中国临床医学科技论文质量与美国、英国等发达国家有较大差距，虽然总被引频次居第3位，但是篇均被引频次仅为13.35次。

生物学与生物化学：中国论文数量居世界第2位，总被引频次居第2位。

表5 2012～2021年世界部分国家医学科技论文比较

国家	论文数量/篇	所占比例/%	论文数量排名	总被引频次/次	总被引频次排名	篇均被引频次/次
美国	2 048 627	31.80	1	52 792 365	1	25.77
中国	970 212	15.06	2	14 717 036	3	15.17
英国	549 646	8.53	3	15 924 472	2	28.97
德国	482 229	7.49	4	12 248 369	4	25.40
日本	368 623	5.72	5	6 338 948	10	17.20
意大利	334 507	5.19	6	8 131 305	6	24.31
加拿大	323 769	5.03	7	8 701 301	5	26.88
法国	290 700	4.51	8	7 957 941	7	27.38
澳大利亚	277 557	4.31	9	7 270 498	8	26.19
荷兰	227 414	3.53	10	6 940 562	9	30.52
西班牙	224 881	3.49	11	5 502 564	11	24.47
韩国	221 312	3.44	12	3 689 902	14	16.67
巴西	182 790	2.84	13	2 938 887	17	16.08
印度	180 888	2.81	14	2 741 827	18	15.16
俄罗斯	59 911	0.93	24	1 056 131	32	17.63

表6 2012～2021年主要国家临床医学科技论文情况

国家	论文数量/篇	论文数量排名	所占比例/%	总被引频次/次	总被引频次排名	篇均被引频次/次
美国	967 966	1	31.04	21 786 521	1	22.51
中国	411 682	2	13.20	5 497 652	3	13.35
英国	262 437	3	8.42	7 238 174	2	27.58
德国	218 475	4	7.01	5 050 364	4	23.12
日本	192 597	5	6.18	2 977 621	10	15.46
意大利	176 156	6	5.65	4 336 220	5	24.62
加拿大	156 231	7	5.01	4 323 906	6	27.68
澳大利亚	140 914	8	4.52	3 575 831	8	25.38
法国	137 122	9	4.40	3 811 839	7	27.80
韩国	119 524	10	3.83	1 813 546	14	15.17
荷兰	115 323	11	3.70	3 468 778	9	30.08
西班牙	105 340	12	3.38	2 651 281	11	25.17
巴西	88 839	14	2.85	1 415 659	17	15.94
印度	65 011	17	2.09	971 870	19	14.95
俄罗斯	18 615	33	0.60	449 493	32	24.15

2012～2021年，生物学与生物化学科技论文数量排名前3位的分别为美国、中国和德国。中国生物学与生物化学科技论文数量为16.46万篇，如表7所示，占世界同领域科技论文的20.62%，篇均被引频次为16.20次，仅略高于印度、巴西和俄罗斯。

表 7　2012～2021 年主要国家生物学与生物化学科技论文情况

国家	论文数量/篇	论文数量排名	所占比例/%	总被引频次/次	总被引频次排名	篇均被引频次/次
美国	218 326	1	27.35	6 736 802	1	30.86
中国	164 587	2	20.62	2 666 660	2	16.20
德国	59 709	3	7.48	1 746 904	4	29.26
英国	56 156	4	7.04	1 778 335	3	31.67
日本	52 251	5	6.55	886 329	6	16.96
印度	42 112	6	5.28	667 798	10	15.86
法国	34 426	7	4.31	922 793	5	26.81
意大利	34 403	8	4.31	758 886	8	22.06
加拿大	32 488	9	4.07	883 981	7	27.21
韩国	29 345	10	3.68	569 141	13	19.39
西班牙	25 081	11	3.14	587 369	11	23.42
澳大利亚	24 181	12	3.03	731 752	9	30.26
巴西	22 963	13	2.88	361 864	17	15.76
荷兰	17 314	14	2.17	525 979	14	30.38
俄罗斯	14 772	17	1.85	197 713	22	13.38

神经科学与行为学：中国论文数量居世界第 2 位，总被引频次居第 4 位。

2012～2021 年，神经科学与行为学科技论文数量排名前 5 位的分别为美国、中国、德国、英国和加拿大，5 个国家神经科学与行为学科技论文占世界同领域的 76.01%，如表 8 所示。总被引频次居前 5 位的分别为美国、英国、德国、中国和加拿大。中国神经科学与行为学科技论文数量为 6.32 万篇，占世界同领域科技论文的 11.48%，居世界第 2 位，总被引频次约为 102.2 万次，居世界第 4 位，篇均被引频次为 16.18 次，仅比印度和俄罗斯略高。

表 8　2012～2021 年主要国家神经科学与行为学科技论文情况

国家	论文数量/篇	论文数量排名	所占比例/%	总被引频次/次	总被引频次排名	篇均被引频次/次
美国	208 562	1	37.90	5 808 190	1	27.85
中国	63 170	2	11.48	1 021 946	4	16.18
德国	55 505	3	10.09	1 472 161	3	26.52
英国	52 206	4	9.49	1 666 182	2	31.92
加拿大	38 784	5	7.05	995 759	5	25.67
意大利	34 224	6	6.22	831 937	6	24.31
日本	31 576	7	5.74	561 023	10	17.77
法国	28 611	8	5.20	749 006	7	26.18
澳大利亚	25 689	9	4.67	679 555	9	26.45
荷兰	23 611	10	4.29	729 330	8	30.89
西班牙	21 022	11	3.82	514 687	11	24.48
韩国	14 801	13	2.69	263 314	15	17.79
巴西	14 104	14	2.56	251 393	16	17.82
印度	9 281	17	1.69	135 778	22	14.63
俄罗斯	4 929	26	0.90	65 090	33	13.21

分子生物学与遗传学：中国论文数量居世界第2位，总被引频次居第2位。

2012～2021年，分子生物学与遗传学科技论文数量排名前5位的分别为美国、中国、英国、德国和日本，5个国家分子生物学与遗传学科技论文占世界同领域科技论文的82.92%，如表9所示。中国分子生物学与遗传学科技论文数量占世界同领域的25.14%，居世界第2位，总被引频次为257.05万次，居世界第2位，篇均被引频次为19.98次，与美国、英国等发达国家相比差距较大。

表9 2012～2021年主要国家分子生物学与遗传学科技论文情况

国家	论文数量/篇	论文数量排名	所占比例/%	总被引频次/次	总被引频次排名	篇均被引频次/次
美国	178 037	1	34.79	7 583 220	1	42.59
中国	128 639	2	25.14	2 570 492	2	19.98
英国	43 902	3	8.58	1 980 295	3	45.11
德国	43 714	4	8.54	1 737 191	4	39.74
日本	30 027	5	5.87	964 110	6	32.11
法国	26 404	6	5.16	1 063 643	5	40.28
加拿大	24 377	7	4.76	955 499	7	39.20
意大利	22 626	8	4.42	842 717	8	37.25
澳大利亚	17 931	9	3.50	750 293	10	41.84
西班牙	16 859	10	3.29	723 198	11	42.90
韩国	16 342	11	3.19	407 707	14	24.95
荷兰	15 541	12	3.04	785 006	9	50.51
印度	14 345	13	2.80	237 119	21	16.53
巴西	11 803	15	2.31	233 575	22	19.79
俄罗斯	8 735	17	1.71	181 415	25	20.77

精神病与心理学：中国论文数量居世界第7位，总被引频次居第8位。

2012～2021年，精神病与心理学科技论文数量排名前5位的分别为美国、英国、德国、加拿大和澳大利亚，5个国家精神病与心理学科技论文占世界同领域科技论文的78.56%，如表10所示。中国精神病与心理学科技论文数量为25 080篇，仅占世界同领域科技论文的5.17%，居世界第7位，总被引频次为29.25万次，居世界第8位，篇均被引频次为11.66次。

表10 2012～2021年主要国家精神病与心理学科技论文情况

国家	论文数量/篇	论文数量排名	所占比例/%	总被引频次/次	总被引频次排名	篇均被引频次/次
美国	206 658	1	42.63	3 877 442	1	18.76
英国	60 821	2	12.55	1 249 786	2	20.55
德国	41 700	3	8.60	668 781	4	16.04
加拿大	37 091	4	7.65	680 849	3	18.36
澳大利亚	34 585	5	7.13	638 127	5	18.45
荷兰	26 257	6	5.42	585 805	6	22.31
中国	25 080	7	5.17	292 463	8	11.66
西班牙	20 701	8	4.27	275 129	9	13.29

续表

国家	论文数量/篇	论文数量排名	所占比例/%	总被引频次/次	总被引频次排名	篇均被引频次/次
意大利	18 522	9	3.82	312 635	7	16.88
法国	14 463	10	2.98	200 907	12	13.89
日本	9 322	15	1.92	110 157	18	11.82
韩国	7 312	17	1.51	93 023	19	12.72
巴西	7 309	18	1.51	112 754	17	15.43
印度	4 218	27	0.87	47 129	29	11.17
俄罗斯	2 794	30	0.58	20 277	38	7.26

药理学与毒理学：中国论文数量居世界第 1 位，总被引频次居第 2 位。

2012～2021 年，药理学与毒理学科技论文数量排名前 5 位的分别为中国、美国、日本、印度和英国，5 个国家药理学与毒理学科技论文占世界同领域科技论文的 61.34%，如表 11 所示。总被引频次排名前 5 位的国家分别为美国、中国、英国、意大利和德国。中国药理学与毒理学科技论文数量为 10.13 万篇，占世界同领域科技论文的 22.02%，居世界第 1 位，总被引频次为 139.84 万次，居世界第 2 位，论文数量和总被引频次排名相对较高，但篇均被引频次相对略低。

表 11　2012～2021 年主要国家药理学与毒理学科技论文情况

国家	论文数量/篇	论文数量排名	所占比例/%	总被引频次/次	总被引频次排名	篇均被引频次/次
中国	101 300	1	22.02	1 398 420	2	13.80
美国	100 106	2	21.76	2 075 638	1	20.73
日本	27 119	3	5.90	316 260	8	11.66
印度	27 099	4	5.89	394 712	6	14.57
英国	26 537	5	5.77	592 625	3	22.33
意大利	25 200	6	5.48	462 123	4	18.34
德国	23 352	7	5.08	449 275	5	19.24
韩国	17 655	8	3.84	281 944	9	15.97
法国	16 225	9	3.53	320 552	7	19.76
巴西	15 836	10	3.44	200 218	14	12.64
西班牙	14 964	11	3.25	261 710	11	17.49
澳大利亚	12 417	13	2.70	268 022	10	21.59
加拿大	12 384	14	2.69	254 764	12	20.57
荷兰	10 437	15	2.27	232 815	13	22.31
俄罗斯	4 631	27	1.01	49 895	36	10.77

微生物学：中国论文数量居世界第 2 位，总被引频次居第 2 位。

2012～2021 年，微生物学科技论文数量排名前 5 位的分别为美国、中国、德国、英国和法国，5 个国家微生物学科技论文占世界同领域科技论文的 67.19%，如表 12 所示。总被引频次排名前 5 位的分别为美国、中国、英国、德国和法国。中国微生物学科技论文数量为 3.96 万篇，占世界同领域科技论文的 16.89%，居世界第 2 位，总被引频次 62.12 万次，居世界第 2 位，篇均被引频次为 15.68 次。

表 12 2012～2021 年主要国家微生物学科技论文情况

国家	论文数量/篇	论文数量排名	所占比例/%	总被引频次/次	总被引频次排名	篇均被引频次/次
美国	66 199	1	28.23	1 873 390	1	28.30
中国	39 608	2	16.89	621 185	2	15.68
德国	18 750	3	8.00	463 993	4	24.75
英国	18 173	4	7.75	503 968	3	27.73
法国	14 814	5	6.32	362 758	5	24.49
日本	12 241	6	5.22	198 214	10	16.19
巴西	11 505	7	4.91	167 349	12	14.55
印度	10 052	8	4.29	151 069	14	15.03
加拿大	9 510	9	4.06	254 422	6	26.75
韩国	9 471	10	4.04	131 210	15	13.85
西班牙	9 273	11	3.95	208 481	9	22.48
澳大利亚	8 671	12	3.70	231 622	7	26.71
意大利	8 544	13	3.64	175 893	11	20.59
荷兰	6 496	14	2.77	216 575	8	33.34
俄罗斯	3 742	19	1.60	52 768	23	14.10

免疫学：中国论文数量居世界第 2 位，总被引频次居第 4 位。

2012～2021 年，免疫学科技论文数量排名前 5 位的国家分别为美国、中国、英国、德国和法国，5 个国家免疫学科技论文占世界同领域科技论文的 73.32%，如表 13 所示。中国免疫学科技论文数量为 36 146 篇，占世界同领域科技论文的 12.74%，居世界第 2 位，总被引频次为 64.82 万次，居世界第 4 位，篇均被引频次为 17.93 次。

表 13 2012～2021 年主要国家免疫学科技论文情况

国家	论文数量/篇	论文数量排名	所占比例/%	总被引频次/次	总被引频次排名	篇均被引频次/次
美国	102 773	1	36.23	3 051 162	1	29.69
中国	36 146	2	12.74	648 218	4	17.93
英国	29 414	3	10.37	915 107	2	31.11
德国	21 024	4	7.41	659 700	3	31.38
法国	18 635	5	6.57	526 443	5	28.25
意大利	14 832	6	5.23	410 894	6	27.70
日本	13 490	7	4.76	325 234	11	24.11
澳大利亚	13 169	8	4.64	395 296	8	30.02
加拿大	12 904	9	4.55	352 121	10	27.29

续表

国家	论文数量/篇	论文数量排名	所占比例/%	总被引频次/次	总被引频次排名	篇均被引频次/次
荷兰	12 435	10	4.38	396 274	7	31.87
西班牙	11 641	11	4.10	280 709	12	24.11
巴西	10 431	13	3.68	196 075	15	18.80
印度	8 770	14	3.09	136 352	18	15.55
韩国	6 862	16	2.42	130 017	19	18.95
俄罗斯	1 693	38	0.60	39 480	37	23.32

在上述8个学科中，在论文数量方面，中国居世界前3位的领域包括临床医学（第2位）、生物学与生物化学（第2位）、神经科学与行为学（第2位）、分子生物学与遗传学（第2位）、药理学与毒理学（第1位）、微生物学（第2位）及免疫学（第2位）；居世界第4～8位的为精神病与心理学（第7位）。

8个学科中，在论文引用方面，中国总被引频次位居世界前3位的学科领域为临床医学（第3位）、药理学与毒理学（第2位）、生物学与生物化学（第2位）、微生物学（第2位）、分子生物学与遗传学（第2位）。居世界排名第4～10位的学科为免疫学（第4位）、神经科学与行为学（第4位）及精神病与心理学（第8位）。

从总体看，中国医学科技论文数量继续呈上升态势，在世界范围内排位多为上升或持平；与上一年度统计结果相比，中国医学科技论文质量仍有缓慢提高趋势，各学科总被引频次排名有所提升，但篇均被引频次仍落后于世界平均水平。综上所述，中国医学科技论文总体水平与国际领先国家相比较仍存在差距，需继续大力支持医学科技创新，引导产出更多高质量医学科技研究成果。

（二）医学科技论文研究主题分析

为揭示国际医学科技领域研究现状与趋势，发现重要研究主题，明确中国医学科技发展现状与重点，本文选取医学相关领域论文，具体包括临床医学、生物学与生物化学、分子生物学与遗传学、神经科学与行为学、免疫学、精神病与心理学、微生物学以及药理学与毒理学8个学科领域①，对中国、美国与国际医学领域2017～2021年高被引文献进行研究主题分析，以期通过近五年研究主题分析与对比，进一步了解我国医学科技研究重点与国际研究重点的差异与优势。

2017～2021年医学相关领域国际文献总量、中国文献量与美国文献量分别为35 371篇、4963篇、20 198篇。中国在医学科技领域的高被引文献数量较少，约占国际高被引文献的14.03%，美国占国际总量的比例达57.10%。

2017～2021年中国在医学科技领域重点关注：①新型冠状病毒肺炎临床症状研究；②新型冠状病毒肺炎发病机制研究；③新型冠状病毒肺炎对精神健康的影响研究；④癌

① 数据来源于ESI数据库收录的领域高被引论文数据，检索时间范围：2017～2021年。领域划分依据参考ESI数据库的22个学科分类，检索时间：2022年9月9日。

症的机制研究、流行病学研究和临床研究。

通过图 1～图 3 及表 14 类团内的主要关键词可以看出，随着新型冠状病毒肺炎的暴发，全球各国在医学科技领域重点关注新型冠状病毒肺炎及后遗症的防治研究，具体包括新型冠状病毒肺炎的流行病学、致病机制、检测与诊断、病原学、病理学、病例报道

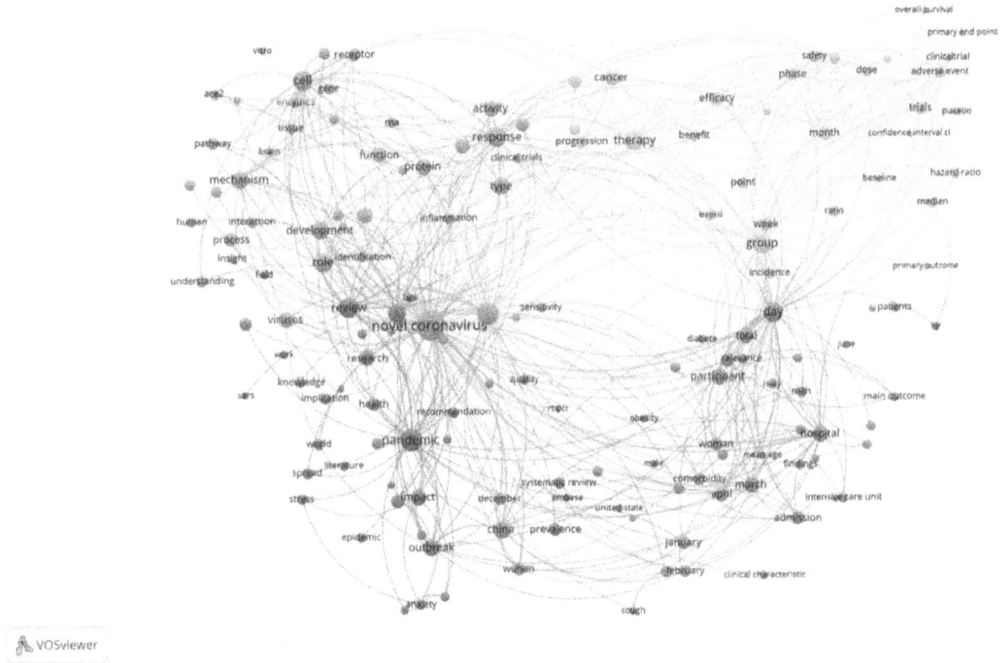

图 1 2017～2021 年医学领域中国 ESI 高被引文献关键词共现聚类分析图（彩图请扫封底二维码）

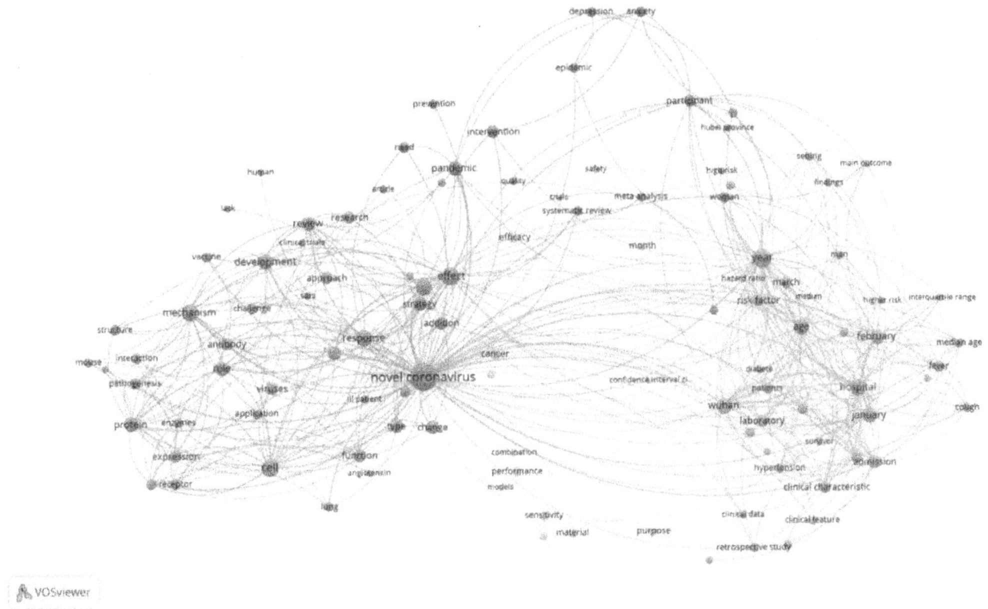

图 2 2017～2021 年医学领域美国 ESI 高被引文献关键词共现聚类分析图（彩图请扫封底二维码）

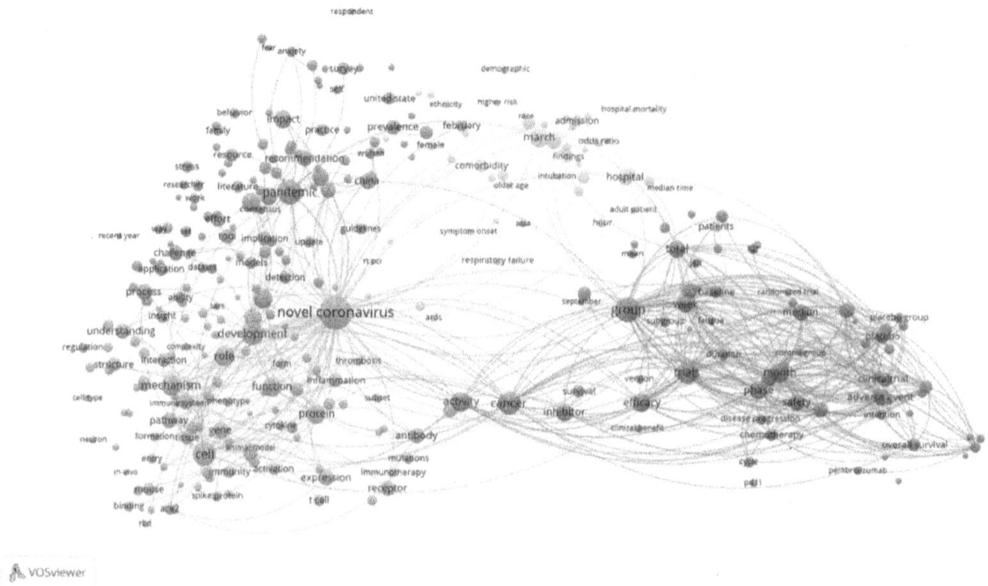

图 3　2017～2021 年医学领域 ESI 高被引文献关键词共现聚类分析图（彩图请扫封底二维码）

表 14　2017～2021 年医学相关领域主要国家关键词聚类得到的主要研究内容

中国类团名称	中国主要关键词	美国类团名称	美国主要关键词	国际类团名称	国际主要关键词
1. 新型冠状病毒肺炎发病机制研究	新型冠状病毒肺炎、ACE2 受体蛋白、老年痴呆症、动物模型、血管收缩剂、抗体、中枢神经系统、临床表现、细胞因子风暴、酶、紧急状况、基因表达、免疫、巨噬细胞、肺、鼠、蛋白质、受体、血栓、疫苗等	1. 新型冠状病毒肺炎对精神健康的影响研究	新型冠状病毒肺炎、ACE2 受体蛋白、病毒抗体、临床试验、大脑、药物、酶、基因表达、免疫反应、发炎、肺、发病机理、通路、受体、器官、疫苗等	1.新型冠状病毒肺炎临床症状研究	新型冠状病毒肺炎、ACE2 受体蛋白、血管收缩剂、病毒抗体、临床试验、药物、酶、鼠、肺、发病机理、受体、病毒、策略、疫苗等
2. 新型冠状病毒肺炎临床症状研究	临床症状、C 反应蛋白、并发症、临床数据、年龄、咳嗽、D-二聚体、糖尿病、高风险、住院治疗、高血压、病人、风险因素、武汉等	2. 新型冠状病毒肺炎发病机理研究	焦虑、抑郁症、流行病、精神健康、临床实践、评估、全球负担、隔离、模型、社交距离、传播等	2. 新型冠状病毒肺炎发病机理研究	临床症状、性别、并发症、糖尿病、高血压、发热、住院治疗、急诊、核酸检测等
3. 新型冠状病毒肺炎对精神健康的影响研究	焦虑、抑郁症、流行病、高风险、预防等	3. 癌症治疗的临床研究	癌症、临床试验、治疗、剂量、发病率、抑制剂、总生存期、安慰剂、临床试验主要终点	3. 新型冠状病毒肺炎对精神健康的影响研究	焦虑、抑郁症、流行病、精神健康、影响、压力、传播、预防等
4. 癌症的机制研究、流行病学研究和临床研究	癌症、剂量、化疗、临床试验、临床特征、双盲、风险比率、抑制剂、生存率、非小细胞肺癌、临床试验主要终点、次要重点等	4. 新型冠状病毒肺炎临床症状研究	并发症、临床症状、慢性肾病、队列研究、咳嗽、D-二聚体、发热、流行病、住院治疗、急诊、老年人、核酸检测等	4. 癌症治疗的临床研究	癌症、疗效、风险比率、模型、临床试验、特异性、安全性等

和临床特征、诊疗方案、防控措施、药物疫苗研发、疫情影响、精神卫生与社会认知、后遗症等方面的研究。今后我国应在新型冠状病毒肺炎防治研究的基础上拓展重点关注

领域，加强对病毒传播力、毒性等关键特性的研究，着力开展抗击疫情所需要的疫苗、药品的研发等。

二、医药专利分析

钟　华　韩慧杰
中国医学科学院医学信息研究所

科技创新是引领国家和社会发展的不竭动力，是国家竞争力提升的根本保证。当今世界，新一轮科技革命蓄势待发，科技创新为解决和应对全球性发展难题和挑战提供了新路径和新方法，而医学科技创新则为国家卫生健康事业发展奠定了坚实的根基，我国始终将人民健康置于优先发展的战略地位。

在我国医学科技取得系列重大突破、疾病防控能力显著提升的阶段，更需稳步加强医学科技的基础研究和原始创新能力，突破关键核心技术，形成医学科技创新生态体系。而医学科技产出是医学科技活动所产生直接结果的反映，其中专利是衡量国家及地区的研发实力、创新能力和核心竞争力的有力佐证。本文依据国际专利分类（International Patent Classification，IPC），从专利产出的视角，对中国医药专利创新活动进行洞察和研究，并与美国、日本、英国、德国、法国及加拿大等主要发达国家，以及巴西、印度等发展中国家进行横向对比，进而揭示中国医药专利方面发展的优势与存在的不足，并对医药专利重点研究领域（包括重大疾病药物及医疗器械领域专利）进行分析，从而洞悉国内外医药科技发展动态及趋势，以期为医药研发人员提供借鉴与参考。

（一）中国医药专利创新活动概况

2020 年，全球医药专利申请数量和授权数量分别为 42.68 万件和 15.38 万件，申请量比上年度增长了 24.06%；中国专利申请数量和授权数量分别为 27.63 万件和 3.1 万件，占全球数量比例分别为 64.75%和 20.18%。2011～2020 年，中国专利申请数量总体稳定上升，专利授权数量略有波动（图 1）。

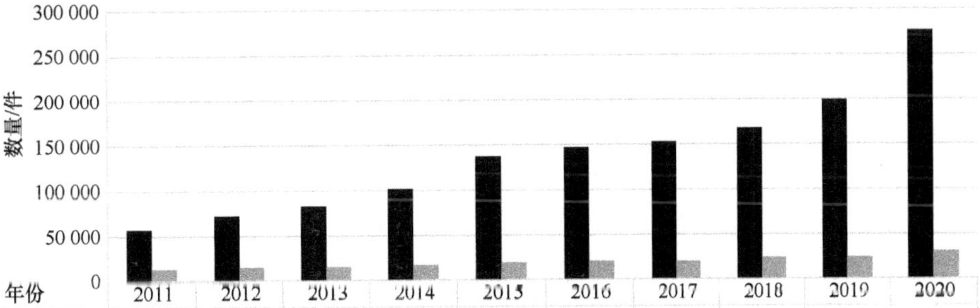

年份	2011	2012	2013	2014	2015	2016	2017	2018	2019	2020
■中国医药专利申请量	57 131	72 348	82 620	101 622	137 102	146 988	152 730	167 661	198 988	276 344
■中国医药专利授权量	12 718	14 621	15 200	16 668	19 089	20 148	19 699	23 409	24 255	31 039

图 1　2011～2020 年中国医药领域专利申请与授权情况

数据来源：Derwent Innovation，检索日期 2022 年 9 月 5 日，按 DWPI 同族归并，由于专利从申请到公开至少需要 18 个月，此检索结果仅为数据库中收录数量专利合作条约（Patent Cooperation Treaty，PCT）国际专利申请量是全球公认能够衡量一个国家、地区或企业创新活动活跃程度的指标。PCT 方便申请人在国际上寻求对其发明的国际专利保护，通过 PCT 仅提交一件国际专利申请，即可在全世界大多数国家受到保护，它被认为是该领域进行国际合作最具意义的进步标志。数据显示，2011～2020 年，中国 PCT 专利申请数量逐年攀升，平均增长速度达 20.82%。2020 年中国医药 PCT 专利申请数量达 4332 件，同比增长 39.16%（图 2）。这表明近年来我国专利申请呈现出较为活跃的发展态势，正积极运用国际知识产权制度，不断加强海外知识产权保护力度。

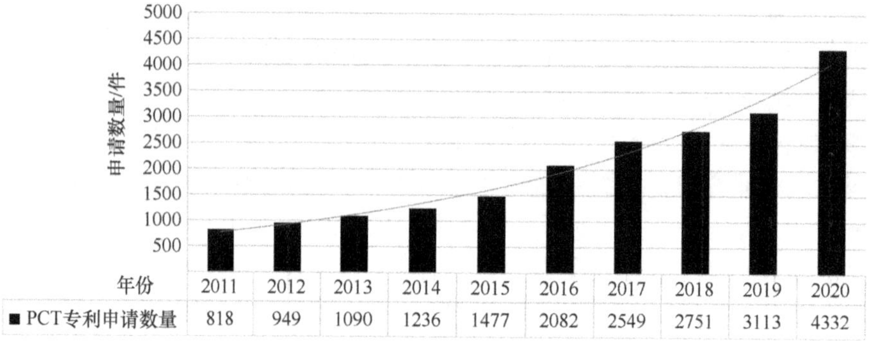

图 2　2011～2020 年中国医药领域 PCT 专利申请数量年度趋势

数据来源：Derwent Innovation，检索日期：2022 年 9 月 5 日

专利申请量和授权量能够反映专利申请的活跃程度和质量水平，集中展现主体的技术创新能力。中国的医药专利申请数量和授权数量在全球占比例分别从 2011 年的 32.41%和 12.06%逐步攀升至 2020 年的 64.75%和 20.18%（图 3 和图 4）。可见，我国医药专利申请持续高度活跃，专利创新水平也有所提升。

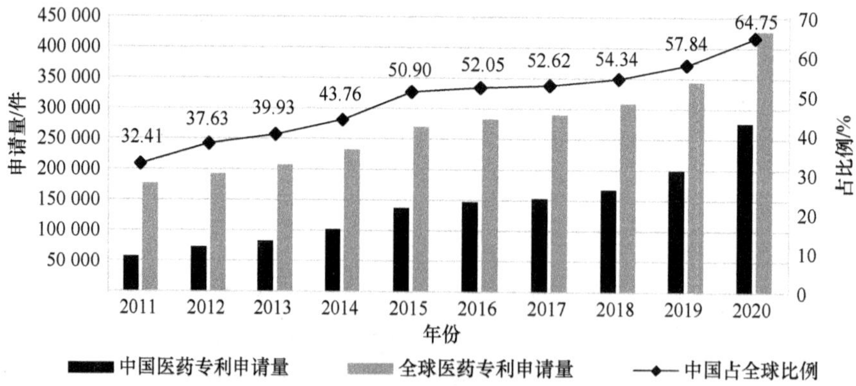

图 3　2011～2020 年中国医药领域申请专利全球占比情况

数据来源：Derwent Innovation，检索日期：2022 年 9 月 5 日

（二）中国在全球医药专利创新中的国家表现

对 2011～2020 年主要国家申请医药领域专利进行对比分析（表 1），中国医药专利

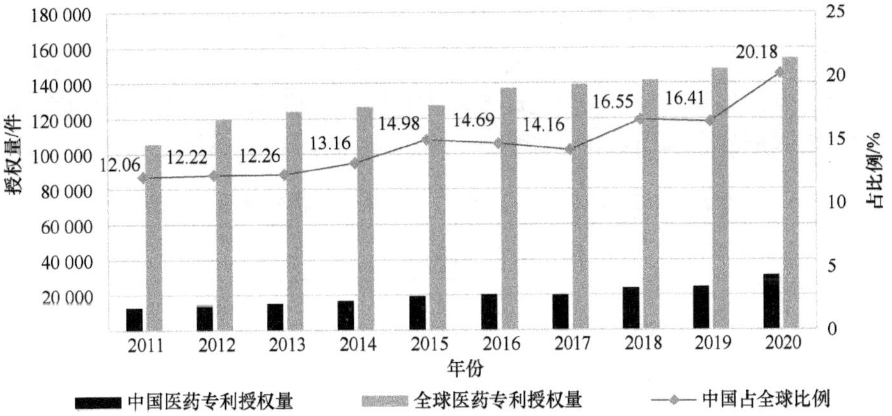

图 4　2011～2020 年中国医药领域授权专利全球占比情况

数据来源：Derwent Innovation，按 DWPI 同族归并，检索日期：2022 年 9 月 5 日

表 1　2011～2020 年医药领域专利申请/授权数量国家表现

国家	国家代码	2011～2020 年专利申请数量/件	2011～2020 年专利授权数量/件	2016～2020 年专利申请数量/件	2016～2020 年专利授权数量/件	2020 年专利申请数量/件	2020 年专利授权数量/件
美国	US	378 332	344 679	225 050	211 966	65 991	63 997
中国	CN	1 393 534	178 483	917 129	105 936	276 344	31 039
日本	JP	147 648	117 077	79 809	61 723	20 210	16 876
英国	GB	19 574	20 181	11 977	12 054	4 082	3 993
德国	DE	36 228	27 613	18 595	15 339	5 735	3 842
法国	FR	16 762	20 505	8 673	10 882	2 943	3 209
加拿大	CA	2 788	5 294	1 639	3 190	455	947
巴西	BR	9 063	2 419	4 949	1 932	994	816
印度	IN	23 974	7 772	16 149	5 615	5 553	1 897
澳大利亚	AU	25 346	23 666	18 041	17 786	5 927	9 274

数据来源：Derwent Innovation，按 DWPI 同族归并，检索日期：2022 年 9 月 5 日

申请量 139 万余件，申请量在对标国家中位列第一位，为美国医药专利申请量的 3.7 倍。但相比之下，医药专利授权量低于美国，为美国授权专利数量的 51.78%。基于新药开发具备低成功率、高投入、长周期、高风险等特点，医药产业对专利保护的依赖性更强。我国作为制药工业大国，其产业具有规模庞大、品种数量丰富的特点，但同时也存在同质化严重、安全性能低等问题。要实现制药大国向制药强国的关键转变，需从重点领域基础研究入手，提升医药专利创新能力及水平。

从 PCT 专利申请数量来看，2020 年中国医药 PCT 专利申请数量约 4332 件（表 2），仅次于美国。2011～2020 年 PCT 专利申请量为 20 397 件，分别为美国和日本 PCT 申请数量的 12.11%和 56.45%。而 2016～2020 年中国 PCT 专利的申请量明显提高，虽然数量仍未超过美国和日本，但增速明显，占近十年 PCT 专利申请量的 72.69%，标志着随着中国医药领域逐渐意识到海外专利布局的重要性，我国医药研发机构实力正显著提升。由于创新药物研发具有特殊性，我国医药产业从基础研究、企业研发、临床试验、新药注册到市场推广，是一个漫长而复杂的链条。但各大医药研发机构注重保护自主研发核心技术专利的知识产权，积极推动专利进行国际注册认证，为促进知识产权价值最大化、实现医药研发机构的科技创新驱动和长期可持续发展而努力。

表2 2011～2020年医药领域PCT专利申请数量国家表现

国家	国家代码	2011～2020年PCT专利申请数量/件	2016～2020年PCT专利申请数量/件	2020年PCT专利申请数量/件
美国	US	168 475	84 552	18 109
中国	CN	20 397	14 827	4 332
日本	JP	36 135	19 714	3 741
英国	GB	11 023	5 907	1 160
德国	DE	10 461	4 835	959
法国	FR	7 691	3 364	667
加拿大	CA	307	147	29
巴西	BR	915	470	93
印度	IN	6 155	2 863	617
澳大利亚	AU	3 018	1 805	395

数据来源：Derwent Innovation，检索日期：2022年9月5日

（三）中国医药专利创新活动的主要研发机构

本文对中国及全球医药专利创新活动中主要研发机构的整体情况及活跃程度进行分析，发现高校及研究院所是我国医药专利发明创新的中坚力量（表3），授权专利排名前10位的机构分别为浙江大学、上海交通大学、吉林大学等国内高校，而全球授权发明专利数量较多的机构均为大型制药企业和医疗器械厂商（表4）。我国医药技术的研发主体仍然是高校和科研机构，在产学研医药科技创新发展模式中处于主导地位。

表3 2011～2020年中国医药领域授权专利排名前10位机构

序号	机构名称	类型	授权量/件
1	浙江大学	高校	1513
2	上海交通大学	高校	795
3	吉林大学	高校	550
4	四川大学	高校	534
5	中国人民解放军海军军医大学	高校	494
6	华南理工大学	高校	459
7	中山大学	高校	449
8	清华大学	高校	442
9	中国药科大学	高校	443
10	山东大学	高校	434

数据来源：Derwent Innovation，检索日期：2022年9月6日

表 4 2011～2020 年全球医药领域授权专利排名前 10 位机构

序号	机构名称	类型	授权量/件
1	诺华公司	企业	3872
2	柯惠医疗	企业	3127
3	日本花王株式会社	企业	2690
4	罗氏制药	企业	2451
5	美敦力公司	企业	2443
6	欧莱雅公司	企业	1814
7	奥林巴斯株式会社	企业	1772
8	泰尔茂株式会社	企业	1738
9	佳能株式会社	企业	1710
10	加利福尼亚大学	高校	1667

数据来源：Derwent Innovation，检索日期：2022 年 9 月 6 日

国内医药企业依然存在持续创新能力不足的问题，整体国际化水平普遍较弱，绝大多数药企仍依赖于集中生产较为成熟、技术要求较低的仿制药品，新药创制能力亟待提升。可见，在我国医药科技创新的进程中，需要持续激发企业、医院、高校及科研机构等创新主体的活力，提升药品研发能力，实现资源优化配置、信息共享和优势互补，形成良性发展的创新生态系统。

（四）重点医药领域技术布局和发展路径分析

本研究选取若干重大疾病药物领域（消化系统疾病药物、代谢疾病药物、血液或细胞外液疾病药物、心血管系统疾病药物、呼吸系统疾病药物、皮肤疾病药物、骨骼疾病药物、神经肌肉系统疾病药物、神经系统疾病药物等）和医疗器械领域进行专利情况分析。

1. 重大疾病药物领域专利

由于专利公开的滞后性，本文对 2011～2020 年各国专利领域分布进行分析（表 5）。根据专利数据可以看出，抗肿瘤药物最受各国关注，是各国重大疾病药物领域专利申请的重点；此外，非中枢性镇痛药、皮肤疾病药物和神经系统疾病药物受关注程度较高。总体而言，各国在重大疾病药物领域的专利布局结构较为一致。中国在消化系统疾病药物、呼吸系统疾病药物、泌尿系统疾病药物、生殖或性疾病药物、皮肤疾病药物、非中枢性镇痛药物和抗肿瘤药物领域的专利申请数量超过了美国，药物领域专利申请数量普遍高于除美国以外的其他国家和地区，体现了中国对药物专利领域研发的重视程度逐渐升高，也反映了中国医药领域的科研水平正不断提升。而在代谢疾病药物、内分泌系统疾病药物、血液或细胞外液疾病药物、心血管系统疾病药物、骨骼疾病药物、神经肌肉系统疾病药物、神经系统疾病药物、感觉疾病药物、抗感染药物及抗寄生虫药物领域的专利数量则低于美国，说明中国在一些药物研发领域仍存在较为薄弱的环节和成长的空间，今后应有针对性地向这些领域提供更多定向支持。

表5 2011～2020年各国重大疾病药物领域专利分布情况 （单位：件）

名称	美国	中国	日本	英国	德国	法国	加拿大	巴西	印度	澳大利亚
消化系统疾病药物	6 014	13 275	1 303	478	147	223	35	50	174	1 268
代谢疾病药物	5 701	2 721	1 380	405	109	237	43	31	168	1 067
内分泌系统疾病药物	1 302	902	255	112	38	31	7	17	39	349
血液或细胞外液疾病药物	4 194	2 609	746	265	99	119	24	28	86	1 003
心血管系统疾病药物	10 382	9 834	2 144	777	282	376	82	75	376	2 136
呼吸系统疾病药物	8 535	17 020	1 434	812	203	197	62	50	238	1 755
泌尿系统疾病药物	1 121	1 913	383	80	73	62	7	9	36	262
生殖或性疾病药物	3 713	14 129	658	284	118	99	24	37	76	904
皮肤疾病药物	8 398	22 085	3 831	669	335	1 039	89	129	222	1 738
骨骼疾病药物	2 992	1 879	724	216	83	148	25	32	82	748
神经肌肉系统疾病药物	4 692	2 892	1 098	330	68	125	50	26	101	1 034
神经系统疾病药物	15 125	13 458	2 674	1 147	298	457	118	110	378	2 787
感觉疾病药物	892	102	249	80	21	47	6	8	10	201
非中枢性镇痛药物	15 863	44 528	3 741	1 347	384	489	118	354	494	3 089
抗感染药物	6 263	4 055	839	623	208	247	57	122	191	1 363
抗寄生虫药物	1 482	925	296	139	57	101	9	62	52	392
抗肿瘤药物	34 835	55 811	5 496	2 560	638	772	199	428	820	5 085
免疫或过敏性疾病药物	5 633	1 483	763	511	129	216	52	41	146	1 244

数据来源：Derwent Innovation，检索日期：2022年9月6日

2. 医疗器械领域专利

医疗器械普遍受到各国的关注和重视，已经成为一个国家健康保障能力的重要标志，而医疗器械领域专利能够集中体现医疗器械的科技创新，反映医疗器械创新活动活跃程度。2011～2020年，全球医疗器械专利申请量约64万件，年均增长率为13.07%，表明全球医疗器械专利增长态势稳定，产业持续健康发展（表6）。十年间中国共申请医疗器械专利超35万件，从2011年的11 647件（占当年全球总量的27.19%）增长到2020年的7.91万件（占当年全球总量的61.64%），年均增长率高达24.34%，高于全球水平（表7）。2011～2020年医疗器械专利申请数量的国家表现说明我国医疗器械专利申请持续活跃，增长趋势明显，充分反映出在政策引导支持、科技投入增加、监管法规体系完善等多因素推动下，我国医疗器械产业正加速创新变革，为更好地满足人民群众的健康需求向高质量发展迈进。

表6 2011～2020年全球及中国医疗器械专利申请数量年度趋势 （单位：件）

范围	2011年	2012年	2013年	2014年	2015年	2016年	2017年	2018年	2019年	2020年
全球	42 843	48 130	52 944	57 813	68 649	75 028	80 157	90 325	103 424	128 242
中国	11 647	15 329	17 856	20 968	32 036	36 992	40 395	48 025	57 561	79 051

数据来源：Derwent Innovation，检索日期：2022年9月6日

表 7　2011～2020 年医疗器械专利申请数量国家表现

国家	国家代码	2011～2020 年专利申请数量/件	2016～2020 年专利申请数量/件	2020 年专利申请数量/件
美国	US	127 023	75 465	21 279
中国	CN	351 818	256 658	79 051
日本	JP	50 326	26 000	6 734
英国	GB	4 118	2 633	939
德国	DE	12 439	6 376	2 013
法国	FR	3 154	1 779	650
加拿大	CA	670	401	98
巴西	BR	1 483	821	171
印度	IN	5 790	4 767	2 067
澳大利亚	AU	4 543	3 270	1 187

数据来源：Derwent Innovation，检索日期：2022 年 9 月 6 日

三、药品及临床试验分析

倪　萍

中国医学科学院医学信息研究所

药品和临床试验信息是反映医药科技产出与应用的重要表现形式之一，也是医药创新的重要体现。近年来，中国药品注册审评制度逐步与国际标准接轨，各界对临床试验的关注也不断提高。本文从项目状态、时间趋势、疾病分布、机构分布等方面对中国药品及临床试验项目进行分析，以期全面了解国内医药研发状况，同时通过国内外对比，知晓中国在全球医药研发中的地位，为国内医药产业发展提供建议。

（一）药物研发情况

1. 国内药物研发概况及国际对比

药物研发是医药创新的重要组成部分，是推动医学科技发展的动力，通过分析中国药物研发情况，对比国内外药物布局，有助于发现国内药物研发中的优势及短板，从而推进医药产业的健康发展。截至 2021 年 12 月 31 日，检索到在中国开展的研发药物数量为 10 515 项，全球范围内的研发药品数量为 83 958 项，在中国开展的研发药物占全球的 12.52%。图 1 为在中国开展的研发药物研究阶段分布，临床前研究阶段所占比例最大，为 37.77%，该阶段主要指药物的安全或毒理性试验以及动物体内试验阶段，上市药所占比例为 13.42%。

为更好地了解中国药物研发在国际中的位置，本文将在国内开展的研发药物与在美国、英国与日本开展的研发药物进行对比，其中重点对比临床、上市、发现/探索以及停止等阶段（图 2）。分析各国不同研发阶段的数据发现，中国处于临床试验阶段（临床、

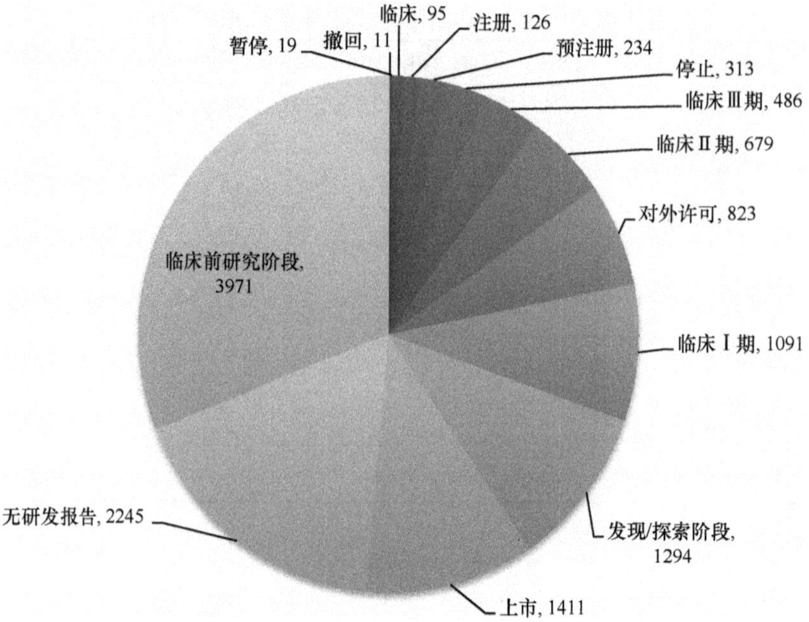

图 1 在中国研发药物主要阶段分布（单位：项）

数据来源为 Thomson Reuters Cortellis 数据库；检索时间范围限定到 2021 年 12 月 31 日，检索日期为 2022 年 9 月 5 日；暂未纳入中国港澳台地区数据

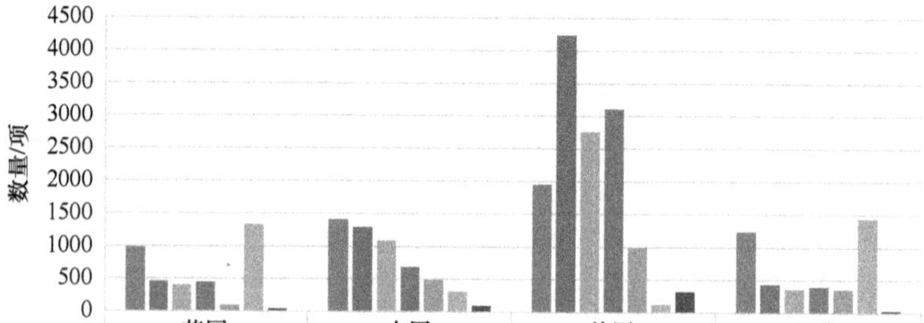

	英国	中国	美国	日本
上市/项	982	1411	1953	1238
发现/探索阶段/项	459	1294	4233	432
临床Ⅰ期/项	399	1091	2753	363
临床Ⅱ期/项	446	679	3101	395
临床Ⅲ/项	92	486	995	355
停止/项	1332	313	125	1443
临床/项	41	95	320	34

图 2 在中国研发药物主要阶段分布及国际对比（彩图请扫封底二维码）

由于同一个药物可能同时处于多个阶段，因此各个阶段药品数量之和大于该国家药品总数

临床Ⅰ期、临床Ⅱ期、临床Ⅲ期）的药物数量略高于英国和日本，但与美国相比还存在一定的差距。上市阶段指该药物已经进入市面上销售，在中国上市的药物仅次于美国，高于英国及日本，这在一定程度上反映国内需求较大，我国医药市场具备一定的发展潜力。停止阶段是指药物在申请上市前（申请上市获批前），针对某个适应证的研发被终止，造成终止的原因主要包括药品的有效性、安全性及经济因素，在我国开展的药物试验终止

数量远低于英国及日本。

2. 中国各阶段药物研发情况及国际对比

为进一步了解我国药物研发情况，本文分别对比了各国在临床前研究阶段、临床试验阶段及上市阶段药物研发情况，具体包括研发机构分布及研究领域分布。

1）中国临床前研究阶段药物研发情况及国际对比

临床前研究阶段指动物体内的试验，分析、对比该阶段的主要研究机构及领域布局，对于了解我国医药市场及医药研发能力具有一定的参考价值。表 1 为在中国开展的且处于临床前阶段的前 10 位研发机构，其中大部分为中国本土研发机构，中国科学院居首位，为 241 项。

表 1 临床前阶段在中国开展药物研发主要机构分析（前 10 位）

序号	机构名称	类型	国家	数量/项
1	中国科学院	科研院所	中国	241
2	正大天晴药业集团股份有限公司	公司	中国	71
3	中国药科大学	高等院校	中国	69
4	江苏恒瑞医药股份有限公司	公司	中国	59
5	四川大学	高等院校	中国	53
6	无锡药明康德新药开发股份有限公司	公司	中国	46
7	诺华制药有限公司	公司	瑞士	34
8	上海君实生物医药科技股份有限公司	公司	中国	32
9	中山大学	高等院校	中国	32
10	复旦大学	高等院校	中国	32

对比各国临床前研究阶段前 10 位研究机构分布（图 3），该阶段在中国开展药物研发的机构主要为高等院校、公司、科研院所，其中公司所占比例最大，为 50%。美国、英国、日本在该阶段主要研究机构也为公司，美国前 10 位研发机构中公司占 50.00%、英国占 66.67%、日本占 70.00%。

表 2 为中国、美国、英国以及日本在临床前研究阶段药物研发的主要疾病领域分布，各国均在肿瘤疾病和感染性疾病两大领域进行了重点布局。

2）中国临床试验阶段药物研发情况及国际对比

为了解临床试验阶段药物研发情况，对临床试验阶段（临床、临床Ⅰ期、临床Ⅱ期、临床Ⅲ期）数据进行分析。表 3 为在中国开展的且处于临床试验阶段的主要研发机构分布。从机构类型上看，主要为公司和科研院所，其中江苏恒瑞医药股份有限公司、正大天晴药业集团股份有限公司较多，分别为 59 项和 39 项；科研院所主要为中国科学院上海药物研究所和深圳免疫基因治疗研究院。图 4 对比了中国、美国、英国、日本在该阶段主要研发机构的分布，可以看出公司是该阶段药物研发的主体。

对比各国在该阶段药物研发的主要疾病领域分布发现，我国在该研发阶段主要聚焦

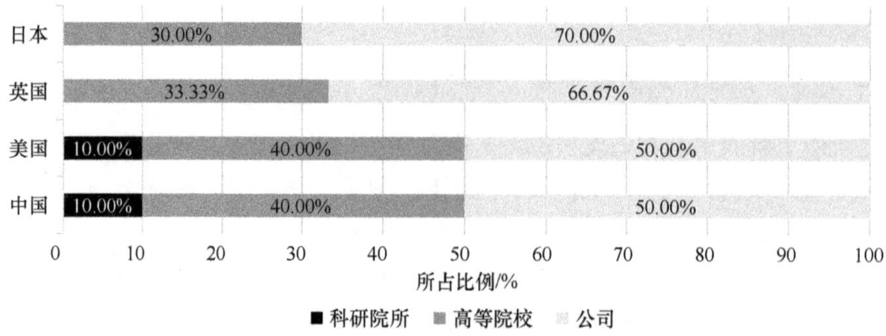

图 3 临床前阶段在中国开展药物研发的机构及国际对比

表 2 临床前阶段在中国研发药物主要疾病领域分布及国际对比

疾病领域	中国/项	日本/项	美国/项	英国/项
肿瘤疾病	2049	235	3431	278
感染性疾病	548	76	1522	163
神经/精神系统疾病	378	148	1523	119
内分泌与代谢系统疾病	299	82	635	47
免疫系统疾病	285	65	680	47
消化系统疾病	244	49	509	41
皮肤疾病	180	31	300	18
心血管系统疾病	178	52	453	30
血液疾病	166	27	274	23
炎性疾病	164	44	440	46
呼吸系统疾病	153	29	418	50
泌尿生殖与性疾病	143	40	298	20
眼科疾病	133	40	372	28
肌肉骨骼疾病	83	37	272	15
其他疾病	72	24	283	22
中毒性疾病	19	5	174	7

表 3 临床试验阶段在中国研发药物主要机构分析（前 10 位）

序号	机构名称	类型	国家	数量/项
1	江苏恒瑞医药股份有限公司	公司	中国	59
2	正大天晴药业集团股份有限公司	公司	中国	39
3	诺华制药有限公司	公司	瑞士	36
4	阿斯利康制药有限公司	公司	英国	31
5	辉瑞制药有限公司	公司	美国	31
6	中国科学院上海药物研究所	科研院所	中国	27
7	礼来公司	公司	美国	25
8	信达生物制药有限公司	公司	中国	25
9	罗氏集团	公司	瑞士	24
10	深圳免疫基因治疗研究院	科研院所	中国	22

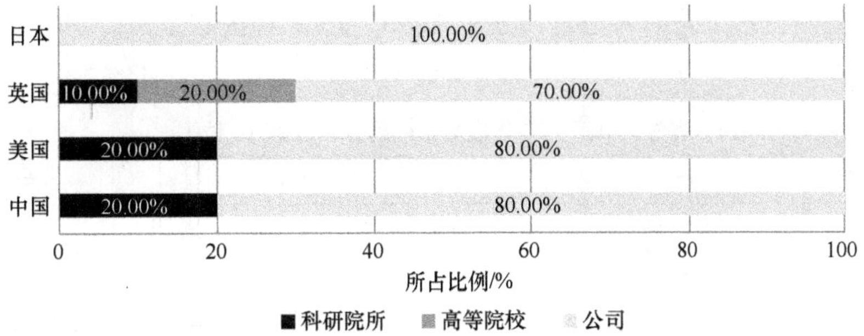

图 4　临床试验阶段在中国开展药物研发的机构及国际对比

在肿瘤疾病及感染性疾病领域，同时肿瘤疾病、感染性疾病和神经/精神系统疾病也是各国共同重点关注的领域（表 4）。

表 4　临床试验阶段在中国研发药物主要疾病领域分布及国际对比

疾病领域	中国/项	日本/项	美国/项	英国/项
肿瘤疾病	1136	450	2628	324
感染性疾病	332	142	1118	209
神经/精神系统疾病	211	197	1101	186
免疫系统疾病	179	136	686	128
内分泌与代谢系统疾病	153	99	532	97
消化系统疾病	144	119	576	96
皮肤疾病	127	93	460	75
心血管系统疾病	125	104	450	66
血液疾病	116	89	344	60
呼吸系统疾病	97	75	449	118
泌尿生殖与性疾病	91	85	378	55
炎性疾病	88	77	393	83
肌肉骨骼疾病	76	58	279	42
眼科疾病	73	72	351	39
其他疾病	43	38	244	40
中毒性疾病	11	6	135	23

3）中国上市药物分布及国际对比

上市指药物已经进入市场销售，是研究向应用的转换，可以在一定程度上体现研究的社会价值及商业价值。在中国上市药物排名前 10 位的机构均来自其他国家，一方面体现了中国医药市场的潜力，另一方面也说明中国在加强药物研发与转化的同时要加强对本国市场的重视。表 5 为在中国进行药物研发且处于上市阶段的研发前 10 位机构，排名前 3 位的分别为赛诺菲制药有限公司、辉瑞制药有限公司和葛兰素史克公司。分析美国、英国及日本上市阶段药物研发机构分布发现，各国家上市药物前 10 位研发机构均为公司。

表 5　中国上市药物主要机构分析（前 10 位）

序号	名称	国家	数量/项
1	赛诺菲制药有限公司	法国	97
2	辉瑞制药有限公司	美国	86
3	葛兰素史克公司	英国	82
4	诺华制药有限公司	瑞士	81
5	拜耳集团	德国	73
6	默克公司	美国	68
7	百时美施贵宝公司	美国	47
8	安斯泰来制药有限公司	日本	45
9	阿斯利康制药有限公司	英国	44
10	勃林格殷格翰有限公司	德国	43

近年来，为满足临床诊疗的迫切需求，我国在优化药品审评审批流程方面采取了一系列措施，如 2018 年出台的《临床急需境外新药审评审批工作程序》及 2020 年的《突破性治疗药物工作程序（征求意见稿）》《优先审评审批工作程序（征求意见稿）》《药品上市许可优先审评审批工作程序（试行）》等政策文件，为临床急需的中国原创新药、中国改剂型药物和境外已上市药品加速进入中国提供了上市流程依据，鼓励了药物研发及创新。尽管如此，从上市阶段主要机构分布上看，在中国的上市药物前 10 位机构分布均来自国外，我国的创新药物研发及转化能力与国外相比仍存在一定差距，国内药物研发机构科技研发及转化能力有待进一步提高。

分析各国上市阶段药物研发的主要疾病领域分布，我国上市阶段药物研发主要分布在感染性疾病、肿瘤疾病和心血管系统疾病领域，美国、英国、日本重点布局了肿瘤疾病、感染性疾病以及神经/精神系统疾病领域（表 6）。

（二）临床试验注册情况

截至 2021 年 12 月 31 日，ClinicalTrials 数据库收录的在中国开展的临床试验项目数为 23 846 项，在美国的项目数为 150 479 项，在英国的项目数为 21 552 项，在日本的项目数为 6951 项。在中国开展的临床试验项目略多于英国、日本，但对比美国还有一定的差距。从时间趋势分布上看，中国临床试验整体呈增长趋势（图 5）。

分析开展临床试验的主要机构对于了解国内研发主力以及医药合理布局具有重要意义，表 7 分析了中国开展临床试验的前 10 位机构。分析结果显示在国内开展临床试验的主要为医院和高等院校，其中医院为研发主力，包括中国医学科学院北京协和医院和北京大学附属第三医院等。

表 6　中国上市药物主要疾病领域分布及国际对比

疾病领域	中国/项	日本/项	美国/项	英国/项
感染性疾病	497	275	424	209
肿瘤疾病	270	280	405	212
心血管系统疾病	226	228	313	149
神经/精神系统疾病	224	273	460	223
内分泌与代谢系统疾病	173	194	281	158
血液疾病	172	136	197	114
泌尿生殖与性疾病	170	161	241	161
免疫系统疾病	157	177	248	148
消化系统疾病	156	163	203	114
皮肤疾病	104	130	187	112
呼吸系统疾病	103	136	158	100
肌肉骨骼疾病	86	122	159	97
眼科疾病	81	103	130	70
炎性疾病	70	111	139	89
中毒性疾病	20	34	73	43
其他疾病	56	62	104	60

图 6 分析了中国、美国、英国、日本前 10 位研发机构类型分布，不同于英国和日本，我国临床试验主要开展机构为医院，所占比例达到 60%，而英国前 10 位研发机构均为公司；在美国开展临床试验的机构主要为科研院所，占 60%。

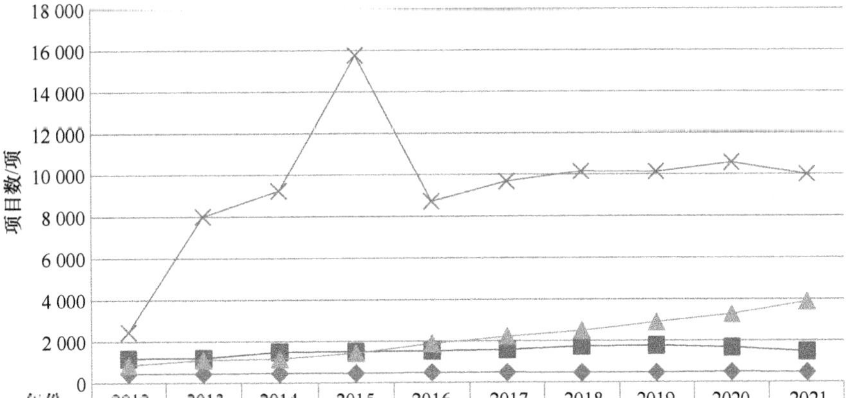

年份	2012	2013	2014	2015	2016	2017	2018	2019	2020	2021
日本	443	452	463	461	484	478	465	463	497	480
英国	1 181	1 193	1 486	1 499	1 528	1 571	1 727	1 757	1 672	1 463
中国	859	1 101	1 164	1 425	1 874	2 200	2 470	2 880	3 269	3 885
美国	2 442	8 002	9 236	15 746	8 711	9 676	10 149	10 126	10 579	10 008

图 5　在各国开展的临床试验阶段项目数随时间变化趋势（2012～2021 年）

中国数据暂未纳入港澳台地区数据

表 7 中国开展临床试验主要机构分析（前 10 位）

序号	机构名称	机构类型	数量/项
1	中山大学	高等院校	1082
2	复旦大学	高等院校	724
3	中国医学科学院北京协和医院	医院	700
4	北京大学附属第三医院	医院	513
5	北京大学人民医院	医院	492
6	浙江大学医学院附属第二医院	医院	474
7	中国人民解放军总医院	医院	465
8	中国医学科学院	科研院所	432
9	江苏恒瑞医药股份有限公司	公司	421
10	复旦大学附属中山医院	医院	363

注：高等院校或科研院所的统计数据不含其附属医院数据

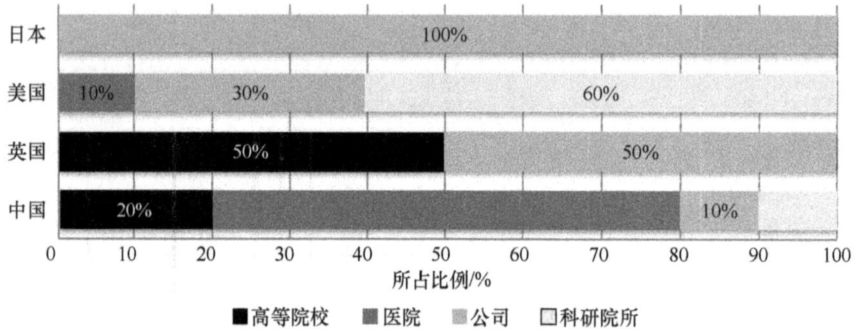

图 6 各类型机构临床试验项目所占比例及国际对比

了解国内外临床试验疾病领域分布，对于了解我们医药研发布局、调整医药研发结构具有一定的参考价值。分析后发现，在中国开展临床试验主要分布于乳腺癌、非小细胞肺癌和肝细胞癌等疾病领域。

表 8 为在中国开展临床试验主要疾病领域分布及国际对比情况，其中乳腺癌和非胰岛素依赖型糖尿病是中国、日本、美国、英国共同布局的疾病领域。相对于其他国家，中国还重点布局了肝细胞癌、乙型肝炎和鼻咽癌领域。

表 8 在中国开展临床试验主要疾病领域分布及国际对比

疾病领域	中国/项	日本/项	美国/项	英国/项
乳腺癌	871	202	2534	632
非小细胞肺癌	658	254	—	—
肝细胞癌	610	—	—	—
胃癌	551	102	—	—
非胰岛素依赖型糖尿病	470	282	842	320
结直肠癌	434	99	—	278
高血压	396	198	1130	—
乙型肝炎	319	—	—	—

续表

疾病领域	中国/项	日本/项	美国/项	英国/项
冠状动脉疾病	310	113	—	—
鼻咽癌	288	—	—	—
阿尔茨海默病	—	99	—	—
获得性免疫缺陷综合征	—	—	2625	289
白血病	—	—	2236	—
多发性骨髓瘤	—	—	886	—
多发性硬化	—	—	—	241
肥胖	—	—	1402	—
类风湿关节炎	—	141	—	285
淋巴瘤	—	—	2072	—
慢性阻塞性肺疾病	—	—	—	490
前列腺癌	—	—	1262	339
哮喘	—	100	—	438
心力衰竭	—	—	—	325
抑郁	—	—	991	—

注：—为暂无数据。

第三章　中国医学领域研究进展

一、肿瘤科技进展报告

赫　捷　高禹舜　毕　楠　王志杰　杜　君
中国医学科学院肿瘤医院

癌症已经成为我国乃至全世界最为严重的公共卫生问题之一，所致的疾病负担也呈增长趋势。党中央、国务院高度重视卫生与健康事业的发展，提出推进健康中国建设，将卫生与健康事业发展摆在了经济社会发展全局的重要位置[1]。癌症防控已成为我国卫生战略的重点。2019 年，国家卫生健康委员会等 10 部门联合印发《健康中国行动——癌症防治实施方案（2019—2022 年）》（以下简称《癌症防治实施方案》）[2]，为癌症防控制定了明确的行动方针与实施路径。

目前我国已经初步建立癌症防控体系，并取得了阶段性成果。随着医学技术的发展、早癌筛查的普及，以及诊疗水平的发展，我国癌症患者的总体生存率逐渐上升，癌症防控水平也整体进步。目前治疗实体瘤最常用的方法为外科治疗、内科治疗和放射治疗（简称放疗），故本文将从以上三个领域，对 2021 年度实体肿瘤领域的国内及国际研究进展进行综述，从而对中国癌症防控领域科技发展的趋势和前景加以展望。

（一）肿瘤外科

1. 外科手术研究新进展

2021 年度，肿瘤外科取得了长足的进步与发展，全国外科学者在肿瘤外科的多个领域均进行了深入的研究，尤其是在外科手术方面进行了广泛的探索。

国家癌症中心/中国医学科学院肿瘤医院结直肠外科团队率先对在微创手术时代下的手术安全性展开了探索。目前尽管内镜黏膜下剥离术（ESD）被认为是针对早期结直肠癌的一种治愈性的治疗方式，但由于存在残余癌和淋巴结转移的风险，常规建议对接受非治愈性内镜黏膜下剥离术治疗的患者进行额外的淋巴结剥离手术。然而，在临床实践中，很少有患者在额外手术后发现残余癌或淋巴结转移。因此，国家癌症中心/中国医学科学院肿瘤医院结直肠外科团队通过研究发现由于残留癌和淋巴结的高风险，特别是在淋巴血管浸润的情况下，在非治愈性内镜黏膜下剥离术后应进行额外的淋巴结切除术[3]。

同时，在探讨使用何种手术方式能够达到更好的治疗效果方面，我国学者也进行了深入的研究。广东省人民医院胃肠外科团队通过研究评价了腹腔镜与开腹胃切除术在促进胃癌术后恢复中的临床疗效，结果表明与开腹手术相比，腹腔镜手术可以缩短下床活动、首次排气、排便和经口进食的时间，以及住院时间，并且腹腔镜手术可以获得与开放手术相同的效果，而不会增加术后并发症[4]。但在胃肠外科领域，目前尚不清楚腹腔镜和开腹远端胃切除术在局部晚期胃癌患者中是否具有相同的结果。一项来自我国的多中心随机临床试验[中国腹腔镜胃肠外科研究（CLASS）-01]的数据显示，与开腹远端胃切除术相比，腹腔镜远端胃切除术患者的 3 年无病生存率并不低。在局部进展期胃癌患者中，由经验丰富的外科医生进行腹腔镜远端胃切除术合并 D2 淋巴结切除术，与开腹远端胃切除术相比，患者 5 年总生存率相似[5]。而对于某些疾病，如胃神经鞘瘤在临床上还没有得到很好的认识，手术切除仍然是主要的治疗方法。然而最近研究发现，内镜切除似乎是一种安全有效的替代方法。中国人民解放军总医院消化内科团队通过研究发现，与手术切除相比，内镜切除在对治疗胃神经鞘瘤中具有相似的安全性和有效性，而且有助于缩短手术时间和降低医疗费用[6]。在结直肠外科，对于单纯手术方式的改进方面，用于恶性肿瘤的结肠直肠手术已经发展到沿着直肠系膜或结肠系膜筋膜进行仔细和精确解剖的程度，以实现全直肠系膜切除或完全结肠系膜切除。腹腔镜技术的广泛应用促进了更多解剖学、组织学和胚胎学研究，虽然存在争议，但这一技术使得人们对结直肠手术筋膜解剖的理解更深入、更精确。四川大学华西医院胃肠与结直肠外科团队通过研究发现，仔细注意壁筋膜和内脏筋膜上三个方向牵开的方向和力度将有助于伸展和打开手术组织平面，在分离和分开两个筋膜附着处时的熟练操作将确保精确的筋膜间分离，将有助于实现全直肠系膜切除或全结肠系膜切除，减少肠系膜残留和对邻近组织和自主神经的意外损伤的风险[7]。在胸外科，极早期小细胞肺癌患者可以从手术中获益。然而，手术在局部晚期小细胞肺癌患者中的作用仍然存在争议。上海胸科医院团队设计了一项研究来调查手术对这部分人群存活率的作用，结果表明手术切除显著改善Ⅲ期小细胞肺癌患者的总生存率和肺癌特异性生存率。此外，肺叶切除术较其他手术类型具有优势，但需要在更大的前瞻性临床试验中进一步探索[8]。

近年来，随着达芬奇机器人技术的普及和推广，越来越多的外科手术借助达芬奇机器人实现精准治疗。大连医科大学附属第一医院胃肠外科团队通过研究发现，达芬奇机器人辅助保留幽门和迷走神经的胃部分切除术是安全可行的[9]。复旦大学附属中山医院在全国 28 个医疗中心招募了原发性肿瘤和病理证实的结直肠腺癌患者，同时接受机器人结直肠癌手术，收集并分析患者的临床、病理和随访资料。研究发现机器人结直肠癌手术是安全可靠的，在吻合口瘘高危患者中可能具有优势[10]。广西医科大学第四附属医院心胸外科团队探索了达芬奇机器人手术系统在肺癌根治术中的可行性和安全性，结果证实与胸腔镜肺癌根治术相比，达芬奇机器人手术系统同样安全有效，术中清扫淋巴结更多[11]。

在食管癌治疗中，局部晚期食管鳞状细胞癌患者手术后的预后仍然很差。比较新辅助放化疗加手术与单纯手术对局部晚期食管鳞状细胞癌患者长期生存的疗效之后发现，新辅助放化疗具有提高生存率的可能性。中山大学肿瘤防治中心胸外科团队在一项随机临床试验中证实新辅助放化疗加手术治疗显著提高了长期总生存率和无病生存率，因此其可被视为局部晚期食管鳞状细胞癌患者的标准治疗[12]。此外，新辅助免疫治疗联合化疗是一种治疗局部食管鳞状细胞癌的新方法。福建医科大学附属协和医院胸外科开展的研究旨在通过比较单纯手术组和新辅助免疫治疗联合化疗组的短期结果，评估新辅助免疫治疗联合化疗对手术安全性的潜在影响。研究发现新辅助免疫治疗联合化疗后手术是安全有效的，手术风险增加可接受，术后并发症可控，病理反应良好[13]。

2. 肿瘤外科围手术期及预后相关研究进展

为了保证接受外科治疗的肿瘤患者围手术期的安全及改善预后，我国学者从多个方面进行了深入的探索。

陆军军医大学大坪医院胸外科团队探讨了接受机器人或电视胸腔镜手术的非小细胞肺癌患者中转开胸的危险因素，结果表明 7 个人口统计学因素可能被认为是转换的独立预测因素，对于具有高转换风险的患者，推荐使用机器人方法在胸腔镜下进行微创肺手术[14]。中南大学湘雅医院胸外科团队对 433 例肺癌胸腔镜肺叶切除术中使用吻合器的患者进行分析，在调整患者特征的多变量广义线性回归分析中，研究发现使用电动吻合器与使用手动吻合器相比，手术时间和术后住院时间显著缩短。然而，在两种吻合器之间没有观察到其他临床结果的显著差异[15]。广州中山大学孙逸仙纪念医院麻醉科团队构建并验证了由术前变量组成的列线图，以预测胃癌手术术中输血，通过研究一个由术前变量组成的预测胃癌手术输血的诺谟图被有效地开发和验证，该列线图可用于提高胃切除术中红细胞的利用率。上海交通大学医学院附属仁济医院研究团队通过预测乳腺癌手术的风险，找出了主要的影响因素。该团队通过研究发现应更多地关注乳腺癌手术患者群体大手术和微创手术，以及全身麻醉的相关因素，这可以减少医患之间的信息不对称，分别为患者、医院管理者和医疗保险提供者提供更可靠的成本、实用的住院医疗消费标准和报销标准参考，以减少住院总费用[16]。苏州大学附属无锡第九人民医院麻醉科回顾性比较了全麻和胸椎旁阻滞联合全麻对乳腺癌手术中低血压和术后疼痛发生率的影响，通过研究发现胸椎旁阻滞联合全麻时，低血压发生率低，循环状态更稳定，术后镇痛效果更好[17]。同济大学医学院附属上海市第四人民医院普外科探讨了加速康复外科和负压伤口治疗在老年结直肠癌患者围手术期的应用。改良加速康复外科可安全应用于老年结直肠癌患者围手术期，促进康复；负压伤口疗法有助于伤口愈合，促进康复[18]。

对于患者的预后，准确评估微小残留病灶有助于患者的早期干预和个性化辅助治疗，国家癌症中心/中国医学科学院肿瘤医院胸外科团队通过新一代测序技术，评估了循环肿瘤 DNA 在预测已切除的非小细胞肺癌患者动态复发风险和辅助化疗获益方面的临床效用，结果显示使用纵向循环肿瘤 DNA 和复发时间的联合模型，可以准确预测患者术后 12 个月和 15 个月的复发情况，展示了使用术后循环肿瘤 DNA 状态指导辅助化疗和应用联合建模动态预测复发风险的开创性工作[19]。同时，该团队开发并验证了预测手术切除的局限期小细胞肺癌患者生存率的列线图，用于对切除的局限期小细胞肺癌患者的个体化生存预测，研究证实这些模型比以前广泛使用的分期系统表现更好，并且可以为临床医生提供策略制定和临床试验设计的指导[20]。中南大学湘雅三医院心胸外科团队评估了手术对于Ⅲ期 N2 小细胞肺癌患者的生存是否有益，并调查影响手术生存的因素，结果显示手术可以延长可手术的Ⅲ期 N2 小细胞肺癌患者的生存期，尤其是 T1 期患者。包括年龄、T 分期、阳性淋巴结数目和放射治疗的列线图可以用来预测他们的长期术后生存[21]。

3. 肿瘤外科相关新技术研究进展

中国科学院大学附属肿瘤医院（浙江省肿瘤医院）联合浙江省诸暨市人民医院外科团队研究基于智能算法的磁共振成像对腹腔镜胃癌根治术近期疗效的影响。采用基于卷积神经网络的算法对胃癌患者的磁共振图像进行分割，证实研究中的算法能够准确分割目标区域，为胃癌术前检查提供依据；三维腹腔镜手术能够缩短手术时间，减少术中出血，同时达到与2D腹腔镜相似的近期疗效[22]。在目前的临床实践中，乳腺癌腋窝淋巴结状态的标准评估效率较低，并且基于侵入性操作，这在许多患者中引起手术相关的并发症。中山大学孙逸仙纪念医院乳腺肿瘤中心团队使用机器学习技术开发出一种有效的术前磁共振成像放射组学评估腋窝淋巴结状态的方法，并探索影像组学与早期浸润性乳腺癌患者肿瘤微环境之间的联系。研究发现多组学特征显示了强大的预测能力，并显示了扩展应用于定制手术管理的前景。此外，新辅助化疗后关键放射特征的显著变化可以通过肿瘤微环境的变化来解释，磁共振放射特征和肿瘤微环境特征之间的联系可以揭示磁共振放射特征的潜在生物学基础[23]。目前，乳腺癌在世界范围内发病率很高，最有效的治疗方法是手术。我国学者探讨了基于虚拟现实技术的病理三维重建在乳腺癌保乳手术切缘评估和放疗调整中的应用，有助于保乳手术的精确治疗[24]。研究人员将初步处理的CT和磁共振数据成对显示，通过多平面比较，使用手动或自动融合工具来减少图像序列之间的间隙。在VR下模拟手术过程：通过改变窗口大小和视角，使用虚拟电钻、刀具等虚拟仪器，选择手术显微镜视角，以及模拟诸如开胸、视野暴露和肿瘤切除的步骤。乳房断层图像在多个平面中重建，并且可以观察任何平面的二维图像。另外，我国学者开发了一种人工智能增强的分子振动成像方法，该方法通过深度学习（人工智能增强的CARS或iCARS）将无标记和亚细胞分辨率的相干反斯托克斯拉曼散射（CARS）成像与实时定量图像分析相结合，以评估 iCARS 系统从周围组织中识别和区分甲状旁腺、喉返神经及检测癌边缘的能力，并成功实现[25]。承德医学院附属医院乳腺外科团队分析了深度学习技术和超声成像联合应用对乳腺癌保乳手术效果的影响。研究发现基于深层标签分布学习模型的超声图像有效提高了肿瘤切除和切缘阴性的分割精度，降低了正常组织被切除的概率，提高了乳房的术后美容效果[26]。

（二）肿瘤内科

1. 免疫治疗

近5年，我国肿瘤免疫治疗已从后线治疗逐步进军至一线治疗，研究者亦从单药方案逐步着眼于探索联合治疗方案。为深入探索免疫联合化疗用于一线治疗不可手术及根治性放疗的IIIB/Ⅳ期肺鳞癌患者的可行性，国家癌症中心/中国医学科学院肿瘤医院内科团队牵头开展了全国多中心的III期、随机对照 RATIONAL-307 研究，在全国46家医院进行，截至2019年12月，研究达到主要研究终点 PFS-IRC，目前结果揭示替雷利珠单抗联合紫杉醇/白蛋白结合型紫杉醇和卡铂可有效延长无进展生存（pragression free survival，PFS）（7.6个月 vs. 5.5个月）并降低疾病进展风险（48% vs. 52%），且安全性表现良好，为缺乏有效靶向治疗驱动基因的晚期肺鳞癌患者提供了有效的治疗手段。同时，该研究进行了多组学的生物标志物探究，其结果亦值得期待[27]。

免疫联合化疗在复发/转移性鼻咽癌中的疗效尚不确切。中山大学肿瘤防治中心的内科团队开展了世界范围内首个全文发表的免疫检查点抑制剂联合化疗治疗复发/转移鼻咽癌的III期随机对照研究（CAPTAIN-1st）。该研究纳入了 263 例复发 / 转移性鼻咽癌患者，随机分配接受卡瑞利珠单抗联合吉西他滨+卡铂（GP）或安慰剂联合 GP 治疗，联合治疗 4～6 个周期，之后接受卡瑞利珠单抗或安慰剂维持治疗，直至疾病进展。研究结果显示，卡瑞利珠单抗组对比安慰剂组中位 PFS（9.7 个月 vs. 6.9 个月）显著获益，但总生存期（Overall Survival，OS）差异无统计学意义。安全性方面，≥3 级治疗相关不良事件在两组间无显著性差异。该研究以大样本、高级别循证证据证实了卡瑞利珠单抗联合 GP 方案的出色疗效和可靠的安全性，有望成为复发/转移性鼻咽癌一线治疗的新标准[28]。

免疫联合靶向方面，复旦大学中山医院肝胆内科团队完成了随机对照、开放式、II-III期 ORIENT-32 研究。在中国不可切除的乙肝病毒相关肝细胞癌患者的一线治疗中，信迪利单抗联合贝伐珠单抗生物类似药（IBI305）与索拉非尼相比，显示出显著的 OS（未达中位 vs. 10.4 个月）和 PFS（4.6 个月 vs. 2.8 个月）获益，且安全性可接受。ORIENT-32 研究是全球首个获得阳性结果的程序性死亡蛋白-1（programmed death-1，PD-1）抑制剂联合疗法一线治疗不可切除或转移性肝癌的II-III期临床研究，亦是首个在我国人群中进行的II-III期临床研究，对我国肝癌患者的临床实践更具重要的参考价值[29]。

2. 靶向治疗

阿帕替尼是全球第一个在晚期胃癌被证实安全有效的小分子抗血管生成靶向药物，但其在临床上极为棘手的放射性碘难治性分化型甲状腺癌（RAIR-DTC）中的疗效尚不明确。中国医学科学院北京协和医院核医学团队开展了真实世界的随机、双盲、安慰剂对照的III期临床试验。该研究入组 92 例 RAIR-DTC 患者，中位随访时间为 18.1（12.7～22.2）个月，结果显示，阿帕替尼组的中位 PFS 显著优于安慰剂组，阿帕替尼组的客观缓解率（objective remission rate，ORR）为 54.3%，疾病控制率（disease control rate，DCR）为 95.7%。表明阿帕替尼在局部晚期或转移性 RAIR-DTC 患者中延长 PFS 和 OS 方面具有显著的临床益处，且安全性可控，这为临床应对 RAIR-DTC 患者提供了治疗的曙光[30]。

赛沃替尼是我国本土独立自主研发的治疗 MET exon 14 跳跃突变的创新药，与德国的 Tepmetko（tepotinib）和瑞士的 Tabrecta（capmatinib）齐头并进。上海胸科医院肿瘤团队牵头的一项全国多中心、开放、单臂II期临床研究纳入了接受既往系统治疗后疾病进展或无法耐受标准治疗的、MET14 号外显子跳跃突变阳性的、局部晚期或转移性非小细胞肺癌患者，其中包括了高比例的肺肉瘤样癌（PSC）患者，总体结果显示 ORR 42.9%、DCR 82.9%、中位缓解持续时间（middle duration of response，mDoR）8.3 个月。作为我国首个上市的 MET14 号外显子跳跃突变治疗药物，赛沃替尼在我国晚期 MET exon 14 跳跃突变非小细胞肺癌患者展现了其有效性、安全性，有望拓宽海外市场[31]。

HER2+转移性乳腺癌接受常规曲妥珠单抗+化疗后不可避免地产生耐药性。为此，中国医学科学院肿瘤医院内科团队牵头了 PHOEBE 研究，这是一项开放标签、随机对照的III期试验，旨在评估我国自主开发的广谱EGFR家族-TKIs药物吡咯替尼（Pyrotinib）联合化疗的疗效与安全性。来自国内29家医院的267例常规治疗耐药后的HER2+转移性乳腺癌患者，被随机分配接受Pyrotinib+卡培他滨或拉帕替尼（lapatinib）+卡培他滨治疗，预先指定的中期分析结果揭示Pyrotinib组PFS显著延长（12.5个月 vs. 6.8个月），且安全性可接受。提示我国创新药Pyrotinib联合卡培他滨可作为曲妥珠单抗+化疗进展后HER2+转移性乳腺癌替代治疗方案[32]。

达尔西利（Dalpiciclib）是一种新型选择性细胞周期蛋白依赖性激酶4/6（CDK4/6）抑制剂，用以克服CDK4/6通路过度活跃所致的激素受体阳性（HR+）乳腺癌患者内分泌治疗耐药性。2021年，中国医学科学院肿瘤医院乳腺内科团队公布了在全国39个中心进行的随机双盲、安慰剂对照的III期临床试验（DAWNA-1）的中期结果，该研究在既往内分泌治疗复发或进展的HR+/HER2−晚期乳腺癌患者中，评估口服Dalpiciclib对比安慰剂联合雌激素受体拮抗剂氟维司群（Fulvestrant）的疗效。结果显示，Dalpiciclib显示出对抗肿瘤活性且安全性可控，治疗组比安慰剂组PFS显著延长，6个月PFS率分别为76.4%和53.2%，12个月PFS率分别为51.8%和29.1%。以上发现支持将Dalpiciclib联合Fulvestrant作为HR+/HER2−晚期乳腺癌患者内分泌治疗耐药后的新型治疗方式[33]。

PI3K-AKT-mTOR通路异常激活是HR+/HER2−乳腺癌患者内分泌治疗耐药的又一机制。在接受选择性雌激素受体调节剂（SERM）他莫昔芬治疗后进展的绝经前HR+/HER2−晚期乳腺癌患者中，中国医学科学院肿瘤医院内科团队牵头国内19家中心探索了mTOR抑制剂依维莫司（Everolimus）联合芳香化酶抑制剂（AI）来曲唑对比AI单药来曲唑的疗效与安全性。这项II期随机对照临床研究结果显示，与单药组相比，Everolimus联合组中位PFS显著延长（19.4个月 vs. 12.9个月）且疾病进展和死亡风险显著降低36%。同时，单药组中53例患者在疾病进展后交叉至Everolimus联合组，获得额外5.5个月的PFS，OS尚未到达。该研究表明，对于他莫昔芬治疗失败的绝经前HR+/HER2−晚期乳腺癌患者，可考虑在传统一线来曲唑治疗基础上联合Everolimus改善患者生存获益，此外传统一线治疗进展患者可考虑Everolimus联合来曲唑这一新的治疗方式[34]。

黏膜黑色素瘤（MM）是一类与异常血管增生相关的亚型，相对于皮肤黑色素瘤，其关键基因背景以及临床特征均有较大差异，免疫治疗疗效差。北京大学肿瘤医院内科团队随即设计了一个随机、开放标签、II期临床研究，总体结果显示，化疗联合贝伐珠单抗组的中位PFS（4.8个月 vs. 3.0个月）、ORR（19.7% vs.13.2%）、OS（13.6个月 vs. 9.0个月）均显著高于单纯化疗组。这表明化疗和抗血管生成联合治疗在晚期MM的一线治疗方案中占有重要地位[35]。

3. 其他疗法

不同于西方国家，我国是肝癌大国。中山大学肿瘤防治中心团队完成一项生物分子预测性、随机对照、III期FOHAIC-1研究，首次在全球范围内证实基于介入技术的肝动脉灌注奥沙利铂+氟尿嘧啶方案（HAIC-FO）治疗晚期肝癌的疗效要显著优于索拉非尼靶向治疗，其中12.3%接受HAIC-FO的患者出现肿瘤降期。并且该研究首次在基因水平上探索开发出HAIC-FO疗效预测模型，填补了我国晚期肝癌介入治疗领域和分子模型疗效预测领域的空白，为当前在我国晚期肝癌的临床使用 HAIC-FO 提供了明确的循证医学证据，并为进一步开展介入 HAIC-FO 联合免疫/靶向系统治疗前沿探索奠定了基础[36]。

肿瘤支持治疗是抗肿瘤治疗的重要组成部分，近年来，越来越多的研究表明，积极恰当的肿瘤支持治疗不仅能改善患者的生活质量，提高其治疗满意度，同时能够进一步延长患者生存。北京大学肿瘤医院消化内科团队开展了一项早期支持治疗联合一线化疗在转移性食管胃癌的III期、随机对照研究，研究组在接受常规化疗的同时，也接受由专业人员提供的营养支持及心理支持治疗，对照组仅接受标准的抗肿瘤治疗。结果表明，研究组的中位 OS 为 14.8 个月，对照组为 11.9 个月，该研究证实早期营养及心理支持治疗可显著延长晚期食管胃癌患者的总生存、营养状况，并改善患者情感及认知功能，多学科支持治疗应尽早与晚期食管癌及胃癌等上消化道肿瘤的标准抗肿瘤治疗相结合[37]。

4. 转化研究进展

2021 年是单细胞测序技术问世以来成果井喷的一年。利用单细胞 RNA 测序、T 细胞受体序列测序和染色质可及性测序，中国医学科学院肿瘤医院肿瘤内科团队联合北京大学国际医疗部，探索 22 例三阴性乳腺癌患者组织肿瘤微环境和外周血来源免疫细胞的高分辨率转录组和表观组动态图谱。整体而言，该研究通过解析组织与外周血基线水平及治疗后免疫细胞变化与临床响应的关联，揭示接受免疫检查点抑制剂联合化疗患者的早期获益情况。研究表明，基线高水平 $CXCL13^+$ T 细胞与巨噬细胞促炎特征相关，可以表征人群对联合疗法的反应性。在治疗有效的患者中，淋巴组织诱导（LTi）细胞、滤泡 B（Bfoc）细胞、$CXCL13^+$ T 细胞和经典 I 型树突状细胞（cDC1）在联合治疗后协同增加，但在紫杉醇单一治疗后则减少。该研究重点突出了 $CXCL13^+$ T 细胞在抗 PD-L1 疗法方面的重要性，并表明紫杉醇单一治疗减少 $CXCL13^+$ T 细胞可能会损害后线 PD-L1 疗效。该研究为三阴性乳腺癌患者进一步在免疫检查点抑制剂与化疗之间制定精准用药方案并预测临床获益提供了理论与实践基础，有力地推动了肿瘤免疫领域发展[38]。

结外鼻型 NK/T 细胞淋巴瘤（ENKTCL）是我国最常见的外周 T 细胞淋巴瘤，欧美罕见。在常见的弥漫性大 B 细胞淋巴瘤及部分实体肿瘤中，已证明 2 年 PFS 或 EFS（PFS24/EFS24）是有效的替代研究终点。然而，截至目前，仍然缺乏 ENKTCL 替代研究终点的研究，而少见肿瘤恰恰更加需要替代终点来加速新药研发。中国医学科学院肿瘤医院等科研团队回顾性分析中国淋巴瘤合作组（CLCG）的 20 家中心数据。结果显示，未达 PFS24 的患者中，进展后中位 OS 仅有 5.3 个月。而 74%的患者达到 PFS24 无事件，这批患者和正常的背景人群相比，相对死亡率风险比仅为 1.77，随后 5 年 OS 率和 PFS 率分别为 94.3%和 92.2%。该研究发现 PFS24 亦是 ENKTL 的良好预后区分指标，可考虑为未来研究的替代终点，明显缩短前瞻性临床研究时间，使新药更快地推广到临床[39]。

同样在 ENKTCL 领域，中山大学肿瘤防治中心等科研团队通过回顾性分析 ENKTCL 患者的数据，使用高通量单核苷酸多态性（single nucleotide polymorphism，SNP）芯片鉴定出与生存相关的 36 个 SNP 位点。采用 LASSO 回归建立 7 个 SNP 的预后评价系统，可为不同预后风险的ENKTL患者指导精准治疗决策，而不受肿瘤异质性及样本类型的影响[40]。

二代基因组测序技术极大促进了我国肿瘤领域转化研究发展，与基础实验的结合进一步揭示基因突变在肿瘤发生发展中的生物学意义。上海交通大学医学院附属瑞金医院内科团队率先开展了弥漫大B淋巴细胞瘤的测序研究并发现了7个常见的体细胞突变（*KMT2D*、*ARID1A*、*CREBBP*、*KMT2C*、*TET2*、*EP300* 和 *EZH2*）。深入探索发现染色质修饰基因 *CREBBP/EP300* 突变与外周血淋巴细胞/单核细胞比值下降及PFS和OS较差显著相关，体内外实验证实，B淋巴瘤细胞的该染色质修饰基因突变可通过FBXW7-NOTCH-CCL2/CSF1信号轴调控TAM极化，促进肿瘤细胞增殖。以上表明，异常的组蛋白乙酰化可通过对肿瘤微环境的调控促进弥漫大B淋巴细胞瘤的进展[41]。

（三）肿瘤放射治疗

1. 胸部肿瘤

局部晚期非小细胞肺癌（locally advanced non-small cell lung cancer，LA-NSCLC）中改变临床实践的Ⅲ期随机对照PACIFIC研究，更新报道了根治性同步放化疗后度伐利尤单抗（Durvalumab）巩固免疫治疗的5年长期数据[42]。截至2021年1月，PACIFIC研究中位随访34.2个月，巩固治疗组对比安慰剂组显著提高了中位OS（47.5个月 vs. 29.1个月）与中位PFS（16.9个月 vs. 5.6个月），5年OS率在巩固治疗组与安慰剂组分别为42.9%（95%CI：38.2～47.4）与33.4%（95%CI：27.3～39.6），5年PFS率分别为33.1%（95%CI：28.0～38.2）与19.0%（95%CI：13.6～25.2）[42]。与PACIFIC研究之前报道的结论一致，更新后的OS数据在巩固Durvalumab治疗组相较于安慰剂组显著降低了28%的死亡风险（HR：0.72；95%CI：0.59～0.89），PFS在巩固治疗组相较于安慰剂组显著降低了45%的疾病恶化或死亡风险（HR：0.55；95%CI：0.45～0.68）[42]。至此，对于不可手术LA-NSCLC患者，同步放化疗后巩固Durvalumab免疫治疗的标准治疗地位已被进一步夯实，未来的研究方向或在于探索个体化放疗联合免疫治疗的模式优化，以期在PACIFIC研究结果的基础上改善患者生存[43]。

Keynote-799研究则探索了放化疗联合帕博利珠单抗（Pembrolizumab）同步免疫治疗在LA-NSCLC中的疗效与安全性。2020年Keynote-799的Ⅰ期临床试验初步明确了该治疗模式的可行性，其中≥3级免疫相关不良反应发生率为18%，仅1例（5%）患者发生5级致死性不良反应[44]。2021年，Ⅱ期Keynote-799临床研究的结果表明，Pembrolizumab同步免疫治疗在鳞或非鳞癌患者中1年OS率与PFS率分别为81.3%、67.1%，在非鳞癌患者中1年OS与PFS率为87.0%、71.6%，≥3级肺炎发生率为6.9%～8.0%，≥3级免疫相关不良反应发生率为8.8%～16.1%[45]。Ⅱ期Keynote-799研究提示非鳞癌患者应用同步免疫治疗似乎获益更大，且该组患者的1年OS率优于PACIFIC研究巩固免疫组的83.1%[46]，Keynote-799研究中两组患者的1年PFS率均优于PACIFIC研究巩固免疫组（55.9%）。未来，我们期待Ⅲ期随机对照临床研究——KEYLYNK-012（NCT04380636）[47]，将继续探索诱导+同步Pembrolizumab联合根治性放化疗，以及巩固Pembrolizumab±PARP抑制剂奥拉帕利（Olaparib）的疗效。

肺癌手术完全切除的ⅢA-N2 期 NSCLC 是否应行术后放疗曾存在巨大争议，由中国医学科学院肿瘤医院放疗团队牵头发起的 PORT-C 研究于 2021 年正式发表在 *JAMA Oncology*（IF=31.77），明确了ⅢA-N2 期 NSCLC 根治术后辅助放疗的作用[48]。该研究表明，ⅢA-N2 期 NSCLC 患者接受根治性手术与辅助化疗后，术后辅助放疗并不能为患者带来进一步的生存获益[48]。尽管术后放疗可提高 3 年 DFS（40.5% vs. 32.7%）与中位 DFS（22.1 个月 vs. 18.6 个月），但未达到显著性差异（HR：0.84；95%CI：0.65～1.09；*P*=0.20）。此外，术后辅助放疗虽然改善了 3 年局部控制率（66.5% vs. 59.7%；HR：0.71；95%CI：0.51～0.97；*P*=0.03），却降低了 3 年 OS 率（78.3% vs. 82.8%；HR：1.02；*P*=0.93）[48]。由此，本研究作为Ⅰ级循证医学证据，明确了术后放疗不能改善所有 N2 完全切除患者的整体生存情况，首次填补了国际相关领域的空白，为ⅢA 患者的术后精准放疗以及高危复发人群的筛选探索提供了新的研究思路与探索方向，具有显著的社会经济学效益。

与此同时，由广东省人民医院牵头的 GEMSTONE-301 研究评估了同步或序贯放化疗后巩固舒格利单抗（Sugemalimab）免疫治疗，在我国不可切除 LA-NSCLC 患者中的疗效与安全性[49]。其中，巩固免疫组与安慰剂对照组的中位 PFS 分别为（9.0 个月，95%CI：8.1～14，1 个月 vs. 5.8 个月，95%CI：4.2～6.6；HR：0.64，95%CI：0.48～0.85，*P*=0.0026），中位 OS 未达到，3～4 级治疗相关不良反应在两组间分别为 9%与 6%，期待未来 GEMSTONE-301 研究长期随访生存数据的更新[50]。

对不可手术的Ⅲ期 NSCLC 患者中 *EGFR* 突变阳性的特殊人群，由山东省肿瘤医院发起的Ⅱ期随机对照 RECEL 研究，评估了厄洛替尼联合放疗对比传统同步放化疗的疗效[51]。厄洛替尼联合放疗组相比于对照组明显延长中位 PFS（24.5 个月 vs. 9.0 个月，*P*<0.001），超过对照组的 2.7 倍以上[50]。然而，在免疫治疗时代，*EGFR* 突变阳性的 LA-NSCLC 患者应当选择 PACIFIC 治疗模式还是靶向联合放疗模式，仍需进一步的研究探索。

生物标志物对于肺癌患者接受放疗与免疫治疗的疗效预测已逐渐成为研究热点，利用无创检测指标监测有助于在癌症的早期进行诊断和治疗，可锁定放疗获益人群，使患者更易获得治疗的预期疗效。来自中国医学科学院肿瘤医院的一项回顾性研究显示，接受放疗联合免疫治疗的 LA-NSCLC 患者中肺免疫预后指数（lung immune prognostic index，LIPI）具有一定的临床预测价值，LIPI 作为一种简便易获取的外周血炎症相关指标，与患者的 OS（HR：1.19；95%CI：1.02～1.40）、PFS（HR，1.18；95%CI：1.02～1.36）以及局部区域无复发生存（HR：1.22；95%CI：1.05～1.41）均显著相关，能够较好地预测患者的治疗疗效与预后[51]。

在食管癌方面，对于不可手术的局部晚期食管癌患者，同步放化疗是标准治疗方案。但大多数老年食管癌患者往往不能耐受全程、足量的同步放化疗，需要针对老年患者探索有效且可耐受的治疗方案。由浙江省肿瘤医院牵头的一项全国多中心、随机、开放标签的Ⅲ期临床研究，入组 298 例 70～85 岁的ⅠB 至ⅣB 期（ⅣB 期：仅锁骨上/腹膜淋巴结转移）老年 EC 患者，随机分配至根治性放化疗（放疗联合替吉奥口服，54Gy/30f）或单纯放疗组（60Gy/30f）[52]。放化疗组的完全缓解率和 2 年 OS 率均明显高于单纯放疗组（41.6% vs. 26.8%；P=0.007；53.2% vs. 35.8%；P=0.002），放化疗组除白细胞减少（9.5% vs. 2.7%；P=0.01）以外的≥3 级毒性反应发生率与单纯放疗组差异无统计学意义，不良反应总体安全可控[52]。以上结果显示联合替吉奥的根治性放化疗是老年 EC 患者的治疗新选择，并且在联合化疗的同时，放疗剂量可适当降低。

中山大学肿瘤防治中心开展的一项单中心、开放标签、随机Ⅱ期临床研究，旨在评估不可手术的胸段食管鳞状细胞癌（esophageal squamous cell carcinoma，ESCC）患者，行诱导化疗联合根治性放化疗对比单纯根治性放化疗的疗效[53]。结果显示诱导化疗+放化疗组和放化疗组的客观有效率（ORR）无显著性差异（74.5% vs. 61.8%；P>0.05），两组的 3 年 OS 率和 PFS 率分别为 41.8% vs. 38.1%（P=0.584）、30.6% vs. 29.8%（P=0.770），≥3 级不良反应发生率两组间相似。研究认为，在未经选择的 ESCC 患者中，诱导化疗+放化疗并不能改善 ORR 与 OS。但进一步分析显示，对诱导化疗有效的患者，OS 和 PFS 优于单纯根治性放化疗，并且未明显增加不良反应，提示诱导化疗或许能够作为区分获益人群的治疗手段。

由复旦大学附属中山医院牵头的对比新辅助放化疗（nCRT）与新辅助化疗（nCT）后行微创食管切除术（MIE）治疗局部晚期 ESCC，是国际第一项头对头比较两种新辅助治疗模式疗效的研究[54]。该研究纳入 cT3-T4aN0-1M0 的 ESCC 患者共 264 例，随机分入 nCRT 组或 nCT 组，化疗药物均采用紫杉醇联合顺铂，nCRT 组同步放疗 40Gy/20f，新辅助治疗完成后 6 周行 MIE[54]。两组的术后并发症发生率、90d 围手术期死亡率与 R_0 切除率均相近，差异均无统计学意义。nCRT 组患者的病理完全缓解（pCR）率（35.7% vs. 3.8%；P<0.001）以及病理淋巴结阴性（ypN0）率（66.1% vs. 46.2%；P=0.03）均显著高于 nCT 组。两组 1 年 OS 率无明显差异（87.1% vs. 82.6%；P=0.30）。但 nCRT 组因肿瘤进展或复发导致的死亡明显少于 nCT 组（6.8% vs. 14.4%；P=0.046）。以上结果显示，nCRT 联合 MIE 治疗局部晚期 ESCC 对比 nCT 联合 MIE 具有相近的安全性以及更高的 pCR 率，放疗的加入是否可使患者获得更明显的生存获益，仍需长期随访的生存数据结果[54]。

2. *腹部肿瘤*

韩国团队开展了一项多中心Ⅲ期随机临床研究（KROG 08-06），纳入 735 例保乳或根治术后 pN1-3 无新辅助化疗的乳腺癌患者，放疗随机做内乳照射或不做内乳照射，主要研究终点 7 年 DFS 率两组比较无显著差异。而亚组分析显示，肿瘤位于内侧/中央区患者，内乳照射显著提高 7 年 DFS，7 年绝对获益 10.2%，并且显著降低 7 年乳腺癌特异死亡，两组的不良反应无显著差异[55]。

来自新西兰的肿瘤团队开展的一项多中心Ⅲ期随机对照研究（FLAME），纳入了 571 例中高危前列腺癌患者，随机分为标准治疗组或局部补量组，分别接受全前列腺照射 77Gy/35f 或全前列腺照射 77Gy/35f+前列腺内肿瘤照射 95 Gy/35f。主要研究终点为 5 年无生化复发（bDFS）。结果显示局部补量组的 bDFS、DFS 显著提高，而在无远处转移生存、前列腺特异生存及总生存上无显著改善，同时晚期毒性及生活质量也无显著差异。显示病灶局部补量改善肿瘤控制的治疗策略是安全、有效的[56]。

来自英国的医学团队开展了一项多中心III期随机非劣临床研究（FoRT），纳入 548 例 614 个部位的滤泡或边缘区淋巴瘤患者，随机分为 24Gy/12f 组或 4Gy/2f 组，主要终点为照射野内局部进展时间。长期随访结果显示，24Gy 组的局部控制率显著高于 4Gy 组。当持续局部控制是惰性淋巴瘤的治疗目标时，24Gy/12f 仍是最佳放疗剂量[57]。

中国医学科学院放疗团队完成的一项II期单臂研究，纳入 76 例肝细胞癌术后窄切缘患者，窄切缘定义为切缘＜1cm，予术后放疗 50～60Gy/25～30f。结果显示窄切缘患者术后辅助放疗显著提高了 OS 和 DFS，主要研究终点 3 年及 5 年 OS 分别为 88.2%和 72.2%，疗效显著优于历史数据，且不良反应耐受良好[58]。

海军军医大学附属长海医院放疗团队开展了一项II期随机研究，纳入 170 例 KRAS 突变且 PD-L1 阳性的胰腺导管腺癌术后局部复发的患者，随机分为立体定向放疗（SBRT）+帕博利珠单抗+曲美替尼组或 SBRT+吉西他滨组，结果显示 SBRT 联合帕博利珠单抗及曲美替尼显著延长了患者中位 OS 和 PFS，毒性反应可控。SBRT 联合帕博利珠单抗及曲美替尼可能成为胰腺癌术后局部复发患者新的治疗选择，结果仍需要III期研究进一步证实[59]。张火俊教授团队开展的另一项II期单臂研究，纳入 63 例一般状况评分（ECOG）≥2 分的初治局部晚期胰腺癌（LAPC）患者，予 SBRT 序贯替吉奥治疗，放疗给予 35～40Gy/5f，主要研究终点 1 年 OS 为 73%，中位 OS 为 14.4 个月（95%CI：13.2～15.6 个月），毒性反应可接受。提示对于一般状况较差的 LAPC 患者，SBRT 序贯替吉奥是有效、安全的治疗方案。同时生活质量研究显示该方案对腹痛有一定程度缓解[60]。

武汉协和医院肿瘤团队开展了一项II期单臂研究，纳入 30 例 T3-4N0M0 或 T1-4N+M0 局部晚期直肠腺癌（LARC）患者，5Gy/5f 短程放疗后 1 周，予 2 周期卡瑞利珠单抗联合 CAPOX 化疗，2 周后行 TME 手术。主要研究终点 pCR 率总人群中为 48.1%，pMMR 患者中为 46%（12/26），治疗耐受良好。结果显示在 LARC 患者中，无论错配修复（MMR）状态，该治疗方案均有较好的 pCR 率，可能成为 LARC 新辅助治疗方案之一，随机对照研究正在进行中[61]。

山东省千佛山医院肿瘤化疗团队开展了一项多中心随机对照研究，纳入 60 例 T3-4a 和（或）N+M0 的局部晚期胃癌（LAGC）患者，随机分为术前放疗同步 2 周期 XELOX 化疗序贯手术+辅助 4 周期 XELOX 化疗组或直接手术+辅助 6 周期 XELOX 化疗组，结果显示 LAGC 患者术前放化疗联合辅助化疗对比单纯术后辅助化疗显著提高了 R_0 切除率和 PFS，降低了局部区域复发率，但 OS 率未提高，且未增加术后并发症，该结果仍需要更大样本人群的验证[62]。

中国医学科学院肿瘤医院放疗团队开展了一项回顾性研究，旨在提出易于临床应用的 Nomogram 改进风险指数（NRI），并在非蒽环类化疗时代进一步验证 NRI 的风险分层能力，同时与其他广泛应用于 ENKTCL 的预后模型和分期系统进行比较。本研究以 Nomogram 研究中的 1383 例患者作为建模队列，以 2008～2016 年非蒽环类化疗或单纯放疗为一线治疗的 1582 例患者作为验证队列。研究证实，NRI 相较于 Ann Arbor 分期、IPI、KPI 和 PINK，具有更高的风险分层能力、预后判断准确性以及指导临床决策的价值[63]。该团队开展的另一项回顾性研究旨在评估 PFS24（在 24 个月时无进展生存）是否可作为结外鼻型 NK/T 细胞淋巴瘤早期替代终点。研究共纳入 CLCG 数据库中 1790

例接受非蒽环类方案化疗±放疗的患者。结果显示，达到 PFS24 的患者预后好，后续预后与正常人群相当，而未达到 PFS24 的患者预后极差。该结果提示使用 PFS24 作为结外鼻型 NK/T 细胞淋巴瘤临床研究设计的早期替代终点的合理性[64]。

3. 头颈肿瘤

放疗是人乳头瘤病毒（human papilloma virus，HPV）相关口咽癌主要治疗手段。近年来，降低 HPV 阳性相关口咽癌放疗强度以减轻治疗毒性成为研究热点。来自北美 NRG 牵头的Ⅱ期随机研究 NRG HN002（NCT02254278）比较了局部晚期 HPV 相关口咽癌患者（T1-T2，N1-N2b；T3，N0-N2b）接受同步放化疗（CRT 组，60Gy 放疗同步每周顺铂 40mg/m² 化疗）或单纯放疗（60Gy）的疗效[65]。该研究共纳入 306 例患者，结果显示两组患者 2 年 PFS 率、OS 率无显著差异（90.5% vs. 87.6%；96.7% vs. 97.3%）。然而，CRT 组有更多的 3～4 级急性不良事件（79.6% vs. 52.4%；$p < 0.001$），但两组 3～4 级晚期不良事件的发生率无显著差异（21.3% vs. 18.1%；$p = 0.56$）。

局部晚期鼻咽癌患者具有较高的疾病复发风险，然而辅助化疗的益处仍存在争议。由中山大学肿瘤防治中心团队牵头在国内 14 家医院开展的Ⅲ期随机对照研究比较了高危局部晚期鼻咽癌患者根治性放化疗后接受节拍卡培他滨辅助化疗（n=204）和标准治疗（n=202）的疗效，结果显示，在放化疗中加入节拍辅助卡培他滨可显著提高高危局部晚期鼻咽癌患者的 3 年无失败生存率、总生存率、无远转生存率和无局部失败生存率（85.3% vs. 75.7%；93.3% vs. 88.6%；89.4% vs. 82.1%；92.6% vs. 87.8%）。虽然节拍化疗组所有 3～4 级不良反应较标准治疗组有所增加，但总体而言两组 3～4 级不良反应发生率都很低，治疗耐受性和安全性良好。此研究结果体现了节拍式化疗作为高危局部晚期鼻咽癌辅助治疗的潜在作用和较低毒性[66]。

《美国国家综合癌症网络指南》（NCCN）推荐以顺铂为基础的诱导化疗+同步放化疗来治疗局部区域晚期鼻咽癌患者。然而，既往研究显示，顺铂方案具有显著的不良反应，患者依从性差。洛铂是第三代铂类药物，在多种恶性肿瘤中显示出有希望的抗肿瘤活性，且毒性较低。中山大学肿瘤中心郭翔教授牵头的一项开放性、非劣效、随机对照Ⅲ期临床试验评价了以洛铂为基础的诱导化疗加同步放化疗较以顺铂为基础的方案对局部区域晚期鼻咽癌患者的疗效[67]。其主要终点是 5 年 PFS，在意向治疗和符合方案人群中进行分析。该研究招募了 502 例患者，意向治疗人群中位随访 75.3 个月后，洛铂组的 5 年 PFS 为 75.0%，顺铂组为 75.5%。差异为 0.5%；在完成治疗分析人群中，洛铂组 5 年 PFS 为 74.8%，顺铂组为 76.4%，差异为 1.6%。结果均符合非劣效性的标准。试验结果表明，以洛铂为基础的诱导化疗加同步放化疗的生存率不劣于以顺铂为基础的治疗，且毒性作用更少。因此，以洛铂为基础的诱导化疗加同步放化疗有望替代以顺铂为基础的治疗方案来治疗局部晚期鼻咽癌患者。

针对局部复发可切除的鼻咽癌患者，中山大学附属第一医院耳鼻喉科和中山大学肿瘤防治中心牵头开展了第一个比较可切除、既往接受过放疗的局部复发鼻咽癌患者接受挽救性内镜手术与调强放疗（IMRT）疗效和安全性的随机对照研究[68]。该研究共纳入 200 例患者，按照 1∶1 的比例被随机分入内镜鼻咽切除术（ENPG）组（100 例）和 IMRT

组（100 例）。中位随访时间为 56 个月（IQR 42.0～69.0），结果显示，接受内镜手术比放疗更能显著提高患者的OS，ENPG组和IMRT组3年OS率分别为85.8%和68.0%(HR：0.47，95%CI：0.29～0.76；p=0.0015)。此外，ENPG 组发生严重放疗相关不良事件的比例明显低于 IMRT 组（放疗相关 3 级及以上黏膜炎：ENPG 组 5%，IMRT 组 26%；放疗特异性晚期毒性相关死亡：ENPG 组 5%，IMRT 组 20%）。因此，内镜下的鼻咽癌切除术也可以考虑成为此类患者的标准治疗，但结果仍然需要长期随访以进一步确定该治疗策略的有效性和安全性。

参 考 文 献

[1] 魏文强, 沈洪兵. 中国癌症防控历史、现状与展望. 中华疾病控制杂志, 2019, 23(10): 1165-1168, 1180.

[2] 国家卫生健康委, 国家发展改革委, 教育部, 等. 健康中国行动——癌症防治实施方案(2019—2022 年) (2019-09-20)［2021-06-23］http: //www.gov.cn/zhengce/zhengceku/2019-11/13/content_5451694.htm.

[3] Cheng P, Lu Z, Zhang M, et al. Is additional surgery necessary after non-curative endoscopic submucosal dissection for early colorectal cancer? J Invest Surg, 2021, 34(8): 889-894.

[4] 张越, 季刚, 陶凯, 等. 加速康复外科模式下腹腔镜与开腹胃癌根治术的临床效果: 基于中国多中心数据分析. 南方医科大学学报, 2021, 41(12): 1828-1834.

[5] Huang C, Liu H, Hu Y, et al. Chinese Laparoscopic Gastrointestinal Surgery Study (CLASS) Group. laparoscopic vs open distal gastrectomy for locally advanced gastric cancer: five-year outcomes from the CLASS-01 randomized clinical trial. JAMA Surg, 2022, 157(1): 9-17.

[6] Zhai YQ, Chai NL, Zhang WG, et al. Endoscopic versus surgical resection in the management of gastric schwannomas. Surg Endosc, 2021, 35(11): 6132-6138.

[7] 黄烁, 王自强. 腹腔镜下结直肠癌手术筋膜解剖层面显露与组织分离的力学原理. 中华胃肠外科杂志, 2021, 24(8): 722-726.

[8] Gao L, Shen L, Wang K, et al. Propensity score matched analysis for the role of surgery in stage Ⅲ small cell lung cancer based on the eighth edition of the TNM classification: a population study of the US SEER database and a Chinese hospital. Lung Cancer, 2021, 162: 54-60.

[9] 张驰,魏茂华,曹亮,等. 达芬奇机器人手术系统辅助保留幽门及迷走神经的胃部分切除术. 中华胃肠外科杂志, 2021,24(9):814-818.

[10]Xu J, Tang B, Li T, et al. Robotic colorectal cancer surgery in China: a nationwide retrospective observational study. Surg Endosc, 2021, 35(12): 6591-6603.

[11]Qi F, Xiang M, Deng Y, et al. Application of da vinci robot and thoracoscopy in radical lung cancer surgery. J Healthc Eng, 2022, 16: 2011062.

[12]Yang H, Liu H, Chen Y, et al. Long-term efficacy of neoadjuvant chemoradiotherapy plus surgery for the treatment of locally advanced esophageal squamous cell carcinoma: The NEOCRTEC5010 randomized clinical trial. JAMA Surg, 2021, 156(8): 721-729.

[13]Hong ZN, Weng K, Peng K, et al. Neoadjuvant immunotherapy combined chemotherapy followed by surgery versus surgery alone for locally advanced esophageal squamous cell carcinoma: A propensity score-matched study. Front Oncol, 2021, 11: 797426.

[14]Chen D, Kang P, Tao S, et al. Risk factors of conversion in robotic- and video-assisted pulmonary surgery for non-small cell lung cancer. Updates Surg, 2021, 73(4): 1549-1558.

[15]Gao Y, Xiong F, Xia X, et al. Clinical outcomes of powered and manual staplers in video-assisted thoracic surgery lobectomy for lung cancer. J Comp Eff Res, 2021, 10(13): 1011-1019.

[16]Chen M, Wu X, Zhang J, et al. Prediction of total hospital expenses of patients undergoing breast cancer surgery in Shanghai, China by comparing three models. BMC Health Serv Res, 2021, 21(1): 1334.

[17]Ji JW, Liu Y, Liu ZQ, et al. Effect of thoracic paravertebral block on intraoperative hypotension and postoperative pain in patients undergoing breast cancer surgery under general anesthesia: a retrospective study. Ann Palliat Med, 2021, 10(8): 8930-8938.

[18]Liu HR, Yang P, Han S, et al. The application of enhanced recovery after surgery and negative-pressure wound therapy in the perioperative period of elderly patients with colorectal cancer. BMC Surg, 2021, 21(1): 336.

[19]Qiu B, Guo W, Zhang F, et al. Dynamic recurrence risk and adjuvant chemotherapy benefit prediction by ctDNA in

resected NSCLC. Nat Commun, 2021, 12(1): 6770.
[20]Zeng Q, Li J, Tan F, et al. Development and validation of a nomogram prognostic model for resected limited-stage small cell lung cancer patients. Ann Surg Oncol, 2021, 28(9): 4893-4904.
[21]Chai Y, Ma Y, Feng W, et al. Effect of surgery on survival in patients with stage Ⅲ N2 small cell lung cancer: propensity score matching analysis and nomogram development and validation. World J Surg Oncol, 2021, 19(1): 258.
[22]Mo W, Zhao C. Intelligent algorithm-based magnetic resonance imaging in radical gastrectomy under laparoscope. Contrast Media Mol Imaging, 2021: 1701447.
[23]Yu Y, He Z, Ouyang J, et al. Magnetic resonance imaging radiomics predicts preoperative axillary lymph node metastasis to support surgical decisions and is associated with tumor microenvironment in invasive breast cancer: A machine learning, multicenter study. E Bio Medicine, 2021, 69: 103460.
[24]Zhang L. Evaluation of incision margin and radiotherapy adjustment in breast cancer-conserving surgery based on VR pathology 3D reconstruction. J Healthc Eng, 2021, 2021: 2709461.
[25]Li J, Liu J, Wang Y, et al. Artificial intelligence-augmented, label-free molecular imaging method for tissue identification, cancer diagnosis, and cancer margin detection. Biomed Opt Express, 2021, 12(9): 5559-5582.
[26]Zhang H, Liu H, Ma L, et al. Ultrasound image features under deep learning in breast conservation surgery for breast cancer. J Healthc Eng, 2021, 2021: 6318936.
[27]Wang J, Lu S, Yu X, et al. Tislelizumab plus chemotherapy vs chemotherapy alone as first-line treatment for advanced squamous non-small-cell lung Cancer: a phase 3 randomized clinical trial. JAMA Oncol, 2021, 7(5): 709-717.
[28]Yang Y, Qu S, Li J, et al. Camrelizumab versus placebo in combination with gemcitabine and cisplatin as first-line treat-ment for recurrent or metastatic nasopharyngeal carcinoma (CAPTAIN-1st): a multicentre, randomised, double-blind, phase 3 trial. Lancet Oncol, 2021, 22(8): 1162-1174.
[29]Ren Z, Xu J, Bai Y, et al. Sintilimab plus a bevacizumab biosimilar (IBI305) versus sorafenib in unresectable hepatocellular carcinoma (ORIENT-32): a randomised, open-label, phase 2-3 study. Lancet Oncol, 2021, 22(7): 977-990.
[30]Lin Y, Qin S, Li Z, et al. Apatinib vs placebo in patients with locally advanced or metastatic, radioactive iodine-refractory differentiated thyroid cancer: the REALITY randomized clinical trial. JAMA Oncol, 2022, 8(2): 242-250.
[31]Lu S, Fang J, Li X, et al. Once-daily savolitinib in Chinese patients with pulmonary sarcomatoid carcinomas and other non-small-cell lung cancers harbouring MET exon 14 skipping alterations: a multicentre, single-arm, open-label, phase 2 study. Lancet Respir Med, 2021, 9(10): 1154-1164.
[32]Xu B, Yan M, Ma F, et al. Pyrotinib plus capecitabine versus lapatinib plus capecitabine for the treatment of HER2-positive metastatic breast cancer(PHOEBE): a multicentre, open-label, randomised, controlled, phase 3 trial. Lancet Oncol, 2021, 22(3): 351-360.
[33]Xu B, Zhang Q, Zhang P, et al. Dalpiciclib or placebo plus fulvestrant in hormone receptor-positive and HER2-negative advanced breast cancer: a randomized, phase 3 trial. Nat Med, 2021, 27(11): 1904-1909.
[34]Fan Y, Sun T, Shao Z, et al. Effectiveness of adding everolimus to the first-line treatment of advanced breast cancer in premenopausal women who experienced disease progression while receiving selective estrogen receptor modulators: a phase 2 randomized clinical trial. JAMA Oncol, 2021, 7(10): e213428.
[35]Yan X, Sheng X, Chi Z, et al. Randomized phase Ⅱ study of bevacizumab in combination with carboplatin plus paclitaxel in patients with previously untreated advanced mucosal melanoma. J Clin Oncol, 2021, 39(8): 881-889.
[36]Lyu N, Wang X, Li JB, et al. Arterial Chemotherapy of Oxaliplatin Plus Fluorouracil Versus Sorafenib in Advanced Hepatocellular Carcinoma: A Biomolecular Exploratory, Randomized, Phase Ⅲ Trial (FOHAIC-1). J Clin Oncol, 2022, 40(5): 468-480.
[37]Lu Z, Fang Y, Liu C, et al. Early interdisciplinary supportive care in patients with previously untreated metastatic esophagogastric cancer: a phase Ⅲ randomized controlled trial. J Clin Oncol, 2021, 39(7): 748-756.
[38]Zhang Y, Chen H, Mo H, et al. Single-cell analyses reveal key immune cell subsets associated with response to PD-L1 blockade in triple-negative breast cancer. Cancer Cell, 2021, 39(12): 1578-1593, e8.
[39]Yang Y, Wang Y, Liu X, et al. Progression-free survival at 24 months and subsequent survival of patients with extranodal NK/T-cell lymphoma: a China Lymphoma Collaborative Group (CLCG) study. Leukemia, 2021, 35(6): 1671-1682.
[40]Tian XP, Ma SY, Young KH, et al. A composite single-nucleotide polymorphism prediction signature for extranodal natural killer/T-cell lymphoma. Blood, 2021, 138(6): 452-463.
[41]Huang YH, Cai K, Xu PP, et al. CREBBP/EP300 mutations promoted tumor progression in diffuse large B-cell lymphoma through altering tumor-associated macrophage polarization via FBXW7-NOTCH-CCL2/CSF1 axis. Signal Transduct Target Ther, 2021, 6(1): 10.

[42]Spigel DR, Faivre-Finn C, Gray JE, et al. Five-year survival outcomes from the PACIFIC Trial: Durvalumab after chemoradiotherapy in stage ⅢNon-small-cell lung cancer. J Clin Oncol, 2022, 40(12): 1301-1311.
[43]Higgins KA, Puri S, Gray JE. Systemic and radiation therapy approaches for locally advanced non-small-cell lung cancer. J Clin Oncol, 2022, 40(6): 576-585.
[44]Jabbour SK, Berman AT, Decker RH, et al. Phase Ⅰ trial of pembrolizumab administered concurrently with chemoradiotherapy for locally advanced non-small cell lung cancer: A nonrandomized controlled trial. JAMA Oncology, 2020, 6(6): 848-855.
[45]Jabbour SK, Lee KH, Frost N, et al. Pembrolizumab plus concurrent chemoradiation therapy in patients with unresectable, locally advanced, stage Ⅲ non-small cell lung cancer: The phase Ⅱ KEYNOTE-799 nonrandomized trial. JAMA Oncology, 2021, 7(9): 1-9.
[46]Antonia SJ, Villegas A, Daniel D, et al. Overall survival with durvalumab after chemoradiotherapy in stage Ⅲ NSCLC. N Engl J Med, 2018, 379(24): 2342-2350.
[47]Antonia SJ, Villegas A, Daniel D, et al. Durvalumab after chemoradiotherapy in stage Ⅲ non-small-cell lung cancer. N Engl J Med, 2017, 377(20): 1919-1929.
[48]Jabbour SK, Cho BC, Bria E, et al. Rationale and design of the phase Ⅲ KEYLYNK-012 study of pembrolizumab and concurrent chemoradiotherapy followed by pembrolizumab with or without olaparib for stage Ⅲ non-small-cell lung cancer. Clinical Lung Cancer, 2022, 23(6):e342-e346.
[49]Zhou Q, Chen M, Jiang O, et al. Sugemalimab versus placebo after concurrent or sequential chemoradiotherapy in patients with locally advanced, unresectable, stage Ⅲ non-small-cell lung cancer in China(GEMSTONE-301): interim results of a randomised, double-blind, multicentre, phase 3 trial. Lancet Oncol, 2022, 23(2): 209-219.
[50]Hui Z, Men Y, Hu C, et al. Effect of postoperative radiotherapy for patients with pIIIA-N2 non-small cell lung cancer after complete resection and adjuvant chemotherapy: The phase 3 PORT-C randomized clinical trial. JAMA Oncology, 2021, 7(8): 1178-1185.
[51]Zhang T, Xue W, Wang D, et al. A validation study on the lung immune prognostic index for prognostic value in patients with locally advanced non-small cell lung cancer. Radiother Oncology 2021, 156: 244-250.
[52]Ji Y, Du X, Zhu W, et al. Efficacy of concurrent chemoradiotherapy with S-1 vs radiotherapy alone for older patients with esophageal cancer: a multicenter randomized phase 3 Clinical trial. JAMA Oncology, 2021, 7(10): 1459-1466.
[53]Liu S, Luo L, Zhao L, et al. Induction chemotherapy followed by definitive chemoradiotherapy versus chemoradiotherapy alone in esophageal squamous cell carcinoma: a randomized phase Ⅱ trial. Nat Commun, 2021, 12(1): 4014.
[54]Tang H, Tan L, Shen Y, et al. CMISG1701: a multicenter prospective randomized phase Ⅲ clinical trial comparing neoadjuvant chemoradiotherapy to neoadjuvant chemotherapy followed by minimally invasive esophagectomy in patients with locally advanced resectable esophageal squamous cell carcinoma(cT(3-4a)N(0-1)M(0))(NCT03001596). BMC Cancer, 2017, 17(1): 450.
[55]Kim YB, Byun HK, Kim DY, et al. Effect of elective internal mammary node irradiation on disease-free survival in women with node-positive breast cancer: a randomized phase 3 clinical Trial. JAMA Oncol, 2022, 8: 96-105.
[56]Kerkmeijer LGW, Groen VH, Pos FJ, et al. Focal boost to the intraprostatic tumor in external beam radiotherapy for patients with localized prostate cancer: results from the flame randomized phase Ⅲ trial. J Clin Oncol, 2021, 39: 787-796.
[57]Hoskin P, Popova B, Schofield O, et al. 4 Gy versus 24 Gy radiotherapy for follicular and marginal zone lymphoma (FoRT): long-term follow-up of a multicentre, randomised, phase 3, non-inferiority trial. Lancet Oncol, 2021, 22: 332-340.
[58]Chen B, Wu JX, Cheng SH, et al. Phase 2 study of adjuvant radiotherapy following narrow-margin hepatectomy in patients with HCC. Hepatology, 2021, 74: 2595-2604.
[59]Zhu X, Cao Y, Liu W, et al. Stereotactic body radiotherapy plus pembrolizumab and trametinib versus stereotactic body radiotherapy plus gemcitabine for locally recurrent pancreatic cancer after surgical resection: an open-label, randomised, controlled, phase 2 trial. Lancet Oncol, 2021, 22: 1093-1102.
[60]Zhu X, Cao Y, Lu M, et al. Stereotactic body radiation therapy with sequential S-1 for patients with locally advanced pancreatic cancer and poor performance status: An open-label, single-arm, phase 2 trial. Radiother Oncol, 2021, 162: 178-184.
[61]Lin Z, Cai M, Zhang P, et al. Phase Ⅱ, single-arm trial of preoperative short-course radiotherapy followed by chemotherapy and camrelizumab in locally advanced rectal cancer. J Immunother Cancer, 2021, 9(11): e003554.
[62]Wang F, Qu A, Sun Y, et al. Neoadjuvant chemoradiotherapy plus postoperative adjuvant XELOX chemotherapy versus postoperative adjuvant chemotherapy with XELOX regimen for local advanced gastric cancer-A randomized,

controlled study. Br J Radiol, 2021, 94: 20201088.
[63]Chen SY, Yang Y, Qi SN, et al. Validation of nomogram-revised risk index and comparison with other models for extranodal nasal-type NK/T-cell lymphoma in the modern chemotherapy era: indication for prognostication and clinical decision-making. Leukemia, 2021, 35: 130-142.
[64]Yang Y, Wang Y, Liu X, et al. Progression-free survival at 24 months and subsequent survival of patients with extranodal NK/T-cell lymphoma: a China Lymphoma Collaborative Group (CLCG) study. Leukemia, 2021, 35: 1671-1682.
[65]Yom SS, Torres-Saavedra P, Caudell JJ, et al. Reduced-dose radiation therapy for HPV-associated oropharyngeal carcinoma(NRG Oncology HN002). J Clin Oncol, 2021, 39(9): 956-965.
[66]Chen YP, Liu X, Zhou Q, et al. Metronomic capecitabine as adjuvant therapy in locoregionally advanced nasopharyngeal carcinoma: a multicentre, open-label, parallel-group, randomised, controlled, phase 3 trial. Lancet, 2021, 398(10297): 303-313.
[67]Lv X, Cao X, Xia WX, et al. Induction chemotherapy with lobaplatin and fluorouracil versus cisplatin and fluorouracil followed by chemoradiotherapy in patients with stage Ⅲ-ⅣB nasopharyngeal carcinoma: an open-label, non-inferiority, randomised, controlled, phase 3 trial. Lancet Oncol, 2021, 22(5): 716-726.
[68]Liu YP, Wen YH, Tang J, et al. Endoscopic surgery compared with intensity-modulated radiotherapy in resectable locally recurrent nasopharyngeal carcinoma: a multicentre, open-label, randomised, controlled, phase 3 trial. Lancet Oncol, 2021, 22(3): 381-390.

二、心血管领域研究进展

李　希　王　利　胡盛寿
国家心血管病中心　中国医学科学院阜外医院

2021 年，我国研究机构和人员在心血管病领域开展了大量防治研究工作，产出了众多高水平成果。我们基于 PubMed 文献数据库，系统检索了当年由我国研究者牵头、并立足于国人开展的心血管病防治研究论文，进而在其中筛选了对学科发展有重大意义的里程碑式研究，以反映我国在本领域的典型研究进展。这些成果涉及的主题非常广泛，而方法的特点也非常突出，主要从以下五个方面，对 2021 年我国心血管领域相关的公共卫生、疾病流行、临床试验与研究、基础研究取得的进展与成果加以介绍。

（一）以大规模人群验证传统危险因素

1. 细颗粒物污染暴露增加心血管病入院风险

很多低收入和中等收入国家持续受到高浓度细颗粒物（particulate matter 2.5，$PM_{2.5}$）污染的影响。2013～2017 年，我国城市也曾出现连续多日的 $PM_{2.5}$ 重污染。既往研究估计了严重 $PM_{2.5}$ 污染对人群健康的影响，但其中大部分使用的单一医院的临床数据往往存在选择偏倚，不能代表整个地区。为此，中国疾病预防控制中心和北京市卫生健康委员会信息中心的研究团队基于北京市 2013～2017 年超过 220 万例因心血管疾病入院患者的情况数据和北京市环境监测中心的空气污染数据，在 *Journal of the American College of Cardiology*（《美国心脏病学会杂志》）发表“Risk of Cardiovascular Hospital Admission After Exposure to Fine Particulate Pollution”（《细颗粒物污染暴露后的心血管并入院风险》）[1]，使用时间分层病例交叉研究方法，验证了 $PM_{2.5}$ 重污染事件持续不同天数与心血管病入院之间的关系。研究发现与非重度 $PM_{2.5}$ 污染日相比，重度或极重度 $PM_{2.5}$ 污染事件暴露导致心血管疾病入院的风险升高——$PM_{2.5}$ 极重度污染持续 3 天或以上的情况下，心血管疾病、心绞痛、心肌梗死、缺血性脑卒中、心力衰竭住院的比值比分别为 1.085、1.112、1.068、1.071 和 1.060。据此估计，重度或极重度 $PM_{2.5}$ 污染事件每年导致数千例额外的心血管病入院。研究提示，政府应高度重视 $PM_{2.5}$ 重污染事件相关的健康风险，及时建立必要的法规制度和预警系统，以减少其对公众健康带来的危害。

2. 生活方式对心血管代谢性疾病及其共病的影响

随着人群期望寿命的不断增长，心血管代谢性疾病的比例不断上升，而多病共患也越来越普遍，给个人、家庭，以及医疗卫生服务体系均带来极大的负担。为了揭示不良生活方式对心血管代谢性疾病及其共病在发生发展不同阶段的影响及其差异，北京大学公共卫生学院研究团队基于中国慢性病前瞻性研究（China Kadoorie Biobank）中 46 万余人平均 11.2 年的随访数据，在 *European Heart Journal*（《欧洲心脏杂志》）发表"Lifestyle，Cardiometabolic Disease，and Multimorbidity in a Prospective Chinese Study"（《生活方式、心血管代谢性疾病和共病——一项中国人群的前瞻性研究》）[2]。研究涉及的不良生活方式包括吸烟、过量饮酒、不健康的饮食习惯、缺乏体力活动，以及不健康的体重和体型，而关注心血管代谢性疾病包括冠心病、脑卒中和 2 型糖尿病。研究利用单向多状态模型，证实每增加一个不良生活方式，罹患首个心血管代谢性疾病的风险增加 20%，从首个心血管代谢性疾病进展为心血管代谢性共病的风险增加 14%。可见，生活方式在心血管代谢性疾病及其共病发生发展的所有阶段均发挥重要作用，但强度存在一定差异。研究强调了生活方式在健康管理和疾病防治中的重要性，特别是当罹患心血管代谢性疾病后，不能单纯依靠药物治疗来改善预后，还需要配合综合的生活方式干预。

3. 短期空气污染暴露增加心肌梗死死亡风险

环境空气污染与心血管病发病和死亡有关，是全球性的公共卫生问题。心肌梗死作为心血管疾病的急危重症，导致的死亡占冠心病死亡总数的 30%以上。因此，亟待了解各类空气污染物的短期暴露对心肌梗死死亡的影响。中山大学、湖北省疾病预防控制中心的研究团队采用时间分层病例交叉研究方法，在 *Journal of the American College of Cardiology*（《美国心脏病学会杂志》）发表"Short-Term Exposure to Ambient Air Pollution and Mortality From Myocardial Infarction"（《短期空气污染暴露与心肌梗死死亡风险》）[3]。在研究调查了湖北省 2013～2018 年共 15 万例心肌梗死死亡病例，使用反距离加权法评估空气污染物的暴露水平量，发现短期暴露于 $PM_{2.5}$、PM_{10} 和 NO_2 与心肌梗死死亡风险增加相关，它们每增加 10mg/m^3，心肌梗死死亡的风险分别增加 4.14%、2.67%和 1.46%，而在老年人中关联则明显更强。与 $PM_{2.5}$ 和 PM_{10} 暴露相关的风险在相对较低的水平下急剧增加不同，NO_2 短期暴露和心肌梗死死亡率之间的关联几乎是线性的。研究结果凸显不同污染物对不同人群影响的异质性，也进一步说明了环境危险因子对心血管健康作用的复杂性。

（二）以多元数据探索未知危险因素

1. 夜间室外光照增加老年人冠心病风险

空气污染、夜间噪声等环境因素和冠心病之间的关系愈发得到重视。随着城市化快速进展，越来越多的人晚上暴露于光污染天空下，昼夜节律受到扰乱，也可能与冠心病的风险有关。但目前这方面还鲜有高质量的研究和证据。因此，香港大学研究团队牵头国际合作，基于中国老年人健康服务队列在 *European Heart Journal*（《欧洲心脏杂志》）发表“Outdoor Light at Night and Risk of Coronary Heart Disease among Older Adults：a Prospective Cohort Study”（《夜间室外光照与老年人冠心病风险：一项前瞻性队列研究》）[4]。研究纳入 58 692 例香港地区老年人，通过卫星数据合成夜间室外光照情况，使用 Cox 比例风险模型来估计其与冠心病风险之间的关系。研究发现，夜间室外光照暴露与冠心病发病、住院和死亡率之间的关系呈现出单调的剂量-反应函数——在调整了个体和地区水平的冠心病危险因素后，夜间室外光照每升高一个四分位，冠心病住院的风险比（risk ratio，RR）为 1.11，死亡的风险比为 1.10。在调整了不同的假设危险因素后，这种关联没有发生改变。研究分析，这种关联一方面可能是由于夜间室外光照扰乱了人体的昼夜节律，另一方面也应考虑室外光照作为一种环境应激源影响了免疫系统的功能。尽管二者间是否存在因果关系还有待进一步研究，但老年人可以考虑在生活中简单地通过加厚窗帘等措施减少夜间室外光照的影响，提高睡眠质量，促进心血管健康。

2. 二氧化氮短期暴露增加全因死亡和呼吸循环系统死亡风险

二氧化氮是典型的交通源大气污染物，是城市大气污染的重要组成部分。然而，对二氧化氮的独立健康效应，目前还缺乏具有全球代表性的科学证据。复旦大学公共卫生学院研究团队牵头国际合作，依托收集的来自 22 个国家和地区、398 个城市的环境与健康数据，在 *British Medical Journal*（《英国医学杂志》）发表“Short Term Associations of Ambient Nitrogen Dioxide with Daily Total，Cardiovascular，and Respiratory Mortality：Multilocation Analysis in 398 Cities”（《环境二氧化氮与每日总死亡率、心血管死亡率和呼吸死亡率的短期相关性：398 个城市的多地点分析》）[5]。研究发现，当天和前一天暴露于二氧化氮可显著增加居民的非意外死亡、心血管疾病死亡和呼吸系统疾病死亡的风险，而在调整 $PM_{2.5}$ 等共存污染物后发现，二氧化氮的效应对健康仍具有独立的影响。研究进一步分析发现，二氧化氮升高居民死亡风险的暴露反应曲线近似于线型，且对居民死亡的影响没有明显的阈值效应，即不管多么低浓度的二氧化氮暴露，都可以对居民造成健康损害。研究首次在全球范围内系统地评估了二氧化氮空气污染对居民死亡的急性影响，提示进一步降低二氧化氮浓度限值标准非常重要，为世界卫生组织修订二氧化氮空气质量指南提供了科学依据，也为空气污染治理和健康风险评估提供了新的证据。

（三）以综合视野发掘复杂预后特征

1. 急性冠脉综合征患者 LDL-C 降低与大出血风险的关系

随着各种高效抗栓药物和联合抗栓方案的广泛应用，急性冠脉综合征患者再发缺血事件风险已经显著下降，但出血风险却随之增加。先前的临床证据和基础研究提示 LDL-C 可能参与了血栓/出血之间的平衡调节。因此，在人群水平阐明 LDL-C 与血栓和出血风险之间的剂量-反应关系对于制定个体化的抗栓和调脂治疗策略具有重要的临床意义。天津医科大学总医院心内科研究团队在 *European Heart Journal*（《欧洲心脏杂志》）发表“LDL Cholesterol Levels and in-Hospital Bleeding in Patients on High-intensity Antithrombotic Therapy：Findings from the CCC-ACS Project”（《强化抗栓急性冠脉综合征患者中 LDL-C 水平与院内出血：CCC-ACS 项目的发现》）[6]。研究从 240 家医院招募 42 378 例接受冠脉介入治疗的急性冠脉综合征患者，发现 LDL-C 与大出血风险存在非线性的关系——当 LDL-C 低于 70mg/dl（1.8mmol/L）时，大出血风险增加 49%。而同时，LDL-C 与缺血事件和相关死亡并无剂量反应关系。该研究还比较了氯吡格雷和替格瑞洛两种抗血小板治疗方案在不同 LDL-C 水平下的出血风险和净获益，发现二者存在不同的 LDL-C 影响大出血风险的阈值——在低 LDL-C 水平时使用氯吡格雷对于降低出血风险更有利，而在高 LDL-C 水平时二者无差异。研究提示个体化的降脂和抗栓方案对促进患者的临床获益的必要性，也为进一步优化抗栓治疗、降低出血风险提出了新的思路。

2. Takayasu 动脉炎相关肺高血压患者的临床特征与长期生存结局

Takayasu 动脉炎是一种原因不明、主要累及主动脉及其主要分支的原发性肉芽肿性血管炎。在 Takayasu 动脉炎相关肺动脉受累的患者中，约有一半患者在病程中伴有明显的肺动脉高压。因此，基于右心导管的血流动力学评估对于准确诊断和后续的肺动脉高压分型至关重要。但 Takayasu 动脉炎相关肺高血压患者往往由于临床表现的非特异性以及对肺循环受损早期症状缺乏重视而导致诊断不及时，且临床分型尚不明确。相关临床指南中悬而未决的问题在很大程度上影响了患者的临床管理。中国医学科学院北京协和医院和阜外医院研究团队利用中国国家罕见病登记系统的 Takayasu 动脉炎相关肺高血压患者队列，在 *European Heart Journal*（《欧洲心脏杂志》）发表“Clinical Features and Survival in Takayasu's Arteritis-Aassociated Pulmonary Hypertension：a Nationwide Study”（《Takayasu 动脉炎相关肺高血压患者的临床特征、长期生存结局及全因死亡的预后因素》）[7]。研究在 2007 年 1 月至 2019 年 1 月的 12 年间共纳入 140 例此类患者，发现此类患者中女性居多，其血流动力学严重受损，患者的 1 年、3 年、5 年生存率分别为 94.0%、83.2%和 77.2%。与全因死亡风险增加相关的危险因素包括晕厥、N 末端 B 型利钠肽原（NT-proBNP）水平和平均右房血压。该研究还发现，接受肺动脉药物治疗后，Takayasu 动脉炎相关肺高血压患者的 NT-proBNP 水平和肺血流动力学得到了显著改善。该研究的发现有利于 Takayasu 动脉炎相关肺高血压患者及早诊断，并为患者的科学临床管理提供了重要依据。

3. 心力衰竭患者使用他汀类药物与其癌症风险的关系

心血管病和癌症是世界范围内的两大公共卫生挑战，而二者也存在共同的代谢危险因素。心力衰竭作为心血管病的终末期形态，其管理的改善在延长患者寿命的同时，也应当注意非心血管病发生和死亡的风险。香港大学深圳医院医学部研究团队在 *European Heart Journal*（《欧洲心脏杂志》）发表“Statin Associated Lower Cancer Risk and Related

Mortality in Patients with Heart Failure"（《心力衰竭患者使用他汀类药物与癌症风险的关系》）[8]，研究了心力衰竭患者中使用他汀类药物与癌症发病和死亡之间的关系。研究纳入 87 102 例心力衰竭患者，使用 Cox 比例危险模型进行竞争风险回归分析，以估计与使用他汀类药物相关的癌症和癌症相关死亡率的风险。在 4.1 年的中位随访中，有 11 052 例（12.7%）被诊断出患有癌症，发现使用他汀类药物的患者中癌症发病风险降低 16%，而十年癌症相关死亡率为 3.8%，远低于非使用者的 5.2%（HR：0.74，95%CI：0.67～0.81）。同时，这种关系与用药持续时间相关——与短期他汀类药物使用（3 个月至 2 年）相比，使用 2～4 年能进一步使癌症发病风险下降 1%，而使用 4～6 年和≥6 年则能降低 18%与 22%。此外，这些患者的癌症死亡风险也分别降低 33%和 39%。尽管研究的发现还有待机制方面的深入分析，以及在干预性研究中验证，但这样的代谢相关干预为多种重大慢病的联合管理提出了值得关注的方向。

（四）以可靠试验评价创新治疗策略

1. 强化降压为老年高血压患者带来显著心血管获益

老年高血压患者的合理降压目标值尚不明确。中国医学科学院阜外医院研究团队设计实施了一项多中心、随机对照临床试验，在 *New England Journal of Medicine*（《新英格兰医学杂志》）发表"Trial of Intensive Blood-Pressure Control in Older Patients with Hypertension"（《老年高血压患者强化降压干预试验》）[9]。研究入选 8511 例 60～80 岁的老年高血压患者，平均随访 3.34 年，对比了强化降压（收缩压目标为 110～130mmHg①）和常规降压（收缩压目标 130～150mmHg）对脑卒中、急性冠脉综合征、急性失代偿性心力衰竭、冠状动脉血运重建、心房颤动或心血管死亡的影响。结果显示，强化降压组主要结局事件发生率相比于常规降压组下降了四分之一（3.5% vs. 4.6%，P=0.007）。对比常规降压组主要结局中的各个单独事件发生率，强化降压组卒中 HR：0.67（0.47～0.97），急性冠脉综合征 HR：0.67（0.47～0.94），急性失代偿性心力衰竭 HR：0.27（0.08～0.98），冠状动脉血运重建 HR：0.40～1.18，心房颤动 HR：0.96（0.55～1.68），心血管死亡 HR：0.72（0.39～1.32）。除了强化降压组中低血压的发生率稍高以外，两组间安全性结局未观察到显著差异。研究的发现为在老年高血压患者中开展更积极的降压治疗提供了有力的证据支持。

2. 代盐制品可以降低对心血管病发生和死亡的风险

低钠高钾的代盐制品已被证明可以降低血压，但它们对心血管事件的影响和安全性尚不明确。为此，北京大学医学部乔治健康研究所的研究团队设计开展了一项针对代盐制品的整群随机对照试验，在 *New England Journal of Medicine*（《新英格兰医学杂志》）发表"Effect of Salt Substitution on Cardiovascular Events and Death"（《代盐制品对心血管事件和死亡的影响》）[10]。研究在我国农村地区选取了约 600 个村，入选 20 995 例有脑卒中病史或年龄在 60 岁以上的高血压患者。这些村被按 1∶1 比例整群随机分配到代盐

① 1mmHg=1.333 22×10^2Pa，下同。

组（含 75%氯化钠，25%氯化钾）和对照组（常规全钠盐）。在平均随访 4.74 年后，相比使用常规钠盐者，使用代盐者脑卒中发生率更低[29.14/1000 人年 vs. 33.65/1000 人年，HR：0.86（0.77～0.96），P=0.006]；而主要心血管事件[49.09/1000 人年 vs. 56.29/1000 人年，HR：0.87（0.80～0.94），P<0.001]和全因死亡的比例也较低[39.28/1000 人年对 44.61/1000 人年，HR：0.88（0.82～0.95），P<0.001]。同时，代盐组高钾血症等严重不良反应事件的发生率与对照组相比未观察到显著差异[3.35/1000 人年 vs. 3.30/1000 人年，HR：（0.80～1.37），P=0.76]。研究有力地证明了代盐制品这种简便易行的干预方式在老年高血压人群和有卒中病史人群中对改善心血管健康的应用前景。

3. 血管造影定量流量比引导改善冠状动脉介入治疗效果

我国每年开展经皮冠状动脉介入治疗已超过 140 万例，其中血管造影是引导治疗最常用的方法。不过，与视觉血管造影评估相比，定量血流分数等（quantitative flow ratio，QFR）基于压力线的生理测量可更准确地识别冠状动脉疾病患者的血流限制性病变。中国医学科学院阜外医院研究团队设计实施了一项多中心、随机、双盲、假对照试验，在 *The Lancet*（《柳叶刀》）发表“Angiographic Quantitative Flow Ratio-Guided Coronary Intervention（FAVOR Ⅲ China）：a Multicentre，Randomized，Sham-Controlled Trial”（《血管造影定量流量比引导冠状动脉介入治疗（FAVOR Ⅲ China）：一项多中心、随机、假对照试验》）[11]。研究在全国 26 家医院将 3825 例患者随机分配到接受 QFR 指导策略组（仅在 QFR≤0.80 时进行冠状动脉介入治疗）或血管造影指导策略组（基于标准视觉血管造影评估的冠状动脉介入治疗）。研究采用治疗意向分析，发现 QFR 指导策略组中有 110 例（Kaplan-Meier 估计率 5.8%）发生主要心脏不良事件（包括全因死亡、心肌梗死或缺血驱动的血运重建），显著低于血管造影指导组中的 167 例（8.8%）。研究结果还表明，QFR 这一我国原创的技术指导的病变选择策略可减少支架和造影剂的使用、降低患者的辐射暴露，以及更短的手术时间，减少资源消耗，应纳入常规临床实践，为更多患者带去临床预后的改善。

4. 氯化钙有效预防心脏外科术后的新发心房颤动

心房颤动（以下简称房颤）术后房颤是心脏外科术后最常见的并发症之一，发生率高达 20%～40%，且直接影响患者预后。目前欧美指南均推荐用 β 受体阻滞剂或胺碘酮来预防术后新发房颤，但即便如此，心外科术后房颤发生率仍然较高。北部战区总医院研究团队设计实施了 CAP-AF 这一单中心的随机对照临床研究，在 *Journal of the American College of Cardiology*（《美国心脏病学会杂志》）发表“Calcium-Induced Autonomic Denervation in Patients With Post-Operative Atrial Fibrillation”（《发现有效预防术后新发房颤的简单方法》）[12]。研究入选 200 例接受单纯非体外循环心脏搭桥术，且无房颤病史的患者，随机分组后的患者于术中在 4 个主要心房神经节注射 2mL 的 5%氯化钙或生理盐水。研究发现，在心脏搭桥术期间，在 4 个主要的心房神经节注射氯化钙可将术后新发房颤风险降低 63%（15% vs. 36%），同时可显著降低房颤负荷，减少了艾司洛尔和胺碘酮等药物的使用，且没有出现明显的不良反应。研究认为，心房神经节注射氯化钙之所以有效，可能是其抑制了心房神经节的功能，从而延长心房有效不应期，预防了术后新发房颤。而未来有必要在有明显心房病变（如二尖瓣疾病）的患者，或体外循环下心脏搭桥手术期间来验证这种简单的方法对预防房颤的效果。

（五）基础研究领域取得的重要进展

1. 单细胞研究揭示心血管细胞构成及疾病状态下的动态变化

单细胞 RNA 测序（scRNA-seq）通过检测分析单个细胞的 RNA 表达，使得能够在单细胞水平上分析特定细胞群，分析组织细胞特异性；scRNA-seq 已被广泛用于基础研究，在心血管发育和疾病中具有广泛的应用前景。窦房结（SAN）内部产生的生物电脉冲会触发哺乳动物的心脏收缩。但对 SAN 细胞特征以及支撑其在心脏中关键功能的分子网络仍需进一步研究。来自同济大学医学院附属东方医院的研究工作展示了窦房结细胞分子全景和起搏功能背后的核心分子调控网络。通过小鼠窦房结单细胞 RNA 测序确定了 4 个不同的转录簇，同时在 SAN 核心细胞簇中发现 *Vsnl1* 特异性高表达，这表明 *Vsnl1* 是潜在的 SAN 标记[13]。在小鼠和人诱导多能干细胞衍生的心肌细胞（hiPSC-CM）的结果显示 *Vsnl1* 的缺乏会降低小鼠的心率和心肌细胞的跳动频率。此外，研究还通过加权基因共表达网络分析（WGCNA）揭示了控制小鼠 SAN 功能的核心基因调控网络。

通过比较 SAN 起搏器细胞（SANPCs）的单细胞转录组与小鼠初级视觉皮层细胞的转录组，表征了 SANPCs 的转录特征[14]。组织和细胞成像证实 SANPCs 含有谷氨酸能神经递质系统的关键元件，表达编码谷氨酸合成途径（Gls）、离子型和代谢型谷氨酸受体（*Grina*、*Gria3*、*Grm1* 和 *Grm5*）和谷氨酸转运蛋白（Slc17a7）的基因。SANPCs 高表达谷氨酸能神经元的细胞标志物（*Snap25* 和 *Slc17a7*），而 GAD1（GABA 能神经元的标志物）为阴性。功能研究表明，谷氨酸受体或转运蛋白的抑制降低了分离的 SAN 组织的自发起搏频率和单个自发钙瞬变频率。总的来说，这些发现揭示了单细胞分辨率下 SAN 的整个转录组特征，增强了对 SAN 生物学和病理学的理解。

2. 心肌细胞增殖、心脏再生与心脏修复的新机制

人类心力衰竭的一个主要因素是成年心脏在损伤后无法自我修复。对心肌再生机制的研究可为逆转或者治疗缺血性心脏病导致的心脏重塑、心脏功能障碍，甚至心力衰竭，提供良好的干预措施。由于哺乳动物的心脏不是有丝分裂后的器官，人的心肌细胞自我更新率很低（≈1%）。成年哺乳动物心肌细胞的更新不足以补偿心肌梗死后心肌细胞的丢失。很多通路在细胞的生长、增殖、分化过程中起到了重要作用。

雷帕霉素是蛋白质合成、细胞生长、增殖、自噬、溶酶体功能和细胞代谢的关键调节剂。雷帕霉素的作用靶点（mTOR）与特定的衔接蛋白相互作用形成 2 种多蛋白复合物，称为 mTORC1（mTOR 复合物 1）和 mTORC2（mTOR 复合物 2）。在心血管系统中，mTOR 通路可调节心脏的生理和病理过程。来自南京医科大学第一附属医院的研究显示检查点激酶 1（CHK1）可以通过激活 mTORC1/核糖体蛋白 S6 通路来使得心脏再生[15]。在体外，*Chk1* 敲减减弱心肌细胞增殖。在体内，*Chk1* 的抑制阻碍了新生小鼠切除边界区的心肌再生。在成年心肌梗死小鼠中，梗死边界区的 *Chk1* 过表达上调 mTORC1/核糖体蛋白 S6 通路，促进心肌细胞增殖，改善心脏功能。

自噬通量受损会导致缺血/再灌注（I/R）诱导的心肌细胞死亡，但其潜在的分子机制仍待探索。溶酶体相关跨膜蛋白 4B（LAPTM4B）在 I/R（0.5h/2h）损伤的心脏和新生大鼠心肌细胞缺氧/复氧（6h/2h）损伤的心脏中表达下调[16]。在心肌再灌注期间，*LAPTM4B* 敲除小鼠的梗死面积和乳酸脱氢酶释放显著增加，而腺病毒介导的 *LAPTM4B* 过表达具有心脏保护作用。同时，*LAPTM4B* 敲除小鼠在 I/R 心脏中显示出更高的自噬标志物 LC3-Ⅱ（微管相关蛋白 1A/1B-轻链 3）积累。*LAPTM4B* 敲减后，新生大鼠心肌细胞的缺氧/复氧降低的活力、自溶酶体/自噬体的比例和溶酶体的功能进一步降低。mTORC1 在 *LAPTM4B* 敲除小鼠中过度激活，导致溶酶体和自噬基因的主要调节因子 TFEB（转录因子 EB）激活。总之，*LAPTM4B* 的下调通过调节 mTORC1/TFEB 通路导致心肌 I/R 诱导的自噬通量受损，导致心肌细胞死亡。

Hippo-YAP（Yes 相关蛋白）是另外一种在心肌细胞增殖、凋亡和分化中起关键作用的通路。该途径具有在不同疾病状态下进行治疗操作并促进器官再生的巨大潜力。来自心血管疾病国家重点实验室的研究显示糖蛋白 130（gp130）可通过 Hippo-YAP 途径进行信号转导控制心脏的发育与再生[17]。gp130 在心肌细胞中的心肌细胞特异性缺陷降低了心肌细胞增殖和新生儿心脏再生。巨噬细胞通过分泌制瘤素 M（OSM）促进心肌细胞增殖。作为 OSM 的辅助受体，gp130 的激活足以在心脏再生过程中通过激活 Yap 蛋白来促进心肌细胞增殖。

此外，最新研究显示，低密度脂蛋白受体相关蛋白 6（LRP6）激活 Wnt 信号通路已被证明对心脏神经嵴和流出道发育至关重要。小鼠体内 *Lrp6* 的敲除会影响心脏祖细胞的增殖和存活，并在心脏发生过程中导致一系列严重的形态缺陷。来自同济大学医学院的研究显示 LRP6 是一种心肌细胞增殖的关键调节因子，通过调节 ING5/P21 信号通路，控制心肌细胞的增殖[18]。总之，这些研究显示对心肌细胞的关键通路进行干预，有可能促进其增殖，从而将心脏修复和再生的策略用于目前难以治疗的心血管疾病（如心力衰竭）。

3. 非编码 RNA 在心肌重构中的重要作用

近年来，非编码 RNA，包括微 RNA （microRNA，也称小分子 RNA）和长链非编码 RNA（lncRNA）等在心脏中的作用也被大家关注。越来越多的研究表明，非编码 RNA 参与多种心血管疾病的病理生理过程。miR-320 之前已被广泛研究。然而，miR-320 似乎在各种细胞类型中的功能不同。华中科技大学同济医院的研究团队发现，microRNA（miR-320）在心力衰竭期间对心肌细胞（CM）和成纤维细胞（CF）的不同影响[19]。体外体内实验均表明 CM 中 miR-320 过表达会加剧心脏功能障碍，而 CF 中 miR-320 过表达则会减轻心脏纤维化和肥大。下游信号通路分析表明，miR-320 通过分别靶向 CM 和 CF 中的 PLEKHM3 和 IFITM1 来起作用。重要的是 miR-320 的表达和衰减受到 Ago2 蛋白的严格控制，Ago2 受一组分别在 CM 和 CF 中独特表达的细胞类型特异性转录因子调节。

运动可诱发生理性心肌肥大（PMH），前运动员的寿命比非运动对照组长 5～6 年，这表明 PMH 消退后有益处。来自南方医科大学南方医院的研究显示运动肥大预处理（EHP）时长非编码 RNA *Mhrt779* 表达增加，从而增加了对病理应激的抵抗力[20]。在主动脉横向缩窄后 1 周和 4 周，与久坐组相比，EHP 组的心肌肥厚增加少，*Nppa* 和 *Myh7* 基因的表达较低。在主动脉横向缩窄后 4 周，EHP 小鼠的肺充血更少，左心室尺寸和舒张末期压力更小，左心室射血分数和最大压力变化率比久坐小鼠更大。定量聚合酶链反应显示，长非编码肌球蛋白重链相关 RNA 转录本 *Mhrt779* 是 EHP 组中显著上调的 lncRNA 之一。*Mhrt779* 的沉默减弱了 EHP 在横向主动脉缩窄小鼠和用血管紧张素Ⅱ处理的培养心肌细胞中的抗肥大作用，而过表达增强了抗肥大作用。EHP 可增加 *Mhrt779* 的启动子组蛋白甲基化（H3K4me3 和 H3K36me3）。总之 EHP 通过 *Mhrt779* /Brg1/Hdac2/p-Akt/p-GSK3β 信号通路介导的抗肥大效应增加对病理应激的抵抗力。

运动训练对心血管系统的益处已被广泛接受。来自上海大学医学院的研究显示，lncRNA 心脏生理肥大相关调节因子（*CPhar*）可诱导心脏生理性肥大并促进心肌缺血再灌注损伤后的功能恢复[21]。通过 lncRNA 微阵列分析筛选了有助于调节运动诱导的心脏生长的 lncRNA（*CPhar*），发现 *CPhar* 随着运动而增加，并且是运动诱导的生理性心脏生长所必需的。*CPhar* 功能的获得和丧失调节培养的新生小鼠心肌细胞中增殖标志物、肥大和凋亡的表达。*CPhar* 的过表达可预防心肌缺血再灌注损伤和心功能不全。DDX17（DEAD-Box Helicase 17）可结合 *CPhar*，通过隔离 C/EBPβ（CCAAT/增强子结合蛋白 β）调节 *CPhar* 下游因子 ATF7（激活转录因子 7）。

4. 炎症调节在心脏保护中的作用

心脏保护的关键在于减少细胞损伤，激发内源性细胞再生。科学家们正致力于寻找新的治疗方法来对抗心脏损伤。炎症与包括动脉粥样硬化性心血管病以及冠心病在内的多种心血管疾病的发生密切相关。炎症反应在心脏损伤和重塑中的作用是近年国内心血管研究的热点，取得重要成果最多，发现了一些重要发病机制、干预靶点和生物标志物，如调节心脏常驻炎症细胞有助于心脏功能的改善。

南京医科大学的研究发现，单核细胞衍生的巨噬细胞主要表现出一种促炎表型，在整个多柔比星诱导的心肌病（DiCM）病理过程中富集并损害心脏功能[22]。相反，心脏常驻巨噬细胞则表现为心脏损伤修复作用，这种作用是由 SR-A1（A1 类清除受体）介导的。作者的研究表明在 DiCM 中，SR-A1-P38-SIRT1（Sirtuin 1）通路的关键转录因子 c-Myc（禽骨髓细胞瘤病毒癌基因细胞同源物）介导 SR-A1 在修复性巨噬细胞增殖中的作用。这意味着通过 SR-A1-c-Myc 轴增强心脏常驻修复性巨噬细胞增殖来治疗 DiCM 是一种有希望的治疗方法。

5. 多功能心外膜装置与心肌梗死

尽管心肌梗死后心脏修复技术取得了进步，但仍需要开发新的综合治疗方法。在上海交通大学医学院附属瑞金医院的一项研究中，研究者设计了一种可灌注的多功能心外膜装置（PerMed），由可降解的弹性贴片（BEP）、可渗透的分层微通道网络（PHM）和一个能够从皮下递送治疗剂的植入泵系统组成[23]。BEP 旨在为心室重塑提供机械支撑，而 PHM 旨在促进血管生成并允许修复细胞浸润。在大鼠模型中，植入 PerMed 改善了心室功能。当连接到泵时，PerMed 能够靶向、持续和稳定地释放血小板衍生生长因子，增强心脏修复。总之，靶向心脏炎症、非编码 RNA 治疗、干细胞移植或 PerMed 植入的可行性，展示了其在临床转化治疗心脏病方面的前景。

6. 基因编辑与心血管疾病

ApoC3 是一种主要由肝脏合成的分泌性糖蛋白，在脂蛋白脂肪酶介导的循环甘油三酯水解过程中起关键作用。在过去的几十年中，越来越多的功能研究证据表明， ApoC3 与心血管疾病的发病率呈正相关。在小鼠中过表达人类 ApoC3 显著加速了动脉粥样硬化的发展，而小鼠中 ApoC3 缺乏未观察到对动脉粥样硬化形成的保护作用，这意味着需要开发其他转基因物种来研究 ApoC3 相关的血脂异常。

来自北京大学的研究使用 CRISPR/Cas9（成簇的定期间隔短回文重复序列/CRISPR 相关蛋白 9）敲除了仓鼠中的 *ApoC3* 基因，以研究 ApoC3 与动脉粥样硬化之间的关系[24]。与野生型组相比，*ApoC3* 敲除仓鼠的甘油三酯水平显著降低，总胆固醇和高密度脂蛋白胆固醇（HDL-C）水平无统计学意义，这与在 ApoC3 缺陷型人类中观察到的表型一致。总之，研究报告了 ApoC3 缺乏的类人动物模型中 ApoC3 与动脉粥样硬化形成之间的直接关系：ApoC3 的缺失产生抗动脉粥样硬化脂质，从而减轻动脉粥样硬化。 因此，该研究结果具有临床意义，意味着 ApoC3 将有望成为治疗高甘油三酯血症和动脉粥样硬化相关心血管疾病的新靶点。

7. 机器学习与心血管疾病诊断

机器学习是人工智能的分支，可以存储和处理更多信息。它本质上是一种算法或模型，通过算法对数据进行解析、分析，从而对事件的未来发展做出预测与决策。机器学习已逐渐被用于医学诊断。通过机器学习可实现阿尔茨海默病的分类、肺癌检测、视网膜疾病检测、先天性心脏病检测等。

近来，首都医科大学基础医学院的研究采用深度的可分离的基于卷积的多通道网络，自动分析多视图超声心动图，大大减少了网络参数，提高了疾病的诊断率[25]。该模型对先天性心脏病患者，包括室间隔缺损患者和房间隔缺损患者具有很高的诊断率，有望应用于未来的临床实践。短期自动化机器学习过程可部分替代和促进初级医生的长期专业培训，提高我国先天性心脏病的初诊率，为先天性心脏病儿童的早期诊断和及时治疗奠定了基础。

结语

在总结我国心血管疾病防治研究成果的同时可以发现，我国研究在防治研究人群队列与医院网络搭建、专业方法学人才和团队培养、多元数据资源开放共享方面进展显著，为防治研究的高水平发展和里程碑式产出提供了针对性支持。但在研究的系统性和原创性上仍有待进一步提升，基因编辑、核酸药物、合成生物学、单分子技术、人工智能等新兴技术在心血管科学探索中的应用有待进一步突破。

参考文献

[1] Zhang Y, Ma R, Ban J, et al. Risk of cardiovascular hospital admission after exposure to fine particulate pollution. J Am Coll Cardiol, 2021, 78(10): 1015-1024.

[2] Han Y, Hu Y, Yu C, et al. Lifestyle, cardiometabolic disease, and multimorbidity in a prospective Chinese study. Eur Heart J, 2021, 42(34): 3374-3384.

[3] Liu Y, Pan J, Fan C, et al. Short-term exposure to ambient air pollution and mortality from myocardial infarction. J Am Coll Cardiol, 2021, 77(3): 271-281.

[4] Sun S, Cao W, Ge Y, et al. Outdoor light at night and risk of coronary heart disease among older adults: a prospective cohort study. Eur Heart J, 2021, 42(8): 822-830.

[5] Meng X, Liu C, Chen R, et al. Short term associations of ambient nitrogen dioxide with daily total, cardiovascular, and respiratory mortality: multilocation analysis in 398 cities. BMJ, 2021, 372: n534.

[6] Yang Q, Sun D, Pei C, et al. LDL cholesterol levels and in-hospital bleeding in patients on high-intensity antithrombotic therapy: findings from the CCC-ACS project. Eur Heart J, 2021, 42(33): 3175-3186.

[7] Jiang X, Zhu YJ, Zhou YP, et al. Clinical features and survival in Takayasu's arteritis-associated pulmonary hypertension: a nationwide study. Eur Heart J, 2021, 42(42): 4298-4305.

[8] Ren QW, Yu SY, Teng TK, et al. Statin associated lower cancer risk and related mortality in patients with heart failure. Eur Heart J, 2021, 42(32): 3049-3059.

[9] Zhang W, Zhang S, Deng Y, et al. Trial of intensive blood-pressure control in older patients with hypertension. N Engl J Med, 2021, 385(14): 1268-1279.

[10]1Neal B, Wu Y, Feng X, et al. Effect of salt substitution on cardiovascular events and death. N Engl J Med, 2021, 385(12): 1067-1077.

[11]1Xu B, Tu S, Song L, et al. Angiographic quantitative flow ratio-guided coronary intervention (FAVOR Ⅲ China): a multicentre, randomised, sham-controlled trial. Lancet, 2021, 398(10317): 2149-2159.

[12]Wang H, Zhang Y, Xin F, et al. Calcium-induced autonomic denervation in patients with post-operative atrial fibrillation. J Am Coll Cardiol, 2021, 77(1): 57-67.

[13]Liang D, Xue J, Geng L, et al. Cellular and molecular landscape of mammalian sinoatrial node revealed by single-cell RNA sequencing. Nat Commun, 2021, 12(1): 287.

[14]Liang D, Xue Z, Xue J, et al. Sinoatrial node pacemaker cells share dominant biological properties with glutamatergic neurons. Protein Cell, 2021, 12(7): 545-556.

[15]Fan Y, Cheng Y, Li Y, et al. Phosphoproteomic analysis of neonatal regenerative myocardium revealed important roles of checkpoint kinase 1 via activating mammalian target of rapamycin C1/ribosomal protein S6 kinase b-1 pathway. Circulation, 2020, 141(19): 1554-1569.

[16]Gu S, Tan J, Li Q, et al. Downregulation of LAPTM4B contributes to the impairment of the autophagic flux via unopposed activation of mTORC1 signaling during myocardial ischemia/reperfusion injury. Circ Res, 2020, 127(7): e148-e165.

[17]Li Y, Feng J, Song S, et al. gp130 controls cardiomyocyte proliferation and heart regeneration. Circulation, 2020, 142(10): 967-982.

[18]Wu Y, Zhou L, Liu H, et al. LRP6 downregulation promotes cardiomyocyte proliferation and heart regeneration. Cell Res, 2021, 31(4): 450-462.

[19]Zhang X, Yuan S, Li H, et al. The double face of miR-320: cardiomyocytes-derived miR-320 deteriorated while fibroblasts-derived miR-320 protected against heart failure induced by transverse aortic constriction. Signal Transduct Target Ther, 2021, 6(1): 69.

[20]Lin H, Zhu Y, Zheng C, et al. Antihypertrophic memory after regression of exercise-induced physiological myocardial hypertrophy is mediated by the long noncoding RNA Mhrt779. Circulation, 2021, 143(23): 2277-2292.

[21]Gao R, Wang L, Bei Y, et al. Long noncoding RNA cardiac physiological hypertrophy-associated regulator induces cardiac physiological hypertrophy and promotes functional recovery after myocardial ischemia-reperfusion injury. Circulation, 2021, 144(4): 303-317.

[22]Zhang H, Xu A, Sun X, et al. Self-maintenance of cardiac resident reparative macrophages attenuates doxorubicin-induced cardiomyopathy through the SR-A1-c-Myc axis. Circ Res, 2020, 127(5): 610-627.

[23]Huang S, Lei D, Yang Q, et al. A perfusable, multifunctional epicardial device improves cardiac function and tissue repair. Nat Med, 2021, 27(3): 480-490.

[24]Guo M, Xu Y, Dong Z, et al. Inactivation of ApoC3 by CRISPR/Cas9 protects against atherosclerosis in hamsters. Circ Res, 2020, 27(11): 1456-1458.

[25]Wang J, Liu X, Wang F, et al. Automated interpretation of congenital heart disease from multi-view echocardiograms. Med Image Anal, 2021, 69: 101942.

三、呼吸系统疾病研究进展

王 辰[1,2,3,4] 曹 彬[1,2,3] 代华平[1,2,3] 詹庆元[1,2,3] 杨 汀[1,2,3] 翟振国[1,2,3]
肖 丹[1,2,3,4] 赵红梅[1,2,3] 张晓雷[1,2,3] 侯 刚[1,2,3] 苏 楠[1,2,3] 杨 萌[1,2,3]

1. 国家呼吸医学中心
2. 国家呼吸系统疾病临床医学研究中心
3. 中国医学科学院呼吸病学研究院
4. 世界卫生组织戒烟与呼吸疾病预防合作中心

（一）呼吸系统感染领域

1. 最新研究进展

急性呼吸道感染给我国带来了严重负担。我国社区获得性肺炎发病率为 7.13/1000 人年，在国际上处于较高水平。进入 21 世纪以来，严重急性呼吸综合征（SARS）、甲型 H1N1 流感、人感染 H7N9 禽流感和新冠肺炎等历次新发突发呼吸道传染病对人民健康、社会稳定、经济发展影响巨大，也给我国社会造成了重大影响，防治形势严峻。同时，根据世界卫生组织（WHO）《全球结核病报告》，中国 2019 年新发结核病患者约 83.3 万，发病率 58/10 万人，位列全球 30 个结核病高负担国家之一。

在过去的一年中，我国学者在呼吸道感染研究方面取得了多项重大进展。其中多项重大研究主要围绕新冠肺炎展开。上海交通大学王平课题组成功实现了新型冠状病毒刺突蛋白糖基化受体结合域的高效合成，该合成平台有助于研发更有效的抗 SARS-CoV-2 药物和疫苗[1]。我国学者提出了“谱系嵌合-突变补丁”的免疫原构建策略，即通过对抗原性差异大的毒株进行 S 蛋白的结构域嵌合重组和突变改造，评价筛选免疫原组合，实现更广谱的抗原性覆盖[2]。瞿介明教授团队通过开展队列研究，揭示了区分新冠病毒持续无症状感染者和潜伏期无症状感染者的免疫学特征，有助于进一步了解 SARS-CoV-2 感染引起的免疫特征[3]。中国首个自主知识产权抗新冠单克隆抗体组合——安巴韦单抗/罗米司韦单抗（BRⅡ-196/BRⅡ-198）正式获得国家药品监督管理局（NMPA）批准。

此外，中国科学院微生物研究所刘翠华研究员团队通过系列研究，揭示了 Mtb 利用脂磷酸酶 PtpB 劫持宿主泛素进而拮抗 GSDMD 介导的细胞凋亡的病原免疫逃逸机制，为结核分枝杆菌的治疗提供了新思路和潜在新靶标[4]。

2. 研究优势与不足

我国呼吸道感染研究发展体系已初具雏形。从疫苗研发等疾病预防策略到疾病诊断及病原快速鉴定技术、抗感染药物研发体系，以及急性呼吸道感染患者长期随访及康复等体系逐步完善。但在新发突发呼吸道传染病高级别生物安全基础设施建设、高水平的研究成果转化、高水平的产学研机制建设、原创性药物研发等方面存在不足。以下产品、技术几乎都是国外公司垄断（“卡脖子”技术）：①广谱抗病毒药物；②新型抗耐药菌药物及递送技术；③重症病毒性肺炎免疫调节药物；④耐药结核分枝杆菌快速精准诊断技术及治疗策略。

3. 研究发展方向与趋势

呼吸道感染性疾病依旧是我国感染性疾病的首要死亡原因，新发突发感染性疾病的出现，让我们意识到，针对突发呼吸道感染性疾病需要长期投入。目前宏基因组二代测序（mNGS）临床微生物检测应用中仍存在巨大挑战，需要进一步提高 mNGS 数据产出的利用率和效率，增强 mNGS 结果对临床特征的解释，提升该技术在临床应用的效果。针对呼吸道病毒的有效药物极为有限，目前亟须建立可用于应对呼吸道病毒疫情的抗病毒及宿主靶点药物储备库。耐药菌株的不断涌现及其在全球范围内的迅速传播对世界公共卫生和人类健康构成重大威胁，新型抗生素开发迟缓且耐药产生迅速都增加了上述问题的严重性。因此，新型抗生素替代生物制剂或药物的研发成为当前最为迫切的任务之一。

（二）呼吸衰竭救治、呼吸支持技术

1. 最新研究进展

2021 年，新冠肺炎（COVID-19）仍是此领域的主要研究方向，随着全球 COVID-19 疫情的持续存在，人们对 COVID-19 这种新疾病有了新的认识[5]。首先，在发生机制方面，阐述了静默低氧血症的病理生理学机制[6]，发现了感染 SARS-CoV-2 的巨噬细胞与 T 细胞间的正反馈机制引起持续的肺泡炎症[7]等免疫炎症调控失衡机制等。其次，在重症 COVID-19 患者的药物治疗方面，有多项大样本的临床研究证实，中等剂量的抗凝治疗[8]和大剂量的恢复期血浆[9~11]均未能进一步改善患者预后；对于住院期间使用血管紧张素转化酶抑制剂（ACEI）的患者，建议出院后不停用此药物[12]。另外，体外膜肺氧合（ECMO）是重症 COVID-19 患者在传统机械通气无效时最重要的生命支持方式[13,14]，但国际体外生命支持组织（ELSO）在 4812 例 ECMO 治疗的 COVID-19 患者中发现，在 2020 年 5 月后 ECMO 患者的病死率较前期显著增加（51.9% vs. 36.9%）[15]，且不同国家报道的 ECMO 病死率差异较大[16~19]，这可能与国家 ECMO 救治的政策、病情严重程度、ECMO 指征把握等多因素有关[20]，这也提醒世界各国、各地区要慎重选择 ECMO 治疗；证实 ECMO 联合炎症因子吸收技术不仅无效，而且可能还会增加病死率[21]；也进一步规范了 ECMO 撤机流程[22,23]。此外，2021 年有大量研究证实经鼻高流量氧疗（HFNC）治疗 COVID-19 患者的重要作用[24,25]，包括能够改善患者预后[26]、联合清醒俯卧位通气的有效性[27]；国内学者对无创呼吸支持技术失败因素进行了早期预测[28]；发表了两篇国际学术组织撰写的 HFNC 相关指南[29,30]；由于 HFNC 的广泛应用，国际学者提出了对急性呼吸窘迫综合征（ARDS）柏林定义的修改意见，建议在定义中增加 HFNC 流量大于 30L/min 的呼吸支持条件[31]。最后，危重症患者的氧疗目标是近些年的争论焦点，2021 年《新格兰医学杂志》的一篇最大样本量（2928 例）的随机对照试验证实了 PaO_2 在正常范围内的高线水平是安全的[32]，同时要避免因 PaO_2 超出正常范围而引起氧中毒的发生[33]。

2. 研究优势与不足

对标国际，由于国内重症新冠肺炎病例数的显著降低，2021 年国内的相关研究进展较少。目前整体上，虽然国内在呼吸衰竭和呼吸支持领域研究逐渐增多，病例资源丰富，但仍缺乏大样本、高质量和创新性的基础与临床研究，同时存在显著的地区差异和研究投入少等诸多问题；另外，在呼吸支持技术研发方面，目前国内很多厂家突破了一些相关技术的壁垒，研发了多个品牌和型号的国产设备，在临床中也广泛应用，但更高端的生命支持设备（如 ECMO 相关技术等）尚处在初步研发阶段。

3. 研究发展方向与趋势

建立全国范围的呼吸衰竭患者临床数据库和生物样本库，完善 ARDS 等急性呼吸衰竭患者的生物、生理和临床分型，探寻规范的个体化精准治疗路径和临床决策系统；利用人工智能、机器学习、大数据分析等新技术对重症监护海量数据进行深度挖掘，优化呼吸危重症患者的诊断与治疗；另外，加快国内呼吸支持技术的国产化和产业化进程，减轻对国外相关产品的过度依赖。

（三）慢性阻塞性肺疾病研究领域

1. 最新研究进展

2021 年中华医学会发布《慢性阻塞性肺疾病诊治指南（2021 年修订版）》，提出将危险因素、筛查问卷和普及肺功能应用相结合的策略，根据最新研究证据对疾病综合评估、稳定期药物治疗等方面做出相应调整，并对慢性阻塞性肺疾病（以下简称慢阻肺）诊疗及临床研究方向提出了新的思考和展望[34]。*Global Initiative for Chronic Obstructive Lung Disease* 2022（《慢性阻塞性肺疾病全球倡议 2022》）[35]定义了早期慢阻肺、轻度慢阻肺、年轻人慢阻肺和慢阻肺前期，纳入我国学者关于早期慢阻肺的研究[36]；关注吸入性糖皮质激素（ICS）使用与肺癌风险的相关关系，参考了我国慢阻肺患者使用 ICS 后患肺癌的风险情况[37]。中国康复医学会发布《慢性阻塞性肺疾病临床康复循证实践指南》，为医疗机构开展慢阻肺康复提供参考[38]。慢阻肺对 COVID-19 严重程度的影响依然受到关注[39~41]；关于慢阻肺诊断、治疗及预防方式的研究也有新成果[42~47]。基础研究方面，我国学者发表了 α7-nAChRs/TLR4[48]的抗炎作用、慢阻肺的免疫细胞状态[49]、肠道微生物[50]、IL-33/ST2 通路[51]、IL6-AS1/miR-149-5p[52]等在慢阻肺发生发展过程中作用的相关文献，为进一步发现疾病干预靶点提供了依据。

2. 研究的不足

目前我国慢阻肺基础研究逐渐增多，但临床研究依然为主要部分。临床研究多聚焦于寻找新的标志物或改进诊疗方法，多数研究所得的结果并未在基础研究中予以全面验证和评估，距离临床转化应用仍有一段距离。基础研究拓展了免疫系统、微生态等相关领域的研究，其他如表观遗传、细胞凋亡等领域仍较欠缺；研究样本主要为外周血、肺组织、痰液及肺泡灌洗液等，其他样本获取较难，很多基础研究结果难以多维度予以验证。

3. 研究发展方向与趋势

未来慢阻肺的基础研究将聚焦于表型组学（包括各种蛋白质组学、代谢组学，以及临床表型与各组学的关联），易感基因及表观遗传学，免疫学机制，细胞凋亡机制，蛋白酶和抗蛋白酶失衡，呼吸道微生态及其他部位微生态分布对呼吸系统的影响，气道黏液高分泌等；临床研究方面，早期识别干预、开展精准的个体化治疗是未来研究的方向，应持续寻找慢阻肺的不同表型并深入分析各表型之间的临床特征，寻找有意义的生物标志物，探索新的干预靶点和药物。

（四）哮喘领域

1. 最新研究进展

最近的全球疾病负担（Global Burden of Disease，GBD）数据中强调，哮喘是世界上第二大最常见的慢性呼吸道疾病。近年的新冠肺炎疫情大流行期间，医生和患者都吸取了许多教训，开展了有效的远程医疗，建立了药物输送机制，健全了治疗管理理念等，在这些方面仍需要加强模式建设。推广个性化患者自我管理对于改善患者生活质量非常重要。有研究显示[53]，哮喘和慢阻肺不是新型冠状病毒感染者入住 ICU 和死亡的危险因素。该项研究经多因素分析显示，哮喘、慢阻肺、吸入激素治疗和口服激素治疗都不是入住 ICU 住院或死亡的独立危险因素。

有人认为新型冠状病毒肺炎（COVID-19）的严重程度与某些慢性病之间存在关联。但是研究显示[54]，与流感或其他病毒不同，COVID-19 在哮喘患者中的疾病负担不那么明显。该研究调查了 71 182 例哮喘患者，与没有感染 COVID-19 的哮喘患者相比，患有 COVID-19 的哮喘患者明显年龄更大（55 岁 vs. 42 岁），主要是女性（66% vs. 59%），并且吸烟更频繁，有高血压、血脂异常、糖尿病和肥胖的患病率更高。同时发现，与非住院患者相比，因 COVID-19 需要住院的哮喘患者其吸入 ICS 的使用较低（48.3% vs. 61.5%）。这一结果进一步提示，规范吸入激素治疗对哮喘患者非常重要。

近年来对哮喘免疫机制的研究主要是 2 型炎症和非 2 型炎症的异常免疫通路，为开发生物靶向药物提供了基础。在一项关于 2 型炎症的基础研究中发现[55]，人气道的肥大细胞不同增殖方式获得不同的炎症驱动表型，该研究提示，肥大细胞的原位增殖是人 2 型炎症中肥大细胞增生的主要组成部分。

哮喘生物标志物不仅可用于哮喘的诊断和治疗，使用生物标记物评估哮喘表型，选择个体化治疗方案，近年来也用生物标记物进行哮喘管理和治疗方案的调整。一项研究比较使用标准化的基于症状评估法（对照组）与生物标志物策略组[2 型炎症生物标志物的综合评估[56]：呼出气一氧化氮（FENO）、血嗜酸性粒细胞和血清骨膜素]来调整哮喘患者口服或吸入激素剂量。结果显示，与对照组相比，生物标志物策略组中激素剂量减少的比例更高。因此，对于控制不佳的哮喘患者在增加激素之前评估 2 型炎症生物标志物进行综合判断是非常重要的。另外，哮喘管理还需要关注哮喘患者对其生活状态、健康信念、情绪后果和管理障碍的方面。最新研究发现[57]，痰 ANA（抗核抗体）可作为严重哮喘的生物标志物。

Benralizumab（贝纳利珠单抗）是一种抗白细胞介素（IL）-5α 受体单克隆抗体，2016 年美国食品药品监督管理局（FDA）批准的适应证是重度嗜酸细胞哮喘。近年来进行扩展适应证的研究，如开展用贝那利珠单抗治疗严重嗜酸细胞性哮喘患者的研究[58]，观察该生物制剂对哮喘控制的疗效及对生活质量、急性加重率、肺功能和鼻息肉症状的影响，研究发现贝那利珠单抗在 1～4 周时就显示出早期临床疗效。与安慰剂相比，显著降低了 49%的恶化风险（RR 估计为 0.51，95% CI：0.39～0.65）。

Mepolizumab（美泊利珠单抗）是一种抗 IL-5 单抗，能够降低嗜酸性粒细胞所介导的炎症。2015 年 FDA 批准用于重度嗜酸细胞性哮喘，后续批准的适应证有嗜酸细胞肉芽肿性血管炎（EGPA）、慢性鼻窦炎鼻息肉和高嗜酸细胞综合征。一项用美泊利珠单抗治疗伴有鼻息肉的慢性鼻窦炎（SYNAPSE）的研究显示[59]，与安慰剂相比，美泊利珠单抗可以改善复发性难治性严重慢性鼻窦炎伴鼻息肉患者的鼻息肉大小和鼻塞症状，没有新的不良事件报告。另外一项美泊利珠单抗治疗严重的难治性嗜酸细胞性哮喘持续加重患者的前瞻性研究[60]，将哮喘患者分为嗜酸细胞性的加重（FENO 升高）和非嗜酸细胞性的加重（FENO 低，感染驱动的 C 反应蛋白高），该研究的结果挑战了一种常规，即用美泊利珠单抗治疗的所有需要使用口服激素治疗的哮喘加重事件，以及在没有分析持续哮喘加重的炎症表型的情况下，对常规治疗失败的哮喘患者（没有其他方法能控制的急性加重）可以选择美泊利珠单抗成为一种可选的方法。

Tezepelumab（特折鲁单抗）是一种人源的抗上皮细胞因子 TSLP（thymic stromal lymphopoietin）的单克隆抗体，通过阻止 TSLP 与受体复合物相互作用，从而阻止 TSLP 攻击免疫细胞和释放促炎信号，起到抗炎作用。特折鲁单抗可用于严重的、无法控制的哮喘患者，与安慰剂者相比，可以使哮喘加重更少，肺功能、哮喘控制和与健康相关的生活质量更好[61]。

支气管热成形术是近年用于持续性哮喘患者的介入治疗技术，一项对支气管热成形术后随访 10 年（BT10）的安全性和有效性观察研究结果显示[62]，支气管热成形术的疗效可持续 10 年或更长时间，具有可接受的安全性。因此，支气管热成形术是一种长效的治疗方案，用于治疗那些已经采用了最佳的药物治疗后（包括生物靶向制剂）仍无法控制的哮喘患者。但需要注意有少数患者在支气管热成形术后几年会发生支气管扩张的改变。

优化哮喘治疗方案也是近年来的研究内容，哮喘治疗指南中建议增加吸入激素的剂量来控制哮喘症状和减少哮喘恶化。但是这种方法也有潜在的缺陷，因为症状性哮喘可以没有 2 型炎症驱动，不表现出嗜酸细胞性炎症，这种情况下增加吸入激素也无临床反应，不恰当地给予高剂量吸入激素治疗可能没有治疗效果且不良反应的风险增加。为此，有研究[63]利用 2 型炎症生物标志物，如 FENO、血液嗜酸性粒细胞和血清骨膜素，进行复合评分判断是否存在 2 型炎症，恰当调整吸入激素剂量以改善哮喘症状，确定生物标志物评估的策略与标准，给哮喘的治疗和管理提供帮助。该研究还发现 2 型炎症生物标志物低的重度哮喘患病率较低。

2. 研究优势和不足

近年来对哮喘免疫通路和炎症表型的研究非常多，主要是对2型炎症性哮喘的深入研究，相对明确的免疫通路为生物靶向制剂的研发提供了基础，近年来针对有2型炎症表现的疾病（如哮喘、特异性皮炎、慢性鼻窦炎伴鼻息肉、嗜酸细胞性食管炎等）开展了很多临床试验研究，目前已经有多种生物靶向制剂（如奥马珠单抗、美泊利珠单抗、贝纳利珠单抗、度普利尤单抗、特折鲁单抗等）推向临床，使很多患者从治疗中获益。但是对于生物制剂的使用疗程和减量策略，以及长时间使用的安全性，目前国内外均没有确切的建议和数据，也是今后需要大样本临床观察研究的方向。

对于非2型炎症哮喘的治疗方案目前也没有很好的推荐，非2型炎症性哮喘的机制目前不是很清楚[64]，包括中性粒细胞性气道炎症，这一表型通常与吸烟、肥胖和职业暴露有关，也可能由持续的细菌感染和IL-6通路的异常激活所驱动有关。

3. 研究发展方向和趋势

为开发新型靶向制剂，目前对哮喘免疫机制和信号转导通路的研究成为发展趋势。一项基础研究发现，miR-146家族在鼻病毒诱导的气道炎症和尘螨诱导的过敏性哮喘气道炎症中能起到双重作用[65]，该研究中用鼻内给药［细胞穿透肽（cell-penetrating peptide，cpp）- miR-146a纳米复合物］减少了尘螨诱导的过敏性气道炎症，但对野生型小鼠的Th2/Th1/Th17平衡没有显著影响。研究发现，在人支气管上皮细胞中过表达miR-146a对鼻病毒感染具有很强的抗炎作用。在过敏性气道炎症小鼠模型中，缺乏miR-146a/b表达，从而导致鼻病毒诱导的气道炎症加重。该研究指出，cpp-miR-146a纳米复合物（鼻内给药）的应用在靶向气道炎症方面具有治疗潜力。

哮喘是一种受到遗传和环境共同影响的疾病，宿主环境因素也影响着疾病发展，这是可变的易感性。呼吸合胞病毒（RSV）是环境暴露和哮喘风险因素之一，近几十年来一直是研究的重点。但关于RSV是否会导致哮喘，或者这种关联是否代表一种共同的遗传倾向，或者两者都存在，是几十年来的持续争论且棘手的问题。目前在这种关联方面没有取得更大的进展[66]。

（五）间质性肺疾病研究领域

1. 最新研究进展

1）临床研究方面

美国胸科医师协会发布了过敏性肺炎的诊断和评估指南，对过敏性肺炎的诊断路径提出了临床评估方法的建议，并建议将任何抗原导致的过敏性肺炎根据是否存在纤维化表型进行分型[67]。欧洲呼吸病学会发布了结节病的治疗实践指南，对结节病患者的药物治疗方案给出了具体可操作的实践建议[68]。国家呼吸中心中日友好医院依托“十四五”国家重点研发计划项目建立了全国多中心纤维化型间质性肺疾病（f-ILD）专病队列，覆盖全国20余个省、自治区、直辖市，40余家中心。

2021年度进展f-ILD（PF-ILD）表型得到了更广泛的研究。慢性f-ILD患者在疾病进展过程中可能呈现出 PF-ILD 表型。PROGRESS 研究显示在非特发性肺纤维化（IPF）的 PF-ILD 患者中，27%的患者表现出 PF-ILD 表型。在非 IPF 的 PF-ILD 中，基线 FVC 占预计值百分比≤70%、FVC 下降≥10%、未分类的 ILD 和年龄是预后的影响因素[69]。EUSTAR 研究显示系统性硬化症相关的间质性肺病（SSc-ILD）中的 PF-ILD 表型发生的比例也为 27%。在 SSc-ILD 的 PF-ILD 中，男性、改良 Rodnan 皮肤评分高，存在反流/吞咽困难症状的患者预后更差[70]。

在间质性肺疾病的药物治疗方面，*Lancet* 发表了吡非尼酮治疗非 IPF 的 PF-ILD 的随机、双盲、安慰剂对照Ⅱb 期试验研究。其中慢性过敏性肺炎患者占 57.45%、CTD-ILD 患者占 37.29%、f-NSIP 患者占 27.21%、石棉诱导的肺纤维化患者占 6.5%，研究显示，吡非尼酮能延缓非 IPF-PF-ILD 患者 FVC 和 DLco 的下降趋势[71]。*European Respiratory Journal* 发表了吡非尼酮联合吸入 *N*-乙酰半胱氨酸治疗 IPF 患者的随机、开放、多中心的Ⅲ期临床试验，研究显示与单独使用吡非尼酮相比，吡非尼酮联合吸入 *N*-乙酰半胱氨酸治疗并没有使 IPF 患者的 FVC 下降，也不能增强患者对吡非尼酮的耐受性，相反可能使 IPF 疾病进展[72]。同期 *European Respiratory Journal* 还发表了来瑞组单抗（lebrikizumab，一种结合可溶性 IL-13 的单克隆抗体）联合或不联合吡非尼酮治疗 IPF 患者的多中心、双盲、安慰剂对照Ⅱ期临床研究，研究纳入了≥40 岁、用力肺活量（FVC）40%～100%、一氧化碳扩散容量 25%～90%的患者共 500 人，研究发现来瑞组单抗治疗的 FVC 肺活量年下降率与安慰剂组无显著差异，来瑞组单抗联合吡非尼酮治疗与单独使用吡非尼酮治疗的 FVC 年下降率也无显著差异。尽管来瑞组单抗有药效学活性的证据，但单独使用来瑞组单抗或与吡非尼酮联合使用，并没有进一步改善 FVC 的下降幅度[73]。

2）肺纤维化的发病机制方面

单细胞测序技术的应用揭示了各类细胞在肺纤维化过程中的功能和相互作用。国外有关结缔组织相关性间质性肺疾病（CTD-ILD）的研究表明，在 CTD-ILD 患者中，Th2、Th17 的异常活化可能促进纤维化的发生，而 Th1、Th22 等 T 细胞则可能起到抗纤维化的作用[74]。我们发现在抗合成酶综合征继发间质性肺疾病（ASS-ILD）患者外周血中，$CD4^+$ T 细胞分化、CD^+ T 细胞稳态会发生改变，而流式细胞学也提示 ASS-ILD 患者 Th17 细胞和 Th2 细胞比例增加[75]，这些发现可能为 CTD-ILD 及 ASS-ILD 患者提供治疗的新靶点。

有关上皮细胞的研究也进一步提示，上皮细胞的衰老和功能异常会介导 f-ILD 的发生。通过对肺纤维化患者肺组织Ⅱ型肺泡上皮细胞（AT2）单细胞测序研究发现，AT2 细胞中 Sin3a 缺乏可介导 p53 依赖性细胞衰老，介导 AT2 细胞的耗竭并启动自发性进行性肺纤维化的程序[76]。在代华平教授团队的研究中也发现，AT2 中 USP13 表达的降低可通过促进上皮细胞的自噬，介导老龄小鼠肺纤维化的发生[77]；在 G4 *Tert* 敲除小鼠中，AT2 细胞分化功能受到抑制，PNX 诱导的肺损伤在敲除鼠中程度更重[78]，这些研究都表明，AT2 的衰老对肺纤维化的启动具有重要促进作用。而促进 AT2 衰老的途径也存在多种，除上述 Sin3a 缺乏外，IL-17a 可通过抑制 AT2 细胞 PINK1/Parkin 信号通路，抑制线粒体自噬，进而导致上皮细胞的凋亡促进肺纤维化[79]，这也提示 IL-17 单抗有可能在肺纤维化的初始阶段发挥治疗作用。代谢异常除在 AT2 中存在，在成纤维细胞中也存在。代华平教授团队发现 IPF 患者肺成纤维细胞中 STAT3/GLUT1 通路的活化，可促进成纤维细胞的活化和纤维化的发生，而特异性抑制该通路的活性可减轻博来霉素诱导小鼠肺纤维化的严重程度[80]，这一发现也提示靶向代谢治疗可能成为治疗肺纤维化新的突破方向。

2. 研究优势与不足

我国 ILD 临床研究具有大样本的病例来源，纤维化的早期发现和治疗是关键，ILD 队列是重要的研究方式和资源。但因 ILD 复杂、异质性强，认识和诊治水平存在明显的“量不足、碎片化、不均衡、非同质”现象，增加了多中心研究的难度，基于“十三五”“十四五”国家重点研发计划项目“间质性肺疾病专病队列”的建立与扩充，促进了 ILD 规范诊治与研究中心的建设，在此基础上启动 ILD 规范诊治与能力提升的建设，有效提高全国范围 ILD 多中心队列与临床研究体系的建设与完善。此外，临床与基础研究衔接不紧密，缺乏有效的团队协作，研究内容相对分散，针对性的基础研究零散不深入，也缺乏临床问题到基础研究到临床转化解决问题的闭环。

3. 研究发展方向与趋势

（1）完善并扩大全国标准化的间质性肺疾病临床数据库和生物标本库，获得我国 f-ILD 的流行病学特征。

（2）通过人工智能方法，包含基于多模态深度学习的纤维化间质性肺炎综合诊断模型和纤维化严重程度智能定量分析技术，实现对 f-ILD HRCT 纤维化的定量评估。

（3）利用单细胞转录组测序和多组学研究，结合生物信息学分析，解析疾病状态下的细胞异质性，建立临床表型-多组学表型图谱，寻找与肺纤维化早期诊断、分类分型及预后判断相关的生物标志物，整合多维度构建 f-ILD 的识别和预后预警模型。

（4）利用高通量、自动化、标准化人源 3D 打印间质性疾病类器官平台，验证多组学提示的新机制，评估新靶点药物的治疗效果。

（六）肺栓塞与肺血管病研究领域

1. 最新研究进展

1）肺栓塞领域

近年来，我国通过开展肺栓塞注册登记研究（CURES）发现基于危险分层的治疗策略有助于降低患者住院病死率，改善其总体预后，填补了亚洲范围内肺栓塞（PE）管理的数据空白[81]。对合并肾功能不全的 PE 患者，低分子量肝素是常用的抗凝药物，但临床常未合理应用，如能根据肾功能行个体化调整将降低患者出血风险[82]。此外，有无晕厥的两组 PTE 患者存在异质性，其中晕厥亚组有 4 种临床表型，而具备高脉率和呼吸频率的表型组不良预后风险更高[83]。

我国各地医院逐渐重视静脉血栓栓塞症（VTE）防治体系建设，并进一步深化信息化应用[84]，正在开展的随机试验将利用对基于临床决策支持的质量改进干预是否可以提高 VTE 预防有效率，降低住院患者 VTE 风险，进行深入探索[85]，而这些数据未来将为加强 VTE 预防提供现实依据。另外，研究发现东亚与欧美人群存在遗传背景差异，欧美 VTE 家系中的热点基因 *FVL* 及 *F2* 在东亚患者中鲜有报道，这为国内 VTE 的遗传学研究提供了基础与思路[86]。

2）肺动脉高压领域

2021 年，我国在肺动脉高压临床和转化医学领域取得了一定的成果：发现超声所测肺动脉收缩压（sPAP）/左心室收缩末内径（LVIDd）指数是评估慢性血栓栓塞性肺动脉高压（CTEPH）肺血管阻力（PVR）升高的一种简单可靠的方法[87]。已有研究证实，肺血栓内膜剥脱术（PEA）和肺动脉球囊扩张成形术（BPA）可改善 CTEPH 患者的氧途径限制，而心肺康复可能有助于减少疾病所致氧途径损伤[88]。我国学者对儿童先天性心脏病相关性肺动脉高压患者进行了上气道细菌种群检测，结果提示细菌种群变化与心血管结构之间存在潜在的相关性[89]。我国学者通过单细胞核糖核苷酸测序分析揭示了 CTEPH 中单细胞发育轨迹的顺序，以及 CTEPH 发病机制中不同细胞类型之间的密切联系[90,91]，揭示了 Piezo1 在调控肺动脉平滑肌细胞（PASMC）和内皮细胞（EC）中的联合作用，为 Piezo1 在剪切应力相关实验性肺动脉高压中的细胞类型特异性致病作用提供了新的见解[92]。内皮细胞外囊泡中富集的 microR-1249 通过抑制组蛋白去乙酰化酶 10-NFκB-钙敏感受体级联，促进肺动脉平滑肌细胞的增殖和抗凋亡状态，促进肺动脉高压的演变[93]。在遗传学层面有学者将 *CaSR* 基因和功能与疾病严重程度关联，发现 *CaSR* 多个等位基因与特发性肺动脉高压的发生和严重程度有关[94]。以上研究对进一步理解肺动脉高压的表型和机制具有重要意义，对肺动脉高压的临床诊疗提供了新的靶点及通路。

2. 研究优势与不足

我国前期已建立了亚洲地区最大的 PE 专病队列，在病因、临床特征、转归及预后预测等方面均开展了相关研究，但目前仍存在一些问题：VTE 预防现状有待提高，基于危险分层的 PE 精细诊断策略缺乏系统研究，特殊人群的 PE 个体化治疗有待探索及 VTE 的病程演进机制亟待深入探讨。

尽管我国在肺动脉高压等领域的研究已取得了巨大进展，但研究水平较国外优势团队仍存在不足，有待进一步提高。我国关于肺动脉高压的基础研究仍然不足，对标国际领先的肺动脉高压中心，国内研究仍以小规模、单中心观察性临床研究为主，以单个分子或通路、单一细胞亚群的探索为主，缺乏具有学科影响力、推动肺动脉高压治疗策略革新的多中心高水平循证医学研究，缺乏多组学解析致病机制的全景研究。

3. 研究发展方向与趋势

今后需要在肺栓塞与肺血管病预防、诊断、治疗、康复、管理和转化等方面开展系列研究，努力在前沿学科、基础研究、转化医学研究、精准医学研究、临床治疗等关键核心技术等方面取得新突破。

（1）基于现有队列及信息化管理体系，开展针对 VTE 预防的整群随机对照研究以构建并验证 VTE 防治预警模型。

（2）探究 PE 特殊人群的个体化抗凝治疗方案，融合药物基因组、凝血因子及血药浓度监测等，评价精细化的抗凝药物治疗策略疗效及安全性。

（3）开展基于人工智能影像技术的影像组学研究，并结合生物标志物建立病程演进相关评估模型。

（4）解析表型与复杂基因型的关联性，深入探索肺血管病临床表型、遗传易感机制与病程演变的相关性及临床意义。

（5）需要结合多组学分析，多维度揭示肺栓塞向肺动脉高压转化的致病机制，进一步加大对新靶点、新药的开发力度。

（七）肺癌领域

1. 最新研究进展

1）肺癌基础研究方面

研究发现下呼吸道微生物组学特征与肺癌的预后可能存在相关性，IIIB-Ⅳ期肺癌患者中更易出现普雷沃菌属、链球菌属、乳酸菌属和双球菌属等口腔共生菌的富集[95]。

2）肺癌的流行病学及早期筛查方面

美国预防服务工作组（United States Preventive Services Task Force，USPSTF）建议对年龄 50～80 岁，吸烟 20 包/年以上及目前吸烟或戒烟不足 15 年的成年人进行每年一次肺癌 LDCT 筛查。此次建议取代了 2013 年 USPSTF 的声明，原声明建议对 55～80 岁有 30 包/年吸烟史且目前吸烟或戒烟不足 15 年的成年人进行年度肺癌筛查和 LDCT[96]。

3）肺癌治疗进展

靶向治疗领域。2022 年 ADAURA 研究公布了最新随访数据，奥希替尼对比安慰剂术后辅助治疗显示出持续的 DFS 获益（65.8 个月 vs. 28.1 个月），强化了其ⅠB-IIIA 期 EGFRm NSCLC 术后辅助治疗的地位[97]。EGFR-TKI 原发耐药或继发耐药研究取得一系列新进展。INSIGHT2 研究显示，一线奥希替尼进展后，奥希替尼+Tepotinib 可显著改善伴 MET 扩增的 EGFRm NSCLC 预后[98]。舒沃替尼、Mobocertinib、Amivantamab 等多款新药挑战 EGFR exon20ins 耐药突变难治魔咒，即将在国内上市[99~103]。其中，WU-KONG6 研究显示，国产Ⅰ类新药舒沃替尼二线治疗 EGFR exon20ins 突变晚期 NSCLC 患者的 ORR 达 59.8%，对于基线伴脑转移患者的 ORR 达 48.4%[103]。此外，AUY922、CLN-081、Tarloxotinib、BDTX-189 等数个药物均在临床研究中，期待后续数据报道。2019 年至今，抗体药物偶联物（ADC）经三代技术升级，其抗肿瘤活性、安全性不断改善，发展日新月异。多项 ADC 药物研究在肺癌领域正在进行中，主要靶点包括 HER2、HER3、TROP2、MET 和 CEACAM5[104,105]。2022 年，ADC 药物 T-DXd、Teliso-V 已获 FDA 批准分别用于治疗 HER2 突变和 c-MET 高表达的晚期 NSCLC。HER3-DXd 有望成为 EGFR TKI 耐药后新的治疗策略[106]。

免疫治疗领域。NSCLC 免疫治疗逐步从晚期走向局部晚期、早期肺癌。

GEMSTONE-301 研究结果证实，舒格利单抗巩固治疗可以给同步放化疗或序贯放化疗后未发生疾病进展的Ⅲ期不可切除 NSCLC 患者带来获益，且安全性良好，为局部晚期 NSCLC 患者提供新的治疗策略[107]。近年，多项免疫新辅助/辅助治疗可切除 NSCLC 的临床研究取得了阳性成果，包括新辅助免疫单药、免疫联合化疗、双免疫等均有相关探索，为围手术期的治疗格局带来革命性改变[108,111]。CheckMate-816 是全球首个 NSCLC 新辅助免疫治疗的Ⅲ期临床研究，结果显示纳武利尤单抗联合化疗新辅助治疗 NSCLC 显著提高了病理完全缓解率[110]。2022 年欧洲肿瘤内科学会（ESMO）上 KEYNOTE-091 研究公布的数据显示，帕博利珠单抗可使ⅠB-ⅢA 期NSCLC临床获益，可被推荐作为辅助治疗[111]。晚期肺癌领域，ORIENT-31 研究显示，与单独化疗相比，信迪利单抗+化疗可显著改善 EGFR TKI 耐药的 EGFRm NSCLC 患者的 PFS[112]。SCLC 患者的免疫治疗使一小部分患者长期受益。目前迫切需要找到能预测 SCLC 免疫治疗疗效的有效标志物。

2. 研究优势与不足

我国肺癌患者人数多，EGFR 突变率明显高于欧美人群，因此近几年全球多中心临床研究为加快入组速度和中国适应证获批速度，越来越青睐入组中国人群。我国肺癌领域研究者通过参加国际多中心临床研究，提高国际声誉并为国内新型抗肿瘤药开展临床研究积累了经验。2021 年多种国内新型抗肿瘤药物临床研究结果频频发表于国际肿瘤学大会并见刊国际肿瘤学顶级刊物。但目前我国肺癌研究还存在原创性不足，急于获得阳性结果而存在研究设计不严谨等问题。在精准医学、研究创新仍然面临着巨大的挑战。肿瘤的异质性导致了免疫和靶向治疗等的疗效差异，亟须提高诊断精准化水平、推广标准化实验室规范，建立在组织形态学、免疫遗传学、分子生物学以及基因组学基础上的精准诊断模式。

3. 研究发展方向和趋势

（1）明确肺癌发生、发展与转移过程中关键靶点，促进诊断试剂盒与靶向药物设计，推进临床转化研究。

（2）完善生物样本、病理学、临床预后及生物信息等多维度的大数据平台建设，探索人工智能手段协同加强抗肿瘤作用。

（3）人工智能手段联合影像组学、基因组学、肿瘤液体活检技术推进肺癌早诊早筛、个体化治疗选择，甚至抗肿瘤治疗疗效和不良反应预测。

（4）下呼吸道微生物组学特征与肺癌的预后及疗效相关研究。

（5）预测小细胞肺癌免疫治疗疗效的有效标志物的探索及临床转化。

（八）介入呼吸病学研究领域

1. 最新研究进展

1）在肺外周结节诊断领域

我国学者参与国际多中心研究评价了冷冻肺活检在肺外周结节诊断的安全性和有效性研究，初步证明该技术安全及诊断效能优于传统活检钳活检[113]。另外，通过随机对照试验证实超细支气管镜联合虚拟导航和支气管内超声技术可获得较为满意的肺外周结节诊断率，该技术组合是一种适宜在基层医院开展的诊断技术[114]。

2）在周围型肺癌介入治疗领域

我国学者开展了经支气管冷冻消融技术和射频消融的动物实验研究，临床前的安全性和有效性结果为未来临床研究奠定了基础[115,116]。

3）在慢性气道疾病介入治疗领域

我国学者开展了光学相干断层扫描评价哮喘患者气道重塑的临床研究，提示该技术不仅可作为气道重塑的诊断方法，还可作为支气管热成形术治疗疗效的评价手段[117]；还开展了气道内液氮喷洒冷冻治疗的动物实验研究，为液氮冷冻喷洒技术治疗慢性气道疾病的临床研究提供数据支撑[118]。

4）在冷冻技术规范化应用和新适应证探索方面

我国学者通过前瞻性研究进一步优化冷冻肺活检冷冻时间的设置参数，促进安全性和有效性的平衡[119]。通过前瞻性研究证明应用 2.4mm 冷冻探针进行冷冻肺活检比 1.9mm 冷冻探针可获得更高质量的标本，但两者在诊断率和并发症方面无差异[120]。在国际上首次开展随机对照研究评价支气管内超声引导纵隔冷冻活检与支气管内超声引导针吸活检在纵隔疾病中的诊断效能，证明其在罕见肿瘤和良性纵隔疾病中有更好的诊断效能[121]。

5）在中央气道阻塞介入治疗领域

我国学者开展了硬质支气管镜下低温等离子消融技术治疗恶性中央气道阻塞，并取得较好的临床效果[122]；评价了气道内激光治疗对支气管结石症的长期有效性[123]。另外，构建了恶性中央气道狭窄介入治疗后预后转归的风险预测模型[124]和良性气道狭窄呼吸介入疗效预测模型，为术前评估和技术选择提供证据支持[125]。

6）在气管支气管瘘治疗领域

我国学者应用局部注射富含血小板的自体血浆技术治疗气管支气管瘘取得良好效果[126]；报道了重组牛碱性成纤维细胞生长因子可成功用于支气管胸膜瘘治疗的临床案例，上述技术探索对这一领域做出有益尝试[127]。

2. 研究优势与不足

目前我国前瞻性、多中心介入呼吸病学研究数量较少，尤其是对一些介入治疗技术长期疗效评价的研究，已发表的研究多为回顾性研究和病例报告。此外，介入呼吸病学相关技术的研发和基础研究较少，跟随性研究较多。但是我们也欣喜地看到我国介入呼吸病学技术的临床前研究逐渐增多，创新性技术临床研究逐渐涌现。我国有着临床病例充足的优势，全国性呼吸与危重症医学专科联合体已初步建立，这为介入呼吸病学的高质量临床研究提供契机；另外，随着国家对医疗领域产学研协同创新的政策支持和资源支持，介入呼吸病学相关医疗器械行业的发展已驶入“快车道”；依靠医工结合进行原始性技术创新和研发恰逢其时。

3. 研究发展方向和趋势

（1）以疾病为中心，进一步明确各项技术的最佳适应证人群；优化介入呼吸病学技术的实施方案；规范技术培训和实施；加强围手术期的管理和疾病的长程管理。通过开展多中心前瞻性研究，提供适合国情的个体化解决方案。

（2）产学研用协同转化将是未来的发展趋势，我国在介入呼吸病学技术研发领域已具备一定的基础和积累，通过一系列多中心注册临床研究加快对研发设备、器械的安全性和有效性评价，推进产品上市应用，降低医疗成本，使患者从介入呼吸病学技术的进步中获益。

（九）睡眠呼吸障碍研究领域

1. 研究最新进展

发布了多项专家共识，如《成人家庭睡眠呼吸暂停监测临床规范应用专家共识》[128]和《睡眠呼吸暂停远程医疗管理的专家共识》[129]，促进了睡眠呼吸障碍性疾病的规范化诊治和新诊疗路径的探索。鉴于睡眠呼吸障碍性疾病是一组高度异质性疾病，结合多维临床数据，对其临床表型进行探讨[130,131]。利用新型生物信号采集技术结合人工智能算法，探索低负荷可穿戴式睡眠呼吸障碍性疾病筛查和诊断工具[132,133]。采用新的疾病特征标志物，探讨睡眠呼吸障碍性疾病对心脑血管等多系统并发症的影响[134]。围绕间歇性低氧及菌群微生态进行睡眠呼吸暂停基础方面的研究[135,136]。

2. 研究优势与不足

我国睡眠呼吸疾病临床研究具有大样本的病例来源，睡眠医学已作为独立的学科建制纳入内科学的专培体系，这对睡眠医学人才的培养及规范化睡眠医学中心的建设、基础科研的开展必定产生重要的推动作用。但需要指出的是，中国成人阻塞性呼吸暂停（OSA）的患病率居世界之首，但目前尚缺乏较大规模的我国成人 OSA 患者流行病学数据及疾病负担的相关数据，卫生政策及医保支付政策的制定还缺乏科学证据。缺乏基于中国人群的 OSA 及心脑血管及代谢性疾病队列研究及随机对照临床试验及高质量的基础研究。业界对睡眠呼吸疾病的重视度亟待提高，加大对睡眠呼吸疾病临床及基础研究的投入。

3. 研究发展方向与趋势

探讨我国成人 OSA 的流行病学特征、疾病负担的基线调查，开展睡眠呼吸疾病的随访队列研究及包括无创通气在内的睡眠呼吸疾病治疗的随机对照研究，或是未来睡眠呼吸疾病的重要研究方向。此外，基于人工智能技术和远程照护模式的睡眠健康管理及睡眠疾病诊疗路径的探索亦是未来的方向。

（十）烟草病学研究领域

1. 最新研究进展

在流行状况方面，全球疾病负担研究（GBD）的结果表明，2019 年全球约有 11.4 亿吸烟者，其中 3.41 亿（30%）居住在中国；共消费 7.41 万亿支卷烟，其中中国占 1/3（2.72 万亿支）[137]。全球青少年烟草流行情况调查显示，2019 年全球约有 1.55 亿青少年（15～24 岁）吸烟者，其中我国男性青少年吸烟约为 2500 万人，女性约为 161 万人[138]。美国 2021 年癌症年度报告显示，美国癌症死亡人数下降 2.4%，再次打破单年最大降幅记录，控烟是其中最大功臣 [139]。在戒烟治疗方面，美国预防服务工作组（USPSTF）发布了最新临床戒烟指南，对包括孕妇在内的成人戒烟问题提供详细指导[140]。首次评估了我国吸烟慢阻肺患者的戒烟治疗依从性，明确了较好的戒烟治疗依从性是影响临床疗效的关键因素[141]。戒烟后出现的体重增加，往往会降低戒烟的健康益处，一项研究随访观察 8 年，发现体重的增加不会提高疾病的发病风险 [142]。世界卫生组织将盐酸安非他酮缓释片和酒石酸伐尼克兰列入世界卫生组织基本药品清单，极大增加了戒烟药物的可及性[143]。目前新冠肺炎疫情仍然肆虐，基于孟德尔随机化法的一项研究表明，吸烟与重症新冠肺炎存在因果效应[144]。同时，因受新冠肺炎疫情的影响，吸烟者难以前往医院接受专业的戒烟治疗。我国发布了“在线戒烟”这一新型戒烟方式，可以克服新冠肺炎疫情导致的就医困难，帮助吸烟者戒烟[145]。烟草病学的教学工作一直是学科建设中的重要内容，2021 年由全国 30 余所院校专家编写的我国首部烟草病学教材《烟草病学高阶教程》正式发布，旨在教授医学生吸烟危害知识，掌握烟草依赖诊治与戒烟的方法[146]；同时，北京协和医学院首次开设了烟草病学课程。此外，作为新型烟草制品，电子烟问题引起广泛关注。研究表明，即使是从未吸烟的人，只吸一次 30min 的电子烟，足以导致体内显著的氧化应激，抗氧化剂和自由基失衡[147]。国务院修改《中华人民共和国烟草专卖法实施条例》，增加第六十五条：电子烟等新型烟草制品参照本条例卷烟的有关规定执行。

2. 研究优势与不足

目前我国已初步构建了覆盖全国的戒烟体系，临床戒烟水平不断提高，科学研究取得一定的科技创新成果，为开展烟草病学的研究提供了重要支撑。但与国际先进水平相比，我国烟草病学领域的科技水平仍处于“追赶者”阶段，吸烟所致健康危害的发展规律、治疗技术及防治政策等“卡脖子”问题亟待进一步突破，加之不同省份地区的社会、政治、经济等多方面的原因，导致资源碎片化、不均衡、非同质的状况严重，研究成果转化为临床实践的适宜技术模式亟待进一步优化。

3. 研究发展方向与趋势

以健康促进为核心，在“十四五”期间，从烟草病学的流行监测、个体精准戒烟、群体管理、移动健康、宣教与科普等角度，开展科学研究与创新，构建适于我国的“吸烟及烟草依赖的精准防治及管理体系研究”模式，为助力实现“健康中国 2030”目标提供重要支撑。

（十一）呼吸康复研究领域

1. 最新研究进展

来自英国和加拿大的 4 份简讯报告了住院 COVID-19 患者出院后的短期至中期预后，确定了 5 种主要的持续症状：呼吸困难、咳嗽、疲劳、肌肉和关节疼痛以及睡眠质量下降，同时可存在肺功能受损、运动能力及生活质量下降。患有慢性肺部疾病的COVID-19 感染者导致呼吸康复的需求量增加[148]。针对 COVID-19 住院患者的研究表明，即使无运动功能障碍基础的患者，感染后也出现了骨骼肌力量和体能的受损，提示出院后康复锻炼的必要性[149]。

在 COVID-19 持续全球范围内流行的情况下，呼吸康复治疗逐渐聚焦于康复治疗的维持及普及。新的康复模式，如远程康复、居家康复训练逐渐得到越来越多的重视[150, 151]。远程康复技术包含但不限于电话（音频电话或短信）、互联网（如移动应用程序或网络平台）或视频会议[151,152]。Cox 等[151]报告了一项大型、多中心、贴近真实世界的随机对照试验，评估了慢性呼吸系统疾病患者的家庭远程康复是否等同于基于康复中心的康复疗效[152]。结果证明两组间在主要结局呼吸困难（CRQ-D）或次要结局包括与健康相关的生活质量、运动能力、症状、心理健康或自我效能方面没有显著性差异。在 12 个月随访期间，两组患者在全因住院率或呼吸系统相关的住院率方面未显示差异。来自我国江苏和湖北的三家医院的一项平行随机对照试验显示，COVID-19 肺炎进行远程康复的患者在运动能力、下肢肌力和健康相关生活质量方面均优于未康复患者[153]。但目前并未确定远程康复的最佳干预模式及干预时间等。

呼吸康复长程观察研究一直比较缺乏。Yohannes 等报道了患者完成 8 周呼吸康复计划后随访 2 年的结果。在 2 年的随访中，在没有进一步干预的情况下，康复对象的圣乔治呼吸问卷（HRQL）和心理健康（呼吸疾病焦虑量表）持续较基线有显著改善。但 8 周时呼吸困难、抑郁和应激症状的短期改善在 2 年时没有得以维持。研究结果为肺康复的长期益处带来了希望，并为未来制定更有针对性的维持策略提供了动力[154]。

针对重度及极重度 COPD 患者，研究显示基于弹力带单肢训练的低负荷/高重复抗阻训练相对于双肢训练可行性及坚持度更佳[155,156]。COPD 患者使用步行和便携式阻力训练设备（台阶、抗重力锻炼及弹力带），相较于健身房内的有氧和抗阻设备训练，在运动能力和健康相关生活质量方面具有相似的临床获益，且成本低、可及性强[157]。

COPD 以外的呼吸康复研究也取得了一些进展。来自一项欧洲大型多中心随机对照试验的结果显示，标准化的运动训练对于肺动脉和慢性血栓栓塞性肺动脉高压是可行的、安全的和有效的。进一步需要更多大型多中心研究来探索康复训练对不同亚型肺动脉高压血流动力学的影响[158]。一项大型随机对照试验表明，纤维化型间质性肺疾病患者中康复训练后 6 分钟步行距离改善者死亡率降低，其中完成度≥80%的患者死亡风险可下降达 33%[159]。术前运动训练可有效减少围手术期非小细胞肺癌患者的术后并发症，改善其运动能力、肺功能、生活质量和抑郁[160]。

2. 研究优势与不足

近 5 年我国呼吸康复在临床研究、设备研发及转化等方面进入了快速发展阶段，包括呼吸康复智能化管理系统平台的建立，一系列智能化、多功能的呼吸康复检测、预警、训练、治疗设备，为实现呼吸康复的远程、广泛覆盖提供了技术支撑。

我国呼吸康复规范化诊疗体系、随访体系尚未建立。目前尚缺乏大型随机对照呼吸康复干预研究，尤其是在远程康复及居家康复方面的研究，尚处于起步阶段。呼吸康复队列尚未建立，呼吸康复相关的基础研究不足。

3. 研究发展方向与趋势

目前我国已将康复治疗提到前所未有的高度。在这期间需要多学科联合联动携手合作。在临床研究方面，进一步优化呼吸康复评估、诊断、决策模型，且研究范围将从 COPD 扩大至肺癌、肺动脉高压、间质性肺疾病、支气管扩张等多种慢性呼吸疾病。基于 COVID-19 大流行及康复资源的不均衡发展现状，远程康复及居家、便携的康复模式可能将成为研究热点，以增加呼吸康复的可及性和长程维持性。基础研究方面，呼吸康复的分子机制研究、患者康复模式敏感性的表型研究等，将是日后的研究方向。

参考文献

[1] Ye F, Zhao J, Xu P, et al. Synthetic homogeneous glycoforms of the SARS-CoV-2 spike receptor-binding domain reveals different binding profiles of monoclonal antibodies. Angew Chem Int Ed Engl, 2021, 60(23): 12904-12910.

[2] Wu Y, Wang S, Zhang Y, et al. Lineage-mosaic and mutation-patched spike proteins for broad-spectrum COVID-19 vaccine. Cell Host Microbe, 2022, S1931-3128(22)00524-8.

[3] Yu S, Di C, Chen S, et al. Distinct immune signatures discriminate between asymptomatic and presymptomatic SARS-CoV-2pos subjects. Cell Research, 2021, 31(11): 1148-1162.

[4] Chai Q, Yu S, Zhong Y, et al. A bacterial phospholipid phosphatase inhibits host pyroptosis by hijacking ubiquitin. Science, 2022, 378(6616): eabq0132.

[5] Osuchowski MF, Winkler MS, Skirecki T, et al. The COVID-19 puzzle: deciphering pathophysiology and phenotypes of a new disease entity. Lancet Respir Med, 2021, 9(6): 622-642.

[6] Simonson TS, Baker TL, Banzett RB, et al. Silent hypoxaemia in COVID-19 patients. J Physiol, 2021, 599(4): 1057-1065.

[7] Grant RA, Morales-Nebreda L, Markov NS, et al. Circuits between infected macrophages and T cells in SARS-CoV-2 pneumonia. Nature, 2021, 590(7847): 635-641.

[8] Sadeghipour P, Talasaz AH, Rashidi F, et al. Effect of intermediate-dose vs standard-dose prophylactic anticoagulation on thrombotic events, extracorporeal membrane oxygenation treatment, or mortality among patients with COVID-19 admitted to the intensive care unit: the INSPIRATION randomized clinical trial. JAMA, 2021, 325(16): 1620-1630.

[9] Estcourt LJ, Turgeon AF, McQuilten ZK, et al. Effect of convalescent plasma on organ support-free days in critically Ill patients with COVID-19: A randomized clinical trial. JAMA, 2021, 326(17): 1690-1702.

[10]Avendaño-Solá C, Ramos-Martínez A, Muñez-Rubio E, et al. A multicenter randomized open-label clinical trial for convalescent plasma in patients hospitalized with COVID-19 pneumonia. J Clin Invest, 2021, 131(20): e152740.

[11]Balcells ME, Rojas L, Le Corre N, et al. Early versus deferred anti-SARS-CoV-2 convalescent plasma in patients admitted for COVID-19: A randomized phase Ⅱ clinical trial. PLoS Med, 2021, 18(3): e1003415.

[12]Lopes RD, Macedo AVS, de Barros ESPGM, et al. Effect of discontinuing vs continuing angiotensin-converting enzyme inhibitors and angiotensin Ⅱ receptor blockers on days alive and out of the hospital in patients admitted with COVID-19: a randomized clinical trial. JAMA, 2021, 325(3): 254-264.

[13]de Chambrun P, Brodie D, Combes A. Appraising the real-life need for extracorporeal membrane oxygenation during the COVID-19 pandemic. Am J Respir Crit Care Med, 2021, 204(1): 2-4.

[14]Mustafa AK, Joshi DJ, Alexander PJ, et al. Comparative propensity matched outcomes in severe COVID-19 respiratory failure-extracorporeal membrane oxygenation or maximum ventilation alone. Ann Surg, 2021, 274(5): e388-e394.

[15]Barbaro RP, MacLaren G, Boonstra PS, et al. Extracorporeal membrane oxygenation for COVID-19: evolving outcomes from the International Extracorporeal Life Support Organization registry. Lancet, 2021, 398(10307): 1230-1238.

[16]Karagiannidis C, Strassmann S, Merten M, et al. High in-hospital mortality rate in patients with COVID-19 receiving extracorporeal membrane oxygenation in Germany: a critical analysis. Am J Respir Crit Care Med, 2021, 204(8): 991-994.

[17]Diaz RA, Graf J, Zambrano JM, et al. Extracorporeal membrane oxygenation for COVID-19-associated severe acute

respiratory distress syndrome in Chile: a nationwide incidence and cohort study. Am J Respir Crit Care Med, 2021, 204(1): 34-43.
[18]Shaefi S, Brenner SK, Gupta S, et al. Extracorporeal membrane oxygenation in patients with severe respiratory failure from COVID-19. Intensive Care Med, 2021, 47(2): 208-221.
[19]Nguyen NT, Sullivan B, Sagebin F, et al. Analysis of COVID-19 patients with acute respiratory distress syndrome managed with extracorporeal membrane oxygenation at US Academic Centers. Ann Surg, 2021, 274(1): 40-44.
[20]Vuylsteke A. ECMO in COVID-19: do not blame the tool. Lancet, 2021, 398(10307): 1197-1199.
[21]Supady A, Weber E, Rieder M, et al. Cytokine adsorption in patients with severe COVID-19 pneumonia requiring extracorporeal membrane oxygenation (CYCOV): a single centre, open-label, randomised, controlled trial. Lancet Respir Med, 2021, 9(7): 755-762.
[22]Gannon WD, Stokes JW, Bloom S, et al. Safety and feasibility of a protocolized daily assessment of readiness for liberation from venovenous extracorporeal membrane oxygenation. Chest, 2021, 160(5): 1693-1703.
[23]Al-Fares AA, Ferguson ND, Ma J, et al. Achieving safe liberation during weaning from VV-ECMO in patients with severe ards: the role of tidal volume and inspiratory effort. Chest, 2021, 160(5): 1704-1713.
[24]Grieco DL, Menga LS, Cesarano M, et al. Effect of helmet noninvasive ventilation vs high-flow nasal oxygen on days free of respiratory support in patients with COVID-19 and moderate to severe hypoxemic respiratory failure: the HENIVOT randomized clinical trial. JAMA, 2021, 325(17): 1731-1743.
[25]Gorman E, Connolly B, Couper K, et al. Non-invasive respiratory support strategies in COVID-19. Lancet Respir Med, 2021, 9(6): 553-556.
[26]Kurtz P, Bastos LSL, Dantas LF, et al. Evolving changes in mortality of 13, 301 critically ill adult patients with COVID-19 over 8 months. Intensive Care Med, 2021, 47(5): 538-548.
[27]Ehrmann S, Li J, Ibarra-Estrada M, et al. Awake prone positioning for COVID-19 acute hypoxaemic respiratory failure: a randomised, controlled, multinational, open-label meta-trial. Lancet Respir Med, 2021, 9(12): 1387-1395.
[28]Liu L, Xie J, Wu W, et al. A simple nomogram for predicting failure of non-invasive respiratory strategies in adults with COVID-19: a retrospective multicentre study. Lancet Digit Health, 2021, 3(3): e166-e174.
[29]Qaseem A, Etxeandia-Ikobaltzeta I, Fitterman N, et al. Appropriate use of high-flow nasal oxygen in hospitalized patients for initial or postextubation management of acute respiratory failure: a clinical guideline from the American college of physicians. Ann Intern Med, 2021, 174(7): 977-984.
[30]Grieco DL, Maggiore SM, Roca O, et al. Non-invasive ventilatory support and high-flow nasal oxygen as first-line treatment of acute hypoxemic respiratory failure and ARDS. Intensive Care Med, 2021, 47(8): 851-866.
[31]Matthay MA, Thompson BT, Ware LB. The Berlin definition of acute respiratory distress syndrome: should patients receiving high-flow nasal oxygen be included? Lancet Respir Med, 2021, 9(8): 933-936.
[32]Schjørring OL, Klitgaard TL, Perner A, et al. Lower or higher oxygenation targets for acute hypoxemic respiratory failure. N Engl J Med, 2021, 384(14): 1301-1311.
[33]Hochberg CH, Semler MW, Brower RG. Oxygen toxicity in critically Ill adults. Am J Respir Crit Care Med, 2021, 204(6): 632-641.
[34]中华医学会呼吸病学分会慢性阻塞性肺疾病学组，中国医师协会呼吸医师分会慢性阻塞性肺疾病工作委员会. 慢性阻塞性肺疾病诊治指南(2021 年修订版). 中华结核和呼吸杂志, 2021, 44(3): 170-205.
[35]Global initiative for chronic obstructive lung disease. Global strategy for the diagnosis, management, and prevention of chronic obstructive pulmonary disease (2022 REPORT). [2021-11-16]. https://goldcopd.org/2022-gold-reports-2/.
[36]Zhou Y, Zhong NS, Li X, et al. Tiotropium in early-stage chronic obstructive pulmonary disease. N Engl J Med, 2017, 377(10): 923-935.
[37]Wu MF, Jian ZH, Huang JY, et al. Post-inhaled corticosteroid pulmonary tuberculosis and pneumonia increases lung cancer in patients with COPD. Bmc Cancer, 2016, 16(1): 778.
[38]魏莉莉，刘海. 慢性阻塞性肺疾病临床康复循证实践指南. 中国康复理论与实践, 2021, 27(1): 15-26.
[39]Aveyard P, Gao M, Lindson N, et al. Association between pre-existing respiratory disease and its treatment, and severe COVID-19: a population cohort study. Lancet Respir Med, 2021, 9(8): 909-923.
[40]Li X, Zhong X, Wang Y, et al. Clinical determinants of the severity of COVID-19: A systematic review and meta-analysis. PLoS One, 2021, 16(5): e0250602.
[41]Guan WJ, Liang WH, Shi Y, et al. Chronic respiratory diseases and the outcomes of COVID-19: a nationwide retrospective cohort study of 39, 420 Cases. J Allergy Clin Immunol Pract, 2021, 9(7): 2645-2655.
[42]Zhao S, Wang P, Heidari AA, et al. Multilevel threshold image segmentation with diffusion association slime mould algorithm and Renyi's entropy for chronic obstructive pulmonary disease. Comput Biol Med, 2021, 134: 104427.
[43]Guo Y, Bera H, Shi C, et al, Yang M. Pharmaceutical strategies to extend pulmonary exposure of inhaled medicines. Acta Pharm Sin B, 2021, 11(8): 2565-2584.
[44]Wang Z, Locantore N, Haldar K, et al. Inflammatory endotype-associated airway microbiome in chronic obstructive

pulmonary disease clinical stability and exacerbations: a multicohort longitudinal analysis. Am J Respir Crit Care Med, 2021, 203(12): 1488-1502.

[45]Bao W, Li Y, Wang T, et al. Effects of influenza vaccination on clinical outcomes of chronic obstructive pulmonary disease: A systematic review and meta-analysis. Ageing Res Rev, 2021, 68: 101337.

[46]Ma C, Ma X, Jiang B, et al. A novel inactivated whole-cell *Pseudomonas aeruginosa* vaccine that acts through the cGAS-STING pathway. Signal Transduct Target Ther, 2021, 6(1): 353.

[47]Shi X, Wan Y, Wang N, et al. Selection of a picomolar antibody that targets CXCR2-mediated neutrophil activation and alleviates EAE symptoms. Nat Commun, 2021, 12(1): 2547.

[48]Zhu S, Huang S, Xia G, et al. Anti-inflammatory effects of alpha7-nicotinic ACh receptors are exerted through interactions with adenylyl cyclase-6. Br J Pharmacol, 2021, 178(11): 2324-2338.

[49]Song D, Yan F, Fu H, et al. A cellular census of human peripheral immune cells identifies novel cell states in lung diseases. Clin Transl Med, 2021, 11(11): e579.

[50]Lai HC, Lin TL, Chen TW, et al. Gut microbiota modulates COPD pathogenesis: role of anti-inflammatory Parabacteroides goldsteinii lipopolysaccharide. Gut, 2022, 71(2): 309-321.

[51]Huang Q, Li CD, Yang YR, et al. Role of the IL-33/ST2 axis in cigarette smoke-induced airways remodelling in chronic obstructive pulmonary disease. Thorax, 2021, thoraxjnl-2020-214712.

[52]Yi E, Zhang J, Zheng M, et al. Long noncoding RNA IL6-AS1 is highly expressed in chronic obstructive pulmonary disease and is associated with interleukin 6 by targeting miR-149-5p and early B-cell factor 1. Clin Transl Med, 2021, 11(7): e479.

[53]Calmes D, Graff S, Maes N, et al. Asthma and COPD are not risk factors for ICU stay and death in case of SARS-CoV2 infection. J Allergy Clin Immunol Pract, 2021, 9(1): 160-169.

[54]José Luis Izquierdo, Carlos Almonacid, Yolanda González, et al. The impact of COVID-19 on patients with asthma. Eur Respir J, 2021, 57(3): 2003142.

[55]Dwyer DF, Ordovas-Montanes J, Allon SJ, et al. Human airway mast cells proliferate and acquire distinct inflammation-driven phenotypes during type 2 inflammation. Sci Immunol, 2021, 6(56): eabb7221.

[56]Chang AB, Beasley R. More options for managing severe asthma in adults. Lancet Respir Med, 2021, 9(1): 3-5.

[57]Luu QQ, Cao TBT, Shin YS, et al. Sputum antinuclear antibody serves as a biomarker for severe asthma. Allergy, 2021, 76(12): 3832-3835.

[58]Harrison TW, Chanez P, Menzella F, et al. Onset of effect and impact on health-related quality of life, exacerbation rate, lung function, and nasal polyposis symptoms for patients with severe eosinophilic asthma treated with benralizumab(ANDHI): a randomised, controlled, phase 3b trial. Lancet Respir Med, 2021, 9(3): 260-274.

[59]Han JK, Bachert C, Fokkens W, et al. Mepolizumab for chronic rhinosinusitis with nasal polyps(SYNAPSE): a randomised, double-blind, placebo-controlled, phase 3 trial. Lancet Respir Med, 2021, 9(10): 1141-1153.

[60]McDowell PJ, Diver S, Yang F, et al. The inflammatory profile of exacerbations in patients with severe refractory eosinophilic asthma receiving mepolizumab(the MEX study): a prospective observational study. Lancet Respir Med, 2021, 9(10): 1174-1184.

[61]Andrew MG, Jonathan C, Arnaud B, et al. Tezepelumab in adults and adolescents with severe, uncontrolled asthma. N Engl J Med, 2021, 384(19): 1800-1809.

[62]Chaudhuri R, Rubin A, Sumino K, et al. Safety and effectiveness of bronchial thermoplasty after 10 years in patients with persistent asthma(BT10+): a follow-up of three randomised controlled trials. Lancet Respir Med, 2021, 9(5): 457-466.

[63]Heaney LG, Busby J, Hanratty CE, et al. Composite type-2 biomarker strategy versus a symptom-risk-based algorithm to adjust corticosteroid dose in patients with severe asthma: a multicentre, single-blind, parallel group, randomised controlled trial. Lancet Respir Med, 2021, 9(1): 57-68.

[64]Timothy SCH, Stewart JL, Guy GB, et al. Treatment options in type-2 low asthma. Eur Respir J, 2021, 57(1): 2000528.

[65]Laanesoo A, Urgard E, Periyasamy K, et al. Dual role of the miR-146 family in rhinovirus-induced airway inflammation and allergic asthma exacerbation. Clin Transl Med, 2021, 11(6): e427.

[66]Hartert TV, Wu PS, Brunwasser SM, et al. Respiratory syncytial virus and asthma: untying the Gordian knot. Lancet Respir Med, 2021, 9(10): 1092-1094.

[67]Fernández Pérez ER, Travis WD, Lynch DA, et al., Executive summary: diagnosis and evaluation of hypersensitivity pneumonitis: CHEST Guideline and Expert Panel Report. Chest, 2021, 160(2): 595-615.

[68]Baughman RP, Valeyre D, Korsten P, et al. ERS clinical practice guidelines on treatment of sarcoidosis. Eur Respir J, 2021, 58(6): 2004079.

[69]Nasser M, Larrieu S, Si-Mohamed S, et al. Progressive fibrosing interstitial lung disease: a clinical cohort (the PROGRESS study). Eur Respir J, 2021, 57(2): 2002718.

[70]Hoffmann-Vold AM, Allanore Y, Alves M, et al. Progressive interstitial lung disease in patients with systemic

sclerosis-associated interstitial lung disease in the EUSTAR database. Ann Rheum Dis, 2021, 80(2): 219-227.
[71]Behr J, Prasse A, Kreuter M, et al. Pirfenidone in patients with progressive fibrotic interstitial lung diseases other than idiopathic pulmonary fibrosis (RELIEF): a double-blind, randomised, placebo-controlled, phase 2b trial. Lancet Respir Med, 2021, 9(5): 476-486.
[72]Sakamoto S, Kataoka K, Kondoh Y, et al. Pirfenidone plus inhaled *N*-acetylcysteine for idiopathic pulmonary fibrosis: a randomised trial. Eur Respir J, 2021, 57(1): 2000348.
[73]Maher TM, Costabel U, Glassberg MK, et al. Phase 2 trial to assess lebrikizumab in patients with idiopathic pulmonary fibrosis. Eur Respir J, 2021, 57(2): 1902442.
[74]Spagnolo P, Distler O, Ryerson CJ, et al. Mechanisms of progressive fibrosis in connective tissue disease (CTD)-associated interstitial lung diseases (ILDs). Ann Rheum Dis, 2021, 80(2): 143-150.
[75]Zhu LL, Cao Z, Wang SY, et al. Single-cell transcriptomics reveals peripheral immune responses in anti-synthetase syndrome-associated interstitial lung disease. Front Immunol, 2022, 13: 804034.
[76]Yao C, Guan X, Carraro G, et al. Senescence of alveolar type 2 cells drives progressive pulmonary fibrosis. Am J Respir Crit Care Med, 2021, 203(6): 707-717.
[77]Liu Y, Li Z, Xiao H, et al. USP13 Deficiency impairs autophagy and facilitates age-related lung fibrosis. Am J Respir Cell Mol Biol, 2022, 10.1165/rcmb.2022-0002OC.
[78]Zhang X, Shi M, Zhao X, et al. Telomere shortening impairs alveolar regeneration. Cell Prolif, 2022, 55(4): e13211.
[79]Xiao H, Peng L, Jiang D, et al. IL-17A promotes lung fibrosis through impairing mitochondrial homeostasis in type Ⅱ alveolar epithelial cells. J Cell Mol Med, 2022, 26(22): 5728-5741.
[80]Li Z, Geng J, Xie B, et al. Dihydromyricetin Alleviates pulmonary fibrosis by regulating abnormal fibroblasts through the STAT3/p-STAT3/GLUT1 signaling pathway. Front Pharmacol, 2022, 13: 834604.
[81]Zhai Z, Wang D, Lei J, et al. Trends in risk stratification, in-hospital management and mortality of patients with acute pulmonary embolism: an analysis from the China pUlmonary thromboembolism REgistry Study (CURES). Eur Respir J, 2021, 58(4):2002963.
[82]Wang D, Fan G, Lei J, et al. LMWHs dosage and outcomes in acute pulmonary embolism with renal insufficiency, an analysis from a large real-world study. Thromb J, 2022, 20(1): 26.
[83]Zhang S, Xu X, Ji Y, et al. Clinical phenotypes with prognostic implications in pulmonary embolism patients with syncope. Front Cardiovasc Med, 2022, 9: 836850.
[84]Zhen K, Dong F, Fang F, et al. Evaluation of in-hospital venous thromboembolism prevention and management system using hospital-level metrics: a nationwide cross-sectional survey in China. J Patient Saf, 2022, 18(3): e626-e632.
[85]Gao Q, Zhen K, Xia L, et al. Assessment of the effect on thromboprophylaxis with multifaceted quality improvement intervention based on clinical decision support system in hospitalized patients: a pilot study. J Clin Med, 2022, 11(17):4997.
[86]Zhang Y, Zhang Z, Shu S, et al. The genetics of venous thromboembolism: a systematic review of thrombophilia families. J Thromb Thrombolysis, 2021, 51(2): 359-369.
[87]Zhai YN, Li AL, Tao XC, et al. A simpler noninvasive method of predicting markedly elevated pulmonary vascular resistance in patients with chronic thromboembolic pulmonary hypertension. Pulm Circ, 2022, 12(3): e12102.
[88]Fu Z, Tao X, Xie W, et al. Different response of the oxygen pathway in patients with chronic thromboembolic pulmonary hypertension treated with pulmonary endarterectomy versus balloon pulmonary angioplasty. Front Cardiovasc Med, 2022, 9: 990207.
[89]Wang T, Xing Y, Peng B, et al. Respiratory microbiome profile of pediatric pulmonary hypertension patients associated with congenital heart disease. Hypertension, 2022, 10.1161/HYPERTENSIONAHA.122.19182.
[90]Liu J, Yang P, Tian H, et al. Right ventricle remodeling in chronic thromboembolic pulmonary hypertension. J Transl Int Med, 2022, 10(2): 125-133.
[91]Miao R, Dong X, Gong J, et al. Examining the development of chronic thromboembolic pulmonary hypertension at the single-cell level. Hypertension, 2022, 79(3): 562-574.
[92]Chen J, Miao J, Zhou D, et al. Upregulation of mechanosensitive channel Piezo1 involved in high shear stress-induced pulmonary hypertension. Thromb Res, 2022, 218: 52-63.
[93]Su Y, Tan R, Sun M, et al. MiR-1249 on endothelial extracellular vesicles mediates cigarette smoke-induced pulmonary hypertension by inhibiting HDAC10 (histone deacetylase 10)-NFκB (nuclear factor κB)-CaSR (calcium-sensing receptor) Cascade. Hypertension, 2022, 79(12): 2721-2732.
[94]Liu B, Wei YP, Fan X, et al. Calcium sensing receptor variants increase pulmonary hypertension susceptibility. Hypertension, 2022, 79(7): 1348-1360.
[95]Tsay JJ, Wu BG, Sulaiman I, et al. Lower airway dysbiosis affects lung cancer progression. Cancer Discov, 2021, 11(2): 293-307.
[96]US Preventive Services Task Force, Krist AH, Davidson KW, et al. Screening for lung cancer: US preventive services

task force recommendation statement. JAMA, 2021, 325(10): 962-970.
[97]Tsuboi M, Wu YL, Grohe C, et al. LBA47 Osimertinib as adjuvant therapy in patients (pts) with resected EGFR-mutated (EGFRm) stage IB-IIIA non-small cell lung cancer (NSCLC): Updated results from ADAURA. Annals of Oncology, 2022, 33: S1413-S1414.
[98]Mazieres J, Kim TM, Lim BK, et al. LBA52 Tepotinib+ osimertinib for EGFRm NSCLC with MET amplification (METamp) after progression on first-line (1L) osimertinib: Initial results from the INSIGHT 2 study. Annals of Oncology, 2022, 33: S1419-S1420.
[99]Wang M, Yang JCH, Mitchell PL, et al. Sunvozertinib, a selective EGFR inhibitor for previously treated non-small cell lung cancer with EGFR exon 20 insertion mutations. Cancer Discovery, 2022, 12(7): 1676.
[100]Wang M, Yang JCH, Mitchell PL, et al. Sunvozertinib, a selective EGFR inhibitor for previously treated non-small cell lung cancer with EGFR exon 20 insertion mutations. Cancer Discovery, 2022, 12(7): 1676.
[101]Riely GJ, Neal JW, Camidge DR, et al. Activity and safety of mobocertinib (TAK-788) in previously treated non–small cell lung cancer with egfr exon 20 insertion mutations from a phase I/II trialmobocertinib in NSCLC with EGFR exon 20 insertions. Cancer Discovery, 2021, 11(7): 1688-1699.
[102]Park K, Haura EB, Leighl NB, et al. Amivantamab in EGFR exon 20 insertion–mutated non–small-cell lung cancer progressing on platinum chemotherapy: initial results from the CHRYSALIS phase I study. Journal of Clinical Oncology, 2021, 39(30): 3391-3402.
[103]Wang M, Yang JCH, Mitchell P, et al. 987P Sunvozertinib for NSCLC patients with EGFR exon 20 insertion mutations: Preliminary analysis of WU-KONG6, the first pivotal study. Annals of Oncology, 2022, 33: S1003-S1004.
[104]Marks S, Naidoo J. Antibody drug conjugates in non-small cell lung cancer: An emerging therapeutic approach. Lung Cancer, 2022, 163: 59-68.
[105]Marks JA, Wilgucki M, Liu SV, et al. Antibody-drug conjugates in non-small cell lung cancer: emergence of a novel therapeutic class. Curr Oncol Rep, 2022, 163:59-68.
[106]Jänne PA, Baik C, Su WC, et al. Efficacy and Safety of Patritumab deruxtecan (HER3-DXd) in EGFR inhibitor-resistant, EGFR-mutated non-small cell lung cancer. Cancer Discov, 2022, 12(1): 74-89.
[107]Zhou Q, Chen M, Jiang O, et al. Sugemalimab versus placebo after concurrent or sequential chemoradiotherapy in patients with locally advanced, unresectable, stage III non-small-cell lung cancer in China (GEMSTONE-301): interim results of a randomised, double-blind, multicentre, phase 3 trial. Lancet Oncol, 2022, 23(2): 209-219.
[108]Passaro A, Attili I, de Marinis F. Neoadjuvant Chemotherapy plus immunotherapy in early-stage resectable non-small-cell lung cancer. J Clin Oncol, 2022, 40(25): 2871-2877.
[109]Wu J, Hou L, Haoran E, et al. Real-world clinical outcomes of neoadjuvant immunotherapy combined with chemotherapy in resectable non-small cell lung cancer. Lung Cancer, 2022, 165: 115-123.
[110]Forde PM, Spicer J, Lu S, et al. Neoadjuvant nivolumab plus chemotherapy in resectable lung cancer. N Engl J Med, 2022, 386(21): 1973-1985.
[111]O'Brien M, Paz-Ares L, Marreaud S, et al. Pembrolizumab versus placebo as adjuvant therapy for completely resected stage IB–IIIA non-small-cell lung cancer (PEARLS/KEYNOTE-091): an interim analysis of a randomised, triple-blind, phase 3 trial. Lancet Oncol, 2022, 23(10): 1274-1286.
[112]Lu S, Wu L, Jian H, et al. Sintilimab plus bevacizumab biosimilar IBI305 and chemotherapy for patients with EGFR-mutated non-squamous non-small-cell lung cancer who progressed on EGFR tyrosine-kinase inhibitor therapy (ORIENT-31): first interim results from a randomised, double-blind, multicentre, phase 3 trial. Lancet Oncol, 2022, 23(9): 1167-1179.
[113]Herth FJ, Mayer M, Thiboutot J, et al. Safety and performance of transbronchial cryobiopsy for parenchymal lung lesions. Chest, 2021, 160(4): 1512-1519.
[114]Zheng X, Xie F, Li Y, et al. Ultrathin bronchoscope combined with virtual bronchoscopic navigation and endobronchial ultrasound for the diagnosis of peripheral pulmonary lesions with or without fluoroscopy: A randomized trial. Thoracic Cancer, 2021, 12(12): 1864-1872.
[115]Zheng X, Yuan H, Gu C, et al. Transbronchial lung parenchyma cryoablation with a novel flexible cryoprobe in an in vivo porcine model. Diagnostic and Interventional Imaging, 2022, 103(1): 49-57.
[116]Zhong CH, Fan MY, Xu H, et al. Feasibility and safety of radiofrequency ablation guided by bronchoscopic transparenchymal nodule access in canines. Respiration, 2021, 100(11): 1097-1104.
[117]Su ZQ, Zhou ZQ, Guan WJ, et al. Airway remodeling and bronchodilator responses in asthma assessed by endobronchial optical coherence tomography. Allergy, 2022, 77(2): 646-649.
[118]Duan H, Li X, Long X, et al. Safety, feasibility, and effectiveness of a novel spray cryotherapy technique in a canine model. Clinical and Translational Medicine, 2021, 11(2): e315.
[119]Chen X, Ye Y, Han Q, et al. Optimize initial freezing time of transbronchial cryobiopsy for the diagnosis of

interstitial lung disease: a prospective randomized parallel group study. Respiration, 2022, 101(3): 299-306.
[120]Zhou G, Ren Y, Li J, et al. The effect of 1.9-mm versus 2.4-mm probes in transbronchial cryobiopsies for interstitial lung diseases: a prospective analysis. Annals of Translational Medicine, 2021, 9(1):20
[121]Zhang J, Guo J R, Huang Z S, et al. Transbronchial mediastinal cryobiopsy in the diagnosis of mediastinal lesions: a randomised trial[J]. European Respiratory Journal, 2021, 58(6):2100055
[122]Wang T, Wang J, Qiu X, et al. A novel use of coblation in the treatment of tracheal tumors. Ear, Nose & Throat Journal, 2021: 01455613211015739.
[123]Cheng Y, Wang G, Zhang W, et al. Feasibility and long-term safety of Ho: YAG laser lithotripsy in broncholithiasis patients. BMC Pulmonary Medicine, 2021, 21(1): 1-7.
[124]Jiang M, Xu H, Yu D, et al. Risk-score model to predict prognosis of malignant airway obstruction after interventional bronchoscopy. Translational Lung Cancer Research, 2021, 10(7): 3173.
[125]Sun K, Zhang H, Zhang W, et al. Long-term prognostic factors of clinical success after interventional bronchoscopy in patients with scarring central airway stenosis. BMC Pulmonary Medicine, 2021, 21(1): 1-9.
[126]Nakata M, Sawada S, Yamashita M, et al. Surgical treatments for multiple primary adenocarcinoma of the lung. The Annals of Thoracic Surgery, 2004, 78(4): 1194-1199.
[127]Guo S, Bai Y, Li Y, et al. A large central bronchopleural fistula closed by bronchoscopic administration of recombinant bovine basic fibroblast growth factor: a case report. Respiration, 2021, 100(10): 1000-1004.
[128]中华医学会呼吸病学分会睡眠呼吸障碍学组，中国医学装备协会呼吸病学装备技术专业委员会睡眠呼吸设备学组. 成人家庭睡眠呼吸暂停监测临床规范应用专家共识. 中华结核和呼吸杂志, 2022, 45(2): 133-142.
[129]中华医学会呼吸分会睡眠呼吸障碍学组，中国医学装备协会呼吸病学装备技术专业委员会睡眠呼吸设备学组. 互联网医疗在阻塞性睡眠呼吸暂停临床诊治中的质量控制专家共识.国际呼吸杂志, 2022, 42(9): 644-650.
[130]Zhu Z, Guo KD, Wu YH, et al. Clinical phenotypes of patients with obstructive sleep apnea-hypopnea syndrome: a cluster analysis. Chinese Medical Journal, 2021, 134(18): 2240-2242.
[131]Zhang L, Zhang X, Li YM, et al. Association of craniofacial and upper airway morphology with cardiovascular risk in adults with OSA. Nat Sci Sleep, 2021, 13: 1689-1700.
[132]Wu S, Chen M, Wei K, et al. Sleep apnea screening based on Photoplethysmography data from wearable bracelets using an information-based similarity approach. Computer Methods and Programs in Biomedicine, 2021, 211: 106442.
[133]Wu Y, Pang X, Zhao G, et al. A novel approach to diagnose sleep apnea using enhanced frequency extraction network. Computer Methods and Programs in Biomedicine, 2021, 206: 106119.
[134]Huang Z, Wang L, Liu Y, et al. Obstructive sleep apnea in coronary artery disease: the role of nocturnal hypoxic burden. Journal of Clinical Sleep Medicine, 2021, 17(2): 359-360.
[135]Wu X, Gong L, Xie L, et al. NLRP3 deficiency protects against intermittent hypoxia-induced neuroinflammation and mitochondrial ROS by promoting the PINK1-Parkin pathway of mitophagy in a murine model of sleep apnea. Frontiers in immunology, 2021, 12: 628168.
[136]Chen Y, Chen X, Huang X, et al. Analysis of salivary microbiome and its association with periodontitis in patients with obstructive sleep apnea. Frontiers in Cellular and Infection Microbiology, 2021: 1228.
[137]GBD 2019 Tobacco Collaborators. Spatial, temporal, and demographic patterns in prevalence of smoking tobacco use and attributable disease burden in 204 countries and territories, 1990-2019: a systematic analysis from the Global Burden of Disease Study 2019. Lancet, 2021, 397(10292): 2337-2360.
[138]Reitsma MB, Flor LS, Mullany EC, et al. Spatial, temporal, and demographic patterns in prevalence of smoking tobacco use and initiation among young people in 204 countries and territories, 1990-2019. Lancet Public Health, 2021, 6(7): e472-e481.
[139]Siegel RL, Miller KD, Fuchs HE, et al. Cancer Statistics, 2021. CA Cancer J Clin, 2021, 71(1): 7-33.
[140]Patnode CD, Henderson JT, Coppola EL, et al. Interventions for tobacco cessation in adults, including pregnant persons: updated evidence report and systematic review for the US preventive services task force. JAMA, 2021, 325(3): 280-298.
[141]Qin R, Liu Z, Zhou X, et al. Adherence and efficacy of smoking cessation treatment among patients with COPD in China. Int J Chron Obstruct Pulmon Dis, 2021, 16: 1203-1214.
[142]Sahle BW, Chen W, Rawal LB, et al. Weight gain after smoking cessation and risk of major chronic diseases and mortality. JAMA Network Open, 2021, 4(4): e217044-e217044.
[143]世界卫生组织. [2022-11-2]. https: //www.who.int/news/item/05-11-2021-two-new-tobacco-cessation-medicines-added-to-the- who-essential-medicines-list.
[144]Clift AK, von Ende A, San TP, et al. Smoking and COVID-19 outcomes: an observational and Mendelian randomisation study using the UK Biobank cohort. Thorax, 2022, 77(1): 65-73.

[145]在线戒烟网. [2022-11-2]. www.chinatca.cn.
[146]王辰. 烟草病学高阶教程. 北京：中国协和医科大学出版社, 2021.
[147]Kelesidis T, Tran E, Nguyen R, et al. Association of 1 vaping session with cellular oxidative stress in otherwise healthy young people with no history of smoking or vaping: a randomized clinical crossover trial. JAMA Pediatr, 2021, 175(11): 1174-1176.
[148]Hopkinson NS, Jenkins G, Hart N, et al. COVID-19 and what comes after? Thorax, 2021, 76(4): 324-325.
[149]Paneroni M, Simonelli C, Saleri M, et al. Muscle Strength and physical performance in patients without previous disabilities recovering from COVID-19 pneumonia. Am J Phys Med Rehabil, 2021, 100(2): 105-109.
[150]Carolyn L, Rochester MD, Martijn A, et al. Pulmonary rehabilitation in 2021. JAMA, 2021, 326(10): 969-970.
[151]Cox NS, McDonald CF, Mahal A, et al. Telerehabilitation for chronic respiratory disease: a randomised controlled equivalence trial.Thorax, 2022, 77(7): 643-651.
[152]Soled DR, Thurber E, Amundson B, et al. payment reform as a means of achieving justice: a look at pulmonary rehabilitation reimbursement.Chest, 2021, 160(2): 786-788.
[153]Li J, Xia W, Zhan C, et al. A telerehabilitation programme in post-discharge COVID-19 patients (TERECO): a randomised controlled trial. Reinhardt JD. Thorax, 2022, 77(7): 697-706.
[154]Holland AE, Cox NS. Give a little or give a lot? The question of long-term maintenance after pulmonary rehabilitation. Chest, 2021, 159(3): 893-894.
[155]Nyberg A, Martin M, Saey D, et al. Effects of low-load/high-repetition resistance training on exercise capacity, health status, and limb muscle adaptation in patients with severe COPD: a randomized controlled trial.Chest, 2021, 159(5): 1821-1832.
[156]Langer D. Elastic resistance exercises: making pulmonary rehabilitation more accessible? Chest, 2021, 159(5): 1696-1698.
[157]Patel S, Palmer MD, Nolan CM. Supervised pulmonary rehabilitation using minimal or specialist exercise equipment in COPD: a propensity-matched analysis. Thorax, 2021, 76(3): 264-271.
[158]Grünig E, MacKenzie A, Peacock AJ, et al. Standardized exercise training is feasible, safe, and effective in pulmonary arterial and chronic thromboembolic pulmonary hypertension: results from a large European multicentre randomized controlled trial.Eur Heart J, 2021, 42(23): 2284-2295.
[159]Guler SA, Hur SA, Stickland MK, et al. Survival after inpatient or outpatient pulmonary rehabilitation in patients with fibrotic interstitial lung disease: a multicentre retrospective cohort study.Thorax, 2022, 77(6): 589-595.
[160]Gravier FE, Smondack P, Prieur G, et al. Effects of exercise training in people with non-small cell lung cancer before lung resection: a systematic review and meta-analysis.Thorax, 2022, 77(5): 486-496.

四、精神医学领域研究进展

孟适秋 刘晓星 袁 凯 闫 薇 陆 林
北京大学医学部

精神疾病患病率逐年增高，已成为危害人类健康的重大问题。全球有超过 9.7 亿人患有精神疾病，占世界人口的 13%以上，造成的疾病负担已达人类疾病总负担的近 30%。在我国，成年人精神疾病的患病率约为 16.6%[1]，精神障碍和物质使用障碍已成为所有疾病中健康寿命损失年排名第一的疾病，严重影响国民健康和经济发展。此外，新型冠状病毒肺炎（简称“新冠肺炎”）疫情加剧了精神疾病的发生，已导致全球新增约 5320 万抑郁症患者、7620 万焦虑症患者[2]，且约 1/3 的新冠肺炎患者遭受了长期神经系统症状或者精神健康问题的困扰[3]。虽然我国精神医学研究和公共卫生服务仍存在发展困境，但是我国学者克服疫情影响，勠力同心，攻坚克难，在精神医学领域取得了一系列重大研究进展。脑科学与类脑科学研究（Brain Science and Brain-Like Intelligence Technology，简称“中国脑计划”）也于 2021 年底正式启动，该计划对精神疾病研究进行了重点部署，为精神障碍的预防和早诊优治带来了新的发展契机，必将推动我国精神医学领域科学研究和临床诊疗的蓬勃发展。

（一）我国精神医学研究的进展

1. 新冠肺炎疫情对精神心理健康的影响

我国学者围绕新冠肺炎疫情对精神心理健康的影响展开了大量研究。在新冠肺炎疫情对我国大众精神心理健康的影响方面，北京大学第六医院陆林院士团队通过对我国 34 个省市的 56 679 例参与者进行在线调查，系统研究了新冠肺炎疫情期间我国公众及隔离人群所面临的精神心理问题及其相关影响因素，发现在疫情期间曾经有过集中隔离等经历的暴露者会增加 34%的精神心理负担[4]，自杀意念的发生率高达 16.4%[5]；通过对 88 项横断面及队列研究进行荟萃分析，发现传染病大流行后的创伤后应激障碍（post-traumatic stress disorder，PTSD）合并患病率为 22.6%，且亚组分析的结果表明医务人员、感染者及公众的 PTSD 患病率分别为 26.9%、23.8%和 19.3%[6]。疫情对青少年的心理健康也产生了严重影响。南方医科大学张持晨教授团队通过对 131 万余名青少年调查发现，10.5%的学生自我报告经历了心理上的痛苦，且高中生、从不戴口罩的学生，以及每周锻炼时间少于半小时的学生风险更高[7]。澳门大学项玉涛教授团队对疫情时学校关闭期间 4342 名中小学生进行横断面线上调查发现，焦虑、抑郁和应激症状的发生率分别为 24.9%、19.7%和 15.2%，而亲子交流是精神心理健康的保护因素[8]。暨南大学曾芳芳教授课题组进行的一项横断面调查也发现，疫情期间学校停课可能对学龄儿童的健康习惯产生不良影响，包括体育活动减少、屏幕接触时间延长和睡眠不规律等[9]。疫情期间人们的网络使用习惯也受到影响，网络成瘾患病率升高。北京大学时杰教授课题组通过大规模线上调查，发现疫情期间普通大众的网络成瘾患病率高达 36.7%，社会支持减少、压力增加、精神心理问题、沉迷网络游戏等是网络成瘾的危险因素[10]；该课题组还通过对武汉 30 所高校的 11 254 名大学生进行横断面调查，发现疫情期间大学生问题性网络使用患病率高达 28.4%，有注意缺陷多动障碍、抑郁、焦虑、失眠、PTSD 等症状者问题性网络使用患病率更高[11]。

在疫情对我国新冠肺炎患者精神心理健康的影响方面，由中日友好医院曹彬教授课题组牵头，联合首都医科大学、武汉金银潭医院等多家单位对武汉金银潭医院 1276 例治愈出院的新冠肺炎患者进行了持续一年的跟踪随访，发现新冠肺炎住院患者在患病一年后，仍有近二分之一（49%）的人存在疲劳与肌肉无力、睡眠障碍、脱发、嗅觉失灵、心悸等后遗症，其在病情较严重的患者身上表现尤为突出，此外，26%的患者在一年内经历了焦虑和抑郁，且女性患抑郁症的可能性是男性的 2 倍[12]。随着感染人数的持续攀升，影响患者治疗效果和康复的潜在因素也引起全球研究者们的关注。陆林院士团队通过对来自 21 个国家的 149 项观察性研究（共 2 亿多调查对象）进行荟萃分析，结果显示在新冠感染前，患有神经精神疾病的人群会增加感染新冠肺炎的风险，具体表现为精神疾病患者相比于普通人群感染新冠的风险增加 67%，而痴呆等神经疾病患者相比于普通人群感染新冠的风险增加 1 倍[13]。

疫苗接种是当下预防新冠肺炎、减少重症率、降低病死率的有效办法，在过去的一年中，我国新冠疫苗接种工作稳定有序推进。陆林院士团队通过对我国 34 041 名大众开展新冠疫苗接种意愿及影响因素的横断面调查，发现 55.3%的参与者愿意接种新冠疫苗，40.3%的人对疫苗接种持犹豫态度，仅有 4.4%的人明确拒绝接种疫苗[14]，而大众对于接种新冠疫苗存在的心理压力会在学习疫苗相关知识及接种疫苗后显著下降[15]。值得注意的是，澳门大学项玉涛教授团队的研究发现证实，与一般人群相比，精神障碍患者存在疫苗接种后的免疫反应较低、疫苗接种效果较差的现象，这可能是由于患者本身存在的免疫系统功能障碍和所服用的精神科药物与疫苗的相互作用等原因[16]。四川大学华西医院唐向东教授团队发现，充足睡眠在增强新冠疫苗免疫保护性中具有不可或缺的作用[17]。

以上研究为新冠肺炎疫情相关精神心理问题的综合防治提供了科学依据。

2. 精神疾病的发病机制和干预策略研究进展

1）心境障碍

心境障碍是指由各种原因引起的以显著而持久的情感或心境改变为主要特征的一组疾病，包括双相情感障碍和抑郁症等。由北京大学第六医院黄悦勤教授团队联合多家单位协作报告的全国代表性抑郁症流行病学研究指出，我国女性抑郁症患病率高于男性，失业者高于就业者，分居、丧偶或离婚者高于已婚或同居者[18]。北京协和医学院邹海鸥教授团队还发现，我国约 62%的抑郁症或双相情感障碍患者在过去一年中有过非自杀性自伤行为，其中年轻、失业、较高的家庭月收入、单身、冲动、长病程等是抑郁症和双相情感障碍患者发生非自杀性自伤行为的危险因素[19]。遗传因素是双相情感障碍最主要的危险因素，中国科学院昆明动物研究所李明教授团队联合国内多家单位通过一项全基因组关联研究，对汉族人群双相情感障碍遗传风险相关的位点进行了全面分析，并比较了汉族人群与欧洲人群之间的遗传风险，在 *TMEM108* 基因座附近报道了一个新的、中国人特有的风险位点[20]。

抑郁症的病程可变，但随着时间的推移，这种可变性如何影响长期的认知能力下降尚不清楚。北京大学临床研究所解武祥教授团队利用美国健康与退休研究（Health and Retirement Study，HRS）队列和英国老龄化纵向研究（English Longitudinal Study of Ageing，ELSA）队列共计 17 556 名社区人群数据，揭示了在老年群体中不同程度的抑郁症状会引起长期的认知功能下降，由此，尽量将抑郁症状维持在低水平，可能会减轻老年人认知能力下降的问题[21]。四川大学华西医院龚启勇教授团队与美国辛辛那提大学医学院合作，进一步发现双相情感障碍青年患者的大脑拓扑结构特别是岛叶、额下回和辅助运动脑区存在异常，而喹硫平或锂盐治疗可有效改善患者的岛叶拓扑网络，并且脑网络的恢复与躁狂症状的改善相关[22]。不仅是脑结构，抑郁症还通常伴随大脑连接功能的异常，中国科学院心理研究所严超赣教授团队利用抑郁症患者脑影像大数据样本，发现抑郁症患者的脑功能网络全局效率和局部效率相较于健康对照组显著降低，其中感觉运动网络、背侧注意网络所包含脑区的节点效率等指标显著降低[23]。通过结合抑郁症患者及疾病动物模型，华中科技大学陈建国教授课题组发现，前额叶皮层脑区转录因子 Twist1 通过影响脑结构从而在抑郁症发病中发挥关键的调控作用[24]。这些工作在揭示抑郁症致病机制的同时，也为抑郁症治疗手段的开发提供了新的干预靶点。

2）睡眠障碍

睡眠是一个复杂的节律性生理过程，充足的睡眠对身体健康至关重要。随着经济的发展和生活节奏的日益加快，睡眠问题越发引起人们的关注。北京大学医学部赵洋博士等基于中国健康与退休纵向研究，探究了睡眠时间、活动时间与高血压、糖尿病、心脏病、卒中和记忆相关疾病［如痴呆、脑萎缩和（或）帕金森病］等 14 种疾病共病率之间的关系，研究表明睡眠持续时间和身体活动与共病率独立且显著相关，每天 7～9h 的睡眠可能有助于降低共病率[25]。而过长的睡眠时间则对健康产生不利影响，四川大学华西医院郝秋奎教授团队发现大于 9h 的长睡眠时间与老年人的认知功能下降显著相关[26]。同时，睡眠时长过短也对健康有害，广东省人民医院精神卫生中心张继辉教授联合香港中文大学荣润国教授团队，发现睡眠时长与高血压、心房颤动、肺栓塞和慢性缺血性心脏病呈负相关，揭示睡眠时长过短（≤6h）是这些疾病的潜在发生风险因素[27]。同时，北京大学曾毅教授团队通过对我国 65 岁以上人群进行为期 6 年的纵向调查队列研究，发现睡眠时间过短和过长都与较高的死亡风险相关[28]。

失眠是一种常见的睡眠障碍，严重影响个体的健康和生活质量。陆林院士团队通过临床与基础相结合的研究，发现睡眠剥夺会引起肠道菌群紊乱以及系统性炎症反应，同时伴随认知功能的显著受损，首次从“微生物-肠-脑轴”的角度揭示了睡眠剥夺导致认知受损的机制，为防治睡眠不足导致的认知障碍提供了新的靶点和思路，为通过干预肠道菌群治疗相关神经精神障碍提供了重要的科学依据[29]。华中科技大学同济医学院董慧教授团队通过荟萃分析综合评价了现有芳香疗法治疗失眠的效果，结果表明，相比于按摩组，芳香疗法对改善睡眠质量效果显著，未来可作为失眠障碍的非药物治疗方法之一[30]。

阻塞性睡眠呼吸暂停（obstructive sleep apnea，OSA）也是一种常见的睡眠障碍。近年研究发现 OSA 可能会加速衰老，中南大学湘雅二医院王轶娜教授课题组回顾了 OSA 的病理生理机制及其在衰老过程中的作用，强调了这种常见睡眠障碍在衰老研究中的重要性[31]。上海交通大学附属第六人民医院殷善开教授团队证实脂肪酸、碳水化合物和氨基酸代谢相关代谢物水平的变化与 OSA 的发生有关，在患有 OSA 的人和啮齿动物中，肠道菌群的多样性和丰度发生了改变，尤其是厚壁菌门和拟杆菌门，表明代谢和微生物的某些变化在 OSA 及 OSA 引起的心血管并发症的病理生理中起着不可或缺的作用[32]。

3）物质成瘾

物质成瘾不仅是一个重大的公共卫生和社会问题，也是重要的科学前沿领域。北京大学时杰教授团队基于约 6000 例物质成瘾患者数据，通过两阶段的大样本遗传关联风险分析，明确并验证了多种物质成瘾的共同遗传风险因素，通过表型关联研究进一步探索了遗传风险因素对脑影像、认知行为及成瘾特征的作用，并在成瘾动物模型上验证遗传风险基因对于多种药物成瘾行为的作用，该研究有望为开发适用于多种物质成瘾的干预方法提供新方向和干预靶点[33]。上海市精神卫生中心袁逖飞教授课题组与辽宁师范大学罗文波教授课题组通过对不同戒断期的 156 例甲基苯丙胺成瘾者进行综合神经心理测量、线索诱发心理渴求评估，以及 128 通道的高密度脑电数据采集，证实了成瘾者线索诱导的药物心理渴求强度在戒断期呈现动态变化，并且内侧前额叶皮层的 beta 神经振荡介导了该变化，为复吸风险评估提供了客观指标[34]。袁逖飞教授课题组还阐明了运动皮层中锥体神经元上的 $GABA_B$ 受体功能是酒精成瘾所致冲动行为的重要机制与调控靶点，并在临床患者上进行了转化验证[35]。在动物研究方面，复旦大学马兰院士团队研究发现，中央杏仁核脑区促肾上腺皮质激素释放激素神经元与腹侧被盖区被吗啡激活的奖赏神经元间的抑制性神经环路介导了吗啡戒断引起的负性情绪[36]。暨南大学张力教授课题组利用穿颅活体双光子成像技术，动态描绘了可卡因暴露后小鼠运动皮层第五层锥体神经元树突棘重塑现象，揭示了成瘾药物导致认知损害的突触可塑性机制，并进一步解析了运动促进认知功能康复的细胞与分子机制[37]。

物理治疗是近年来备受关注的药物成瘾干预方法。北京大学周晓林教授团队通过荟萃分析发现，相比于虚假刺激，真实的非侵入性脑刺激能够显著降低物质成瘾者对特定物质及过度饮食个体对特定食物的渴求和消耗量，这种缓解作用不仅在干预刚结束后存在，在干预结束后的短期（3～30 天）、中期（1～6 个月）和长期（大于 6 个月）后测中也稳定存在，且该干预效果在所研究的不同人群（食物、尼古丁、酒精或药物成瘾人群）和使用两种刺激技术的情况下都持续存在，证实非侵入性脑刺激能够有效降低成瘾者对成瘾物的渴求与消耗，并且该效应能够长期维持，具有很好的临床应用前景[38]。同时，侵入性脑刺激技术因其可直接靶向目标脑区，具有独特的优势。时杰教授课题组研究发现，对黑质网状部进行高频深部脑刺激可以促进甲基苯丙胺条件性位置偏爱的消退，防止复燃[39]。

除此以外，东北师范大学杨丽教授团队开发了一种便携式化学发光纤维免疫传感器，用于对生物样本中的甲基苯丙胺进行高度灵敏的定量和特异性免疫识别，该方法成功应用于各种生物样本（人血、尿液和口腔液）中甲基苯丙胺的测定，具有操作简单、分析快速（10min）、检测灵敏、选择性好等优点，为药物滥用的监测提供了一种可靠、便捷的方法[40]。

4）精神分裂症

精神分裂症是一种严重的精神障碍，遗传度接近 80%，且精神分裂症患者的临床表现呈高异质性特点。中山大学孙逸仙纪念医院赵慧英教授团队通过构建一种新型风险基因预测模型，成功预测了 103 个精神分裂症的高风险基因，其中包括 16 个新基因[41]。中国科学院心理研究所陈楚侨教授团队研究发现了支持精神分裂症患者自我报告阴性症状的五因素潜在结构，并通过纵向研究发现在高度分裂型个体中皮层-纹状体连接受损，背侧纹状体和脑岛之间的连接可能是阳性分裂型患者时间变化的一个重要指标[42~44]。复旦大学张捷教授和冯建峰教授团队发展了一种基于个体水平统计量的结构共变网络分析方法，揭示了精神分裂症患者个体化灰质共变网络中存在着异质性，基于这种异质性，可将患者稳定地分为 2 个与焦虑和抑郁症状有关的亚型，为精神分裂症的精准诊断提供了新的视角[45]。北京师范大学夏明睿教授团队通过对比精神分裂症、双相情感障碍、重度抑郁症患者以及健康对照组的大脑静息状态功能磁共振数据，比较了不同患者的脑功能连接组变异性（inter-subject variability of the functional connectome，IVFC），发现与健康对照组相比，精神分裂症患者在双侧感觉运动、视觉、听觉和皮层下区域表现出更高的 IVFC，该研究对于理解精神分裂症患者的高临床异质性及未来个体化临床诊断和治疗具有潜在指导意义[46]。天津医科大学于春水教授团队鉴定出 14 个在精神分裂症中显著富集但在抑郁症和双相情感障碍中没有富集的颗粒细胞相关基因，其中 4 个基因的表达水平与精神分裂症患者和健康对照间前额叶皮层的灰质体积差异存在显著相关性[47]。除脑功能连接研究外，我国学者也在外周水平对精神分裂症的致病机制和表型进行了深入研究。浙江大学医学院包爱民教授团队在精神分裂症患者发现了食欲素系统的明显改变，精神分裂症患者（特别是女性患者）脑脊液中 1 型食欲素受体水平显著降低，同时女性患者额上回 2 型食欲素受体的 mRNA 水平低于对照组，而男性患者额上回 1 型和 2 型食欲素受体的 mRNA 水平均高于对照组[48]。

5）阿尔茨海默病

阿尔茨海默病（Alzheimer's disease，AD）是最常见的痴呆症。据第七次全国人口普查数据显示，我国现有 60 岁以上人口数量占总人口的 18.7%，随着我国老龄化问题的日益加重，预测阿尔茨海默病的发病率也会逐年增加。上海瑞金医院牵头发布的《中国阿尔茨海默病报告 2021》指出，2019 年我国现存的 AD 及其他痴呆患者数约 1324 万例，且其患病率、死亡率略高于全球平均水平，女性的相关数据高于男性[49]。为进一步探究 AD 的发病机制及治疗手段，我国科学家在过去一年中进行了许多探索和努力。

首都医科大学附属宣武医院贾建平教授团队基于全基因组关联的预测模型，率先将其应用于评估我国大规模人群的 AD 发病风险[50]。华中科技大学刘恭平教授课题组通过蛋白质组学技术，发现口服褪黑素治疗可通过改善线粒体-溶酶体复合物来恢复线粒体自噬缺陷，从而改善线粒体功能，减少 Aβ 沉积，并改善 AD 模型鼠的认知行为[51]。衰老性星形胶质细胞随着年龄的增长而积累，会导致大脑功能障碍，诱发相关疾病。温州医科大学黄智慧教授团队在衰老小鼠和 AD 模型小鼠的海马星形胶质细胞以及 D-半乳糖和百草枯诱导的衰老星形胶质细胞中，发现 Yes 相关蛋白通过调节 CDK6 信号转导来防止星形胶质细胞过早衰老和 AD 小鼠认知衰退[52]。

在 AD 的治疗方法开发方面，北京大学魏勋斌教授、上海交通大学高小玲教授和复旦大学华山医院陈亮教授团队通过非药物治疗手段——光生物调控，对 AD 小鼠模型进行治疗，发现光生物调控可以通过减少 AD 小鼠脑部的 Aβ 蛋白来改善认知与记忆损伤[53]。广东省科学院微生物研究所吴清平院士和丁郁教授团队指出，持续的神经炎症可引发 AD 并加速其发展，植物来源的食品中富含多糖、多酚和多肽等活性大分子，可以通过调节 LAX4-NF-κB 和 MAPK 信号通路抑制神经炎症，进而改善认知障碍，提示开发具有抗神经炎症作用的天然活性产物将有助于预防和缓解 AD[54]。大连医科大学乐卫东教授团队总结了用于痴呆预防和治疗的各种中药、方剂和针灸等治疗方法，从中医角度为未来的痴呆治疗研究提供了启示[55]。

（二）我国精神医学研究的困境

尽管我国在精神医学研究领域取得了长足进步，但与发达国家相比，我国目前仍面临诸多困境。首先，我国尚缺乏精神疾病临床研究的国家级大数据与样本库平台。临床研究大数据与样本库平台建设已经成为各国抢占脑科学制高点的重要手段，目前国际上已经建立了一些精神疾病临床研究大数据与样本库平台，如 ADNI（Alzheimer's disease neuroimaging initiative）是在美国和加拿大 63 个研究中心进行的纵向多中心研究，采集了临床资料、神经心理学测试数据、生物样本、磁共振成像数据等，旨在明确 AD 的临床、影像、生化和遗传等生物标志物；荷兰的 NESDA 研究（netherlands study of depression and anxiety）收集了 3000 多名抑郁症和焦虑症患者数据，关注抑郁和焦虑的心理学、社会学、生物学和遗传学因素。然而，我国的脑疾病数据库与样本库建设仍然存在许多问题[56]，如机制不规范所致的数据共享范围有限，顶层设计缺乏所致的数据高异质性，执行期较短所致的纵向跟踪不允分等。因此，我国亟待建立成熟的规范化、标准化、整合多维度指标的国家级精神疾病临床研究大数据与样本库平台。

其次，缺乏精神疾病客观诊断指标。目前精神疾病的诊断依据主要是基于临床症状主观评估的国际疾病分类和精神障碍诊断与统计手册，需要有经验的医生依据调查问卷和自身经验进行判断，缺乏客观的检测指标来诊断精神疾病和评估病情严重程度，导致精神疾病的识别率和诊断率低、误诊率高[57]。因此，建立精神疾病诊断的客观指标体系，服务于精神疾病的精准诊断和治疗，具有重要的临床意义。

再次，我国神经精神疾病治疗药物和仪器设备的研发不足。我国在精神类和神经类药物的消费增速居全球第一[58]，2021 年我国抗精神疾病用药销售额为 123.5 亿元，预测在 2022 年这一数值将达到 131.2 亿[59]，然而我国神经精神疾病诊治所需的药品及医疗仪器多依赖于进口[60]。2020 年美国食品药品监督管理局批准了 53 种新药，其中 14 种为神经系统新药，占 26.4%，而同年我国国家药品监督管理局批准了 48 种新药，其中国产神经系统新药为 3 种，仅占 6.3%[61]。因此，我国精神疾病新药研发能力亟须提高。同时，脑磁图、磁共振、脑电图、正电子发射型计算机断层显像、近红外成像等神经影像技术等硬件设备，是精神疾病早期预防、早期诊断和早期治疗得以顺利开展的重要保障，但目前我国在这些方面仍然严重依赖于国外进口，国产相关技术与国外先进技术仍存在较大差距。

最后，我国在精神卫生领域资源配备严重不足。根据世界卫生组织 2020 年的调查，全球每 10 万人平均配备的精神卫生工作者数量由 2014 年的 9 名提升到了 2020 年的 13 名，尤其是高收入国家，每 10 万人平均配备 62.2 位精神卫生工作者[62]。然而，我国每 10 万人口仅配备 3.43 位精神科医师，显著低于全球平均水平，与高收入国家相比更是相去甚远。此外，我国心理治疗师、心理咨询师占比也较小，专业社工引入困难，职业康复师几乎空白，基层医疗单位精神卫生人员服务能力不足，多是兼职人员[63]。专业人员的缺少在一定程度上与我国精神医学亚专科有待提升有关，临床医学专业学生选择精神科的比例较少，80%的高校在近 5 年才开始设置精神医学专业。除此以外，我国的精神卫生临床资源还存在分布不均的问题。《2021 年中国卫生健康统计年鉴》显示，2020 年我国医疗卫生机构中精神科床位数为 670 871 张，占总床位数的 7.37%[64]。我国每 10 万人仅拥有 31.97 张精神科床位，并呈现分布严重不均的状况，在上海市、海南省等地，每万人拥有的精神科床位数都达到 5 张以上，但是在青海、西藏等中西部地区，每万人拥有的精神科床位数都在 1 张以下[65]，上述结果揭示了我国精神卫生服务资源水平不仅与高收入国家存在显著差距，而且表现出资源倾斜严重、分布不均等特点。这些均制约了我国精神医学研究的发展和精神卫生服务水平的提高。

（三）我国精神医学研究的发展方向

2021年，我国启动了“中国脑计划”，是我国根据国家发展战略，面向2030年部署的一项与国家长远发展和人民生命健康紧密相关的重大科技工程。在“中国脑计划”“一体两翼”的整体布局中，认知障碍相关重大脑疾病研究具有至关重要的作用[66]。我国将构建一个国家级脑疾病临床研究大数据与样本库平台，聚焦抑郁症、痴呆、孤独症这三大主要疾病，辐射睡眠障碍、药物成瘾、精神分裂症、注意缺陷多动障碍、帕金森病等十余个相关重大疾病，覆盖从儿童期到成年期再到老年期的全生命周期，以人为主要研究对象，全面解析重大脑疾病的发生发展机制，研发早期预防、早期诊断、早期治疗的新方法，引领全球脑健康发展[66]。同时脑疾病的研究是基础研究向临床转化的核心途径，是脑机智能技术应用于医疗健康产业的重要保障，是脑科学理论探索向应用转化、改善人民生命健康、解决国家重大需求、推动社会经济发展的关键环节。

1. 建立国家级脑疾病临床研究大数据与样本库平台

丰富的病例资源、不断突破的关键技术和国家临床医学研究中心的建立，为我国脑疾病临床研究大数据与样本库平台建设提供了重要契机。北京大学第六医院联合上海交通大学、浙江大学等优势单位，将在未来五年搭建包含抑郁症等成年期疾病、痴呆等老年期疾病、孤独症等儿童期疾病的数据库与样本库平台，整合多模态数据与生物样本，深入挖掘精神疾病的重要影像遗传学、认知行为学等生物标志物，开发出符合我国国情的诊断、评估和分类体系。此外，我国也对新冠肺炎疫情这类重大突发公共卫生事件做出了战略部署与规划，持续对疫情期间的精神心理健康状况及其影响因素进行监测，构建疫情下大规模精神心理健康队列，揭示在重大公共卫生事件下不同群体精神心理状况的动态变化规律，为后续预防干预措施提供重要参考。

2. 全面解析精神疾病的发病机制

精神疾病发病机制复杂不清，包含遗传、环境、发育、社会以及心理等因素，为精神疾病预防和治疗手段的开发带来了难题。我国将紧密依托精神疾病的标准化临床队列和多维度大数据与样本库，利用分子生物学、生物信息学和影像学等学科的快速发展，以计算神经科学为桥梁，结合发展模式识别、深度学习等类脑智能方法，在分子、环路、网络及疾病人群等多个层次全面解析抑郁症、痴呆和孤独症等精神疾病的发病机制。

3. 实现精神疾病的早预防、早诊断、早治疗

以精神疾病的早诊、优治为目标导向[66]，整合人口学信息、临床资料、影像数据与多组学等多模态数据并进行深入挖掘分析，建立基于大数据的早期诊断指标和体系，绘制表型特征谱，寻找不同精神疾病的多模态生物标志物，全面建立涵盖基因-影像-神经心理-精神病理模型的多维度复合诊断指标体系；加快新型干预手段研发，建立精神疾病的综合干预模式体系，形成指导临床的个体化治疗方案，延缓或逆转病程的进展，提

升治疗效率；开发疾病发生和复发预警系统，结合人工智能及机器学习技术，构建疾病发生发展变化轨迹模型，实现对发病风险的实时预测和对高危人群的及早干预，预防精神疾病的发生和复发，降低社会经济负担。

4. 人工智能辅助精准医疗

精神疾病诊断的主观性依然是当下亟须攻克的重点难题，而人工智能技术的发展，为解决这一难题提供了一种全新的视角与工具[67]。利用优化的机器学习算法，构建早期预警、疾病分类、疾病预测和疗效预测模型，将临床脑疾病和定量神经生物学指标结合起来；基于神经影像等临床试验数据，综合使用图像处理与机器学习等方法，利用人工智能的高速计算能力，并结合医生的先验知识，实现脑疾病个体化诊疗和人工智能辅助的诊疗模式。另外，脑机接口可以实现大脑与外部设备的直接交互，以脑信号为基础，通过脑机接口实现控制人机混合系统，实现病伤残者受损功能的恢复、促进中枢神经系统的重塑。在解决技术难题的同时，人工智能对于我国精神卫生治疗的普及也将起到积极的作用。随着人工智能与现代医学的深度融合，医学研究模式也将从实验科学转向以数据驱动为主、实验为辅的理论科学，实现对病因的精准预测和模型研究。

5. 多学科交叉融合

当代精神医学的发展进步都离不开多学科的交叉融合。在未来，多学科交叉协作也将在探索精神疾病发病机制、建立多学科联合会诊、制定多学科循证指南和专家共识等方面起到重要作用。综合运用神经科学、生物信息学、物理学、计算机科学和心理学等多学科的创新技术，深入探索精神疾病的发病机制，优化精神疾病的精准识别，加快新型治疗药物和非药物干预手段的研发，以期在精神疾病的发病机制与治疗技术上取得重大突破。不断推进精神医学及相关领域的多学科前沿交叉，必将带来精神病学研究的重大突破，同时促进相关学科的发展和进步。

总之，在过去的一年中，我国学者在心境障碍、睡眠障碍、物质成瘾、精神分裂症、痴呆等精神疾病的发病机制和干预技术研究中取得了大量突破性、创新性成果，同时致力于新冠肺炎疫情导致的精神心理问题的防治研究，为推动精神医学和相关学科发展、改善人民健康做出了重要贡献。尽管我国精神医学研究仍存在诸多瓶颈问题，但“中国脑计划”的正式启动，为精神疾病发病机制和治疗手段的研究提供了良好的契机，相信在未来的5～10年内，我国精神医学及相关学科将取得跨越式发展。

参考文献

[1] Huang Y, Wang Y, Wang H, et al. Prevalence of mental disorders in China: a cross-sectional epidemiological study. Lancet Psychiatry, 2019, 6(3): 211-224.

[2] COVID-19 Mental Disorders Collaborators. Global prevalence and burden of depressive and anxiety disorders in 204 countries and territories in 2020 due to the COVID-19 pandemic. Lancet, 2021, 398(10312): 1700-1712.

[3] Taquet M, Geddes JR, Husain M, et al. 6-month neurological and psychiatric outcomes in 236 379 survivors of COVID-19: a retrospective cohort study using electronic health records. Lancet Psychiatry, 2021, 8(5): 416-427.

[4] Wang Y, Shi L, Que J, et al. The impact of quarantine on mental health status among general population in China during the COVID-19 pandemic. Molecular Psychiatry, 2021, 26(9): 4813-4822.

[5] Shi L, Que JY, Lu ZA, et al. Prevalence and correlates of suicidal ideation among the general population in China

during the COVID-19 pandemic. European Psychiatry, 2021, 64(1): e18.
[6] Yuan K, Gong YM, Liu L, et al. Prevalence of posttraumatic stress disorder after infectious disease pandemics in the twenty-first century, including COVID-19: a meta-analysis and systematic review. Molecular Psychiatry, 2021, 26(9): 4982-4998.
[7] Qin Z, Shi L, Xue Y, et al. Prevalence and risk factors associated with self-reported psychological distress among children and adolescents during the COVID-19 Pandemic in China. JAMA Network Open, 2021, 4(1): e2035487.
[8] Tang S, Xiang M, Cheung T, et al. Mental health and its correlates among children and adolescents during COVID-19 school closure: The importance of parent-child discussion. Journal of Affective Disorders, 2021, 279: 353-360.
[9] Guo YF, Liao MQ, Cai WL, et al. Physical activity, screen exposure and sleep among students during the pandemic of COVID-19. Scientific Reports, 2021, 11(1): 8529.
[10]Li YY, Sun Y, Meng SQ, et al. Internet addiction increases in the general population during COVID-19: Evidence from China. American Journal on Addictions, 2021, 30(4): 389-397.
[11]Zhao Y, Jiang Z, Guo S, et al. Association of symptoms of attention deficit and hyperactivity with problematic internet use among university students in Wuhan, China During the COVID-19 Pandemic. Journal of Affective Disorders, 2021, 286: 220-227.
[12]Huang L, Yao Q, Gu X, et al. 1-year outcomes in hospital survivors with COVID-19: a longitudinal cohort study. Lancet, 2021, 398(10302): 747-758.
[13]Liu L, Ni SY, Yan W, et al. Mental and neurological disorders and risk of COVID-19 susceptibility, illness severity and mortality: A systematic review, meta-analysis and call for action. E Clinical Medicine, 2021, 40: 101111.
[14]Zhao YM, Liu L, Sun J, et al. Public willingness and determinants of COVID-19 vaccination at the initial stage of mass vaccination in China. Vaccines (Basel), 2021, 9(10):1172
[15]Zheng YB, Sun J, Liu L, et al. COVID-19 vaccine-related psychological stress among general public in China. Frontiers in Psychiatry, 2021, 12: 774504.
[16]Yang Y, Li W, Zhang Q, et al. Should people with severe mental illness be prioritized for the COVID-19 vaccination? International Journal of Biological Sciences, 2021, 17(6): 1443-1445.
[17]Zhu J, Zhang M, Sanford LD, et al. Advice for COVID-19 vaccination: get some sleep. Sleep and Breathing, 2021, 25(4): 2287-2288.
[18]Lu J, Xu X, Huang Y, et al. Prevalence of depressive disorders and treatment in China: a cross-sectional epidemiological study. Lancet Psychiatry, 2021, 8(11): 981-990.
[19]Wang L, Liu J, Yang Y, et al. Prevalence and risk factors for non-suicidal self-injury among patients with depression or bipolar disorder in China. BMC Psychiatry, 2021, 21(1): 389.
[20]Li HJ, Zhang C, Hui L, et al. Novel risk loci associated with genetic risk for bipolar disorder among Han Chinese individuals: A genome-wide association study and meta-analysis. JAMA Psychiatry, 2021, 78(3): 320-330.
[21]Zhu Y, Li C, Xie W, et al. Trajectories of depressive symptoms and subsequent cognitive decline in older adults: a pooled analysis of two longitudinal cohorts. Age and Ageing, 2022, 51(1): afab191.
[22]Lei D, Li W, Tallman MJ, et al. Changes in the brain structural connectome after a prospective randomized clinical trial of lithium and quetiapine treatment in youth with bipolar disorder. Neuropsychopharmacology, 2021, 46(7): 1315-1323.
[23]Yang H, Chen X, Chen ZB, et al. Disrupted intrinsic functional brain topology in patients with major depressive disorder. Molecular Psychiatry, 2021, 26(12): 7363-7371.
[24]He JG, Zhou HY, Xue SG, et al. Transcription factor TWIST1 integrates dendritic remodeling and chronic stress to promote depressive-like behaviors. Biological Psychiatry, 2021, 89(6): 615-626.
[25]He L, Biddle SJH, Lee JT, et al. The prevalence of multimorbidity and its association with physical activity and sleep duration in middle aged and elderly adults: a longitudinal analysis from China. International Journal of Behavioral Nutrition and Physical Activity, 2021, 18(1): 77.
[26]Zhao Y, Lu Y, Zhao W, et al. Long sleep duration is associated with cognitive frailty among older community-dwelling adults: results from West China Health and Aging Trend study. BMC Geriatrics, 2021, 21(1): 608.
[27]Ai S, Zhang J, Zhao G, et al. Causal associations of short and long sleep durations with 12 cardiovascular diseases: linear and nonlinear Mendelian randomization analyses in UK Biobank. European Heart Journal, 2021, 42(34): 3349-3357.
[28]Bai C, Guo M, Yao Y, et al. Sleep duration, vegetable consumption and all-cause mortality among older adults in China: a 6-year prospective study. BMC Geriatrics, 2021, 21(1): 373.
[29]Wang Z, Chen WH, Li SX, et al. Gut microbiota modulates the inflammatory response and cognitive impairment induced by sleep deprivation. Molecular Psychiatry, 2021, 26(11): 6277-6292.
[30]Tang Y, Gong M, Qin X, et al. The Therapeutic Effect of Aromatherapy on Insomnia: a Meta-Analysis. Journal of

Affective Disorders, 2021, 288: 1-9.
[31]Li Y, Wang Y. Obstructive sleep apnea-hypopnea syndrome as a novel potential risk for aging. Aging and Disease, 2021, 12(2): 586-596.
[32]Zhang X, Wang S, Xu H, et al. Metabolomics and microbiome profiling as biomarkers in obstructive sleep apnoea: a comprehensive review. European Respiratory Review, 2021, 30(160): 200220
[33]Sun Y, Chang S, Liu Z, et al. Identification of novel risk loci with shared effects on alcoholism, heroin, and methamphetamine dependence. Molecular Psychiatry, 2021, 26(4): 1152-1161.
[34]Zhao D, Zhang M, Tian W, et al. Neurophysiological correlate of incubation of craving in individuals with methamphetamine use disorder. Molecular Psychiatry, 2021, 26(11): 6198-6208.
[35]Peng SY, Shi Z, Zhou DS, et al. Reduced motor cortex GABA (B) R function following chronic alcohol exposure. Molecular Psychiatry, 2021, 26(2): 383-395.
[36]Jiang C, Yang X, He G, et al. CRH (CeA→VTA) inputs inhibit the positive ensembles to induce negative effect of opiate withdrawal. Molecular Psychiatry, 2021, 26(11): 6170-6186.
[37]Cheng T, Huang XD, Hu XF, et al. Physical exercise rescues cocaine-evoked synaptic deficits in motor cortex. Molecular Psychiatry, 2021, 26(11): 6187-6197.
[38]Song S, Zilverstand A, Gui W, et al. Reducing craving and consumption in individuals with drug addiction, obesity or overeating through neuromodulation intervention: a systematic review and meta-analysis of its follow-up effects. Addiction, 2022, 117(5): 1242-1255.
[39]Zhang L, Meng S, Chen W, et al. High-frequency deep brain stimulation of the substantia nigra pars reticulata facilitates extinction and prevents reinstatement of methamphetamine-induced conditioned place preference. Frontiers in Pharmacology, 2021, 12: 705813.
[40]Zhao S, Chen X, Huang J, et al. Point-of-care testing of methylamphetamine with a portable optical fiber immunosensor. Analytica Chimica Acta, 2022, 1192: 339345.
[41]He D, Fan C, Qi M, et al. Prioritization of schizophrenia risk genes from GWAS results by integrating multi-omics data. Translational Psychiatry, 2021, 11(1): 175.
[42]Lui SSY, Lam JPY, Lam JWS, et al. Cognitive insight is correlated with cognitive impairments and contributes to medication adherence in schizophrenia patients. Asian Journal of Psychiatry, 2021, 60: 102644.
[43]Tam MHW, Ling-Ling W, Cheng KM, et al. Latent structure of self-report negative symptoms in patients with schizophrenia: A preliminary study. Asian Journal of Psychiatry, 2021, 61: 102680.
[44]Wang LL, Sun X, Chiu CD, et al. Altered cortico-striatal functional connectivity in people with high levels of schizotypy: A longitudinal resting-state study. Asian Journal of Psychiatry, 2021, 58: 102621.
[45]Liu Z, Palaniyappan L,Wu X, et al. Resolving heterogeneity in schizophrenia through a novel systems approach to brain structure: individualized structural covariance network analysis. Molecular Psychiatry, 2021, 26(12): 7719-7731.
[46]Sun X, Liu J, Ma Q, et al. Disrupted intersubject variability architecture in functional connectomes in schizophrenia. Schizophrenia Bulletin, 2021, 47(3): 837-848.
[47]Liu H, Xu L, Fu J, et al. Prefrontal granule cell-related genes and schizophrenia. Cerebral Cortex, 2021, 31(4): 2268-2277.
[48]Lu J, Huang ML, Li JH, et al. Changes of hypocretin (orexin) system in schizophrenia: From plasma to brain. Schizophrenia Bulletin, 2021, 47(5): 1310-1319.
[49]任汝静, 殷鹏, 王志会, 等. 中国阿尔茨海默病报告 2021. 诊断学理论与实践, 2021, 20(4): 317-337.
[50]Jia L, Li F, Wei C, et al. Prediction of Alzheimer's disease using multi-variants from a Chinese genome-wide association study. Brain, 2021, 144(3): 924-937.
[51]Chen C, Yang C, Wang J, et al. Melatonin ameliorates cognitive deficits through improving mitophagy in a mouse model of Alzheimer's disease. Journal of Pineal Research, 2021, 71(4): e12774.
[52]Xu X, Shen X, Wang J, et al. YAP prevents premature senescence of astrocytes and cognitive decline of Alzheimer's disease through regulating CDK6 signaling. Aging Cell, 2021, 20(9): e13465.
[53]Tao L, Liu Q, Zhang F, et al. Microglia modulation with 1070-nm light attenuates Aβ burden and cognitive impairment in Alzheimer's disease mouse model. Light: Science & Applications, 2021, 10(1): 179.
[54]Huang R, Zhu Z, Wu Q, et al. Whole-plant foods and their macromolecules: untapped approaches to modulate neuroinflammation in Alzheimer's disease. Critical Reviews in Food Science and Nutrition, 2021: 1-19.
[55]Li S, Wu Z, Le W. Traditional Chinese medicine for dementia. Alzheimer's Dement, 2021, 17(6): 1066-1071.
[56]黄平, 冯变莹, 穆迪, 等. 我国临床生物样本库平台化建设. 协和医学杂志, 2020, 11(6): 754-757.
[57]陈云, 胡思帆, 孙洪强. 睡眠障碍与常见精神障碍的鉴别诊断思路 中华全科医师杂志, 2021(6): 639-644.
[58]盛世华研. 2019—2025 年中国精神神经类药物行业分析及发展前景预测报告. 2019.
[59]中商产业研究院. 2022 年中国抗精神病用药市场规模及细分市场分析. 2022.

[60]中华人民共和国国家统计局. 中国统计年鉴. 北京: 中国统计出版社, 2021.
[61]吴孟, 孙友松, 陈倩, 等. 2020 年全球获批上市的原创新药: 回顾与展望. 中国新药杂志, 2021, 30(10): 905-914.
[62]World Health Organization. Mental Health ATLAS 2020. 2021. https://www.who.int/publications/i/item/9789240036703.
[63]国家卫生健康委员会. 中国卫生健康统计年鉴 2020. 北京: 中国协和医科大学出版社, 2020.
[64]国家卫生健康委员会. 2021 年中国卫生健康统计年鉴. 北京: 中国协和医科大学出版社, 2021.
[65]史晨辉, 马宁, 王立英, 等. 中国精神卫生资源状况分析. 中国卫生政策研究, 2019, 12(2): 51-57.
[66]Yuan K, Zhao H, Zhang Y, et al. Progress of the China brain project. Medical Review, 2022, 2(3): 213-215.
[67]Graham S, Depp C, Lee EE, et al. Artificial intelligence for mental health and mental illnesses: an overview. Curr Psychiatry Rep, 2019, 21(11): 116.

五、妇产科领域研究进展

乔　杰　李　蓉　赵扬玉　郭红燕
北京大学第三医院
国家妇产疾病临床医学研究中心

妇幼健康是全民健康的重要基石和人口安全及社会发展的驱动力。“十三五”期间，依托科技部国家重点研发计划等布局，各项目圆满完成并围绕队列平台建设、疾病发病机制、关键技术产品研发、疾病防治体系构建等任务，取得了一系列突出成果。“十四五”开局之年，专家组对后续发展进行了更为全面的布局，更为聚焦妇女疾病、生育障碍、出生缺陷等突出问题，侧重于生育力建立和维持过程的深入了解、生育健康维护与妇幼保健关口前移、疾病防治精准化、健康保障和疾病诊疗关键技术、产品研发等，以期最终建立国家级生育力评估监控、出生缺陷预警筛查体系，实现妇女儿童健康监控与重点疾病诊疗智能化、标准化和服务水平同质化，推动实施生育健康维护及妇幼健康保障工程。

（一）妇科肿瘤及其他妇科疾病发病机制研究和诊疗

1. 妇科肿瘤病因学研究及精准治疗

1）妇科肿瘤的发病机制

妇科肿瘤是影响妇女身心健康和生活质量的重大疾病。致病机制研究对妇科肿瘤新型治疗策略和肿瘤生物标志物的开发具有重大价值。在宫颈癌的研究中，北京大学第三医院妇产科团队发现了一组由 5 个代谢相关基因（MRG）构成的特征性表达，包括 *P4HA1*、*P4HA2*、*ABL2*、*GLTP* 和 *CYP4F12*，可以揭示宫颈癌发生发展过程中肿瘤微环境（TME）的代谢特征并监测其免疫状态[1]。针对子宫内膜癌，北京大学人民医院团队揭示出糖脂代谢紊乱与子宫内膜癌细胞发生发展及增殖的相关性[2]。北京大学第三医院妇产科团队揭示出晚期卵巢高级别浆液性癌铂耐药复发患者的基因组特征，构建耐药预测优化模型，同时为卵巢癌靶向治疗提供了新靶点[3]。

2）妇科肿瘤的预防筛查和预后评估

在宫颈癌方面，中国临床肿瘤协会提出了筛查与预防齐头并进的策略方针。2021

年世界卫生组织（WHO）更新了《宫颈癌前病变筛查和治疗指南》，推荐将人乳头瘤病毒-脱氧核糖核酸（HPV-DNA）检测作为首选筛查方法，并特别提出“加速消除宫颈癌全球战略”，如果90%的15岁女孩接种疫苗，可以非常有效地预防宫颈癌，目前诸多国产HPV疫苗已进入Ⅲ期临床阶段，有望补充我国作为人口大国日益增长的免疫接种需求[4]。在子宫内膜癌的预后方面，北京大学人民医院构建出联合临床病理特征及基因甲基化特征的子宫内膜癌复发风险预测模型[5]，并进一步揭示胰岛素抵抗及代谢综合征与子宫内膜癌保留生育功能患者疾病复发密切相关[6]。

3）妇科肿瘤的治疗策略

对于妇科恶性肿瘤，目前临床上日益重视包括联合手术、放化疗、靶向治疗、免疫治疗等综合个体化治疗。对于宫颈癌微创手术的应用在国际妇科肿瘤领域遇到了一定的挑战，中山大学孙逸仙纪念医院妇科肿瘤团队积极探索宫颈癌患者的微创手术应用，对于早期宫颈癌患者，微创手术改良组的复发率及死亡率与开腹手术相似，目前正在继续开展前瞻性的随机对照试验研究以期更好地说明该问题，真正解释两种术式的差别[7]。北京大学人民医院综合临床病例特征、微卫星不稳定状态、*HRR*基因等分子特征优化构建子宫内膜癌患者手术路径筛选模型，实现手术途径的精准筛选，改善患者预后[8]。对于卵巢癌患者的治疗可以归纳为以下5个方面：手术是基石，化疗是关键，PARP抑制剂是希望，多学科诊疗是护航，全程管理是保障。中国医师协会妇产科医师分会妇科肿瘤学组发布了由北京协和医院向阳教授牵头，郎景和院士和谢幸教授担任学术指导，由全国20余位权威妇科肿瘤专家参与制定的《卵巢恶性肿瘤多学科团队协作诊治的中国专家共识》，说明卵巢恶性肿瘤患者的诊治步入了精准化、个体化的综合全病程管理时代，以患者为中心、以循证医学证据和诊治规范为依托的多学科协作诊治能够提供优质的诊治决策，提高卵巢恶性肿瘤患者的生存率，改善生活质量[9]。

近年来，研究者们也持续致力于妇科恶性肿瘤精准治疗的策略研究。在靶向治疗方面，2021年美国临床肿瘤学会（ASCO）重磅发布由华中科技大学同济医学院附属同济医院牵头的L-MOCA研究数据。L-MOCA研究是由中国研究者主导的卵巢癌国际多中心研究，主要针对亚洲铂敏感复发（PSR）卵巢癌患者，研究结果显示*BRCA*基因突变患者PFS达21.2个月，*BRCA*野生型患者PFS也达到了11个月。上述结果再次证明了无论*BRCA*突变与否，奥拉帕利单药维持治疗在铂敏感复发性卵巢癌人群中均有着出色疗效和良好安全性[10]。就免疫治疗而言，北京协和医院妇科肿瘤中心向阳主任团队在《柳叶刀·肿瘤学》（*The Lancet Oncology*）杂志在线发表前瞻性CAP01研究，该研究应用我国优质原研药卡瑞利珠单抗（免疫检查点抑制剂）联合阿帕替尼（抗血管生成药物）治疗高危耐药/复发妊娠滋养细胞肿瘤（GTN）患者，为高危耐药/复发GTN患者带来了新的希望。这是全球范围内首个免疫检查点抑制剂联合抗血管生成药物治疗高危耐药/复发GTN的前瞻性Ⅱ期临床试验研究，并包含了迄今为止单一机构报告该罕见疾病的最大样本量[11]。由中国医学科学院肿瘤医院等18家中心共同参与、兆科（广州）肿瘤药物有限公司发起的“重组全人抗PD-L1单克隆抗体Socazolimab在复发或转移性宫颈癌患者中Ⅰ期及剂量扩增阶段临床试验”，于2021年国际妇科肿瘤学会年会（IGCS）进行口头报告，作为中国自主研发的全人源化单克隆抗体，在复发或转移性宫颈癌上，安全性良好，疗效突出，是国内第一个在宫颈癌上获得疗效的抗 PD-L1 抗体，有望成为复发/难治性宫颈癌二线治疗的推荐药物[12]。

2. 盆底功能障碍性疾病发病机制及诊疗进展

鉴于国际上对网片添加盆底手术的争议，为得出我国使用网片手术结局的真实数据，中华医学会妇产科学分会妇科女性盆底学组已经建立了盆底重建手术中网片添加手术的数据库平台和并发症上报系统，目前该系统已覆盖 23 个省及直辖市的 70 家医院。为进一步规范盆底植入物并发症的管理，2021 年中华医学会妇产科学分会妇科盆底学组制定了《盆底重建手术网片或吊带暴露并发症诊治的中国专家共识》[13]。这项工作也获得“十四五”国家重点研发计划的立项支持，标志着我国盆底重建手术逐步进入质量管理新时代。

最新的流行病学调查结果显示：中国成年女性尿失禁（UI）、压力性尿失禁（SUI）、急迫性尿失禁（UUI）、混合性尿失禁（MUI）的标准化发生率分别为 21.2/1000 人年、13.1/1000 人年、3.0/1000 人年和 5.1/1000 人年。新发 SUI 危险因素为：经阴道分娩、器械助娩、BMI 高、吸烟、慢性咳嗽、糖尿病、老年。新发 UUI 的危险因素为：年龄、糖尿病[14,15]。更多的数据显示 SUI 患者中代谢综合征患病率更高，且 SUI 与血糖水平呈正相关[16,17]。

发病机制的探索：如烟酰胺磷酸核糖基转移酶（NAMPT）与衰老和多种疾病相关，研究显示 SUI 中 NAMPT 高表达，当其处于静默状态，则能够抑制细胞外基质（ECM）的降解，而 NAMPT 介导的细胞自噬作用可能与 miR-34a 有关[18,19]。另有观点认为如氧化应激可能与尿失禁有关，研究显示，应用抗氧化剂富马酸二甲酯（dimethyl fumarate，DMF）可以提高阴道扩张导致的漏尿点压力，减轻氧化损伤，刺激细胞增殖，抑制细胞凋亡。DMF 可能通过 Nrf2-TGF-β1/Smad3 途径逆转小鼠的 ECM 重塑，来改善压力性尿失禁[20]。

辅助诊断中影像学的智能化发展：使用卷积神经网络方法（CNN）获取不同扫描平面 2D 的高分辨率数据之间内在相似性，在不使用高分辨率 3D 数据的情况下实现了骨盆 MR 图像的 3D 超分辨率，这对盆底功能障碍性疾病的分析很有用[21]。基于二维经会阴超声图像的人工智能模型，利用动态 valsalva 和静息状态的人工智能算法，对压力性尿失禁诊断的准确率为 86.3%，AUC 为 0.922，是一种有前景的诊断 SUI 患者的工具，便于临床应用[22]。

治疗相关的科研工作：广泛开展干细胞相关研究，尤其多项研究关于干细胞的旁分泌作用和定向分化。例如，研究显示人脐带间充质干细胞（HUMSC）注射到大鼠后，初期未发现体内分化，而 bFGF、VEGF 等细胞因子高于对照组，提示 HUMSC 可能通过旁分泌效应使卵巢切除大鼠阴道壁的纤维肌肉结构正常化[23]。脂肪间充质干细胞（ADSC）初期持续稳定释放 bFGF，后期则自发分化为成纤维细胞[24]。来自人多能干细胞来源的平滑肌祖细胞的条件培养液，也可以上调下尿路和阴道的细胞外基质代谢，改善了 SUI 大鼠的尿道漏尿点压力和胶原蛋白和弹性蛋白含量[25]。在组织工程材料研发方面：如以丝素蛋白为支架，加入间充质干细胞和 bFGF，动物实验显示细胞外基质重组、血管生成、免疫调节作用以及植入位置的力学性能均得到改善[26]。肌源性干细胞联合神经生长因子，可使尿失禁动物模型的压力漏尿点和肌纤维/胶原纤维比例显著增加，同时上调 VEGF[27]。

3. 子宫内膜异位症发病机制及诊疗进展

子宫内膜异位症（endometriosis）（简称内异症）是生育年龄妇女的多发病、常见病，是导致痛经、不孕症和慢性盆腔痛的主要原因之一。内异症不仅对患者的生活和生命质量产生不良影响，还对社会卫生资源造成重大负担。2021 年中国内异症诊治观念持续更新，在流行病学、发病机制、临床诊治等方面均有深入探讨。

第三版《子宫内膜异位症诊治指南》的颁布是中国内异症学界的大事件。中华医学会妇产科学分会于 2021 年发布了新指南。在 2007 年版《子宫内膜异位症的诊治指南》和 2015 年第二版指南的基础上，新指南秉承内异症诊疗规范、发展和关爱的宗旨，坚持 28 字方针不动摇，即“减灭和消除病灶、减轻和消除疼痛、改善和促进生育、减少和避免复发”，与国际诊疗理念接轨，对内异症领域中重要问题全面深化和更新，强调了内异症的临床诊断、长期管理、预防观念以及患者教育，旨在为临床诊疗提供指导，提高我国子宫内膜异位症的诊治水平，更好地为患者服务[28]。内异症普遍存在诊断延迟的情况，导致病情加重，直接影响疾病治疗及预后，影响患者的生命质量。在新版指南中，首次提及内异症预防观念，强调内异症的临床诊断和早诊断、早治疗。内异症的治疗方法包括药物和手术。对于年轻女性的手术治疗强调卵巢功能保护和术前评估。新版指南强调了内异症的长期管理，提出内异症的治疗应该以患者为中心，分年龄阶段处理，坚持以临床问题为导向，进行长期管理和综合治疗。长期管理应最大化发挥药物治疗的作用，选择疗效好、耐受性好的药物。作为一种慢性疾病，内异症的预防和患者教育的作用也不容忽视，这也是内异症长期管理的重要组成部分。

内异症的发病机制迄今仍未阐明，最新的研究观点认为，内异症与基因、表观遗传学、血管新生、神经新生、上皮间质转化、孕激素抵抗、异常增殖和凋亡、炎症等多种因素密切相关。同济大学研究团队发现 WEE1 通过 Wnt/β-catenin 信号通路促进子宫内膜基质细胞迁移和纤维化，WEE1 可能成为治疗子宫内膜异位症的潜在治疗靶点[29]。北京妇产医院研究团队发现，利用慢病毒载体稳转细胞实现 micoRNA let-7a 的稳定上调能有效抑制子宫腺肌病子宫内膜肌层交界区平滑肌细胞的增殖，促进其凋亡，为子宫腺肌病发病机制的研究提供了崭新的视角[30]。内异症长期管理药物治疗方面，近年来也有了新的进展。第四代新型孕激素地诺孕素（2mg/d）有中枢和外周的双重作用机制，缓解内异症疼痛的同时可以缩小卵巢子宫内膜异位囊肿，并且随用药时间的延长，缩小异位囊肿的效果更显著。对肝肾功能及血糖血脂等代谢影响小，耐受性好，长期应用有效性和安全性证据充足，可用于内异症保守治疗、术后预防复发及复发后疼痛治疗，可作为内异症长期管理的首选药物。北京大学第三医院研究团队开展了地诺孕素用于难治性子宫内膜异位症疼痛的临床研究，难治性内异症疼痛定义为：①内异症相关疼痛时间≥12 个月，疼痛视觉模拟评分（VAS）≥60 分；②既往经口服避孕药、左炔诺孕酮宫内缓释系统等 2 种以上药物治疗效果不满意，VAS 评分降幅<50%；或应用促性腺激素释放激素激动剂、米非司酮等可控制疼痛，但停药后疼痛再次发生；③疼痛经手术或反复手术后，仍不能控制。研究发现地诺孕素能有效缓解内异症疼痛，且耐受性好，可作为复杂的难治性内异症疼痛患者长期治疗的选择之一[31]。

（二）产科母体医学及胎儿医学研究

1. 妊娠期并发症

1）早产

早产的发病机制及高危因素一直备受关注，南昌大学附属第一医院团队通过对早产儿肠道菌群的分析发现，早产儿条件致病菌富集，粪肠球菌属缺乏，富集的细菌属于口腔菌属，提示口腔-肠道菌群与母儿临床状态的重要参数可能有关[32]。在早产发生的高危因素研究中，环境因素成为不容忽视的因素。复旦大学附属儿童医院团队发现在整个妊娠期间及妊娠前三个月暴露于较高的 $PM_{2.5}$ 水平与早产相关，母亲或父亲年龄较大、母亲孕前 BMI 较低和家庭收入较低者，其 $PM_{2.5}$ 暴露水平与早产的相关性更强，这项研究证实 $PM_{2.5}$ 暴露与早产风险升高[33]。

2）妊娠期高血压疾病

妊娠期高血压疾病的研究目前仍主要集中在预测模型的建立、发病机制的探索及管理策略的研究等方面。高危孕产妇使用低剂量阿司匹林预防子痫前期已有循证医学证据，但其预防的机制不明确。香港中文大学通过非靶向代谢组学的研究对低剂量阿司匹林预防子痫前期的机制进行研究，认为阿司匹林的代谢效应和代谢差异可能与治疗反应的差异有关[34]。在临床管理的研究中，苏州大学医学院通过对妊娠期间孕产妇收缩压变化轨迹的研究，揭示了不同收缩压轨迹的女性在母体和胎儿不良结局的风险不同，对于妊娠早期收缩压高或呈上升轨迹的女性应尤其重视孕期血压的监测，并进行积极管理，以改善母儿结局[35]。重庆医科大学团队的一项观察性队列研究认为双胎妊娠中应用低剂量阿司匹林可以预防子痫前期的发生[36]。上海交通大学医学院附属新华医院团队的一项前瞻性队列研究发现，在亚洲女性中，妊娠期平均动脉压是预测子痫前期很好的指标，在孕 11～14 周、孕 18～22 周和孕 28～32 周预测子痫前期的 AUC 分别为 0.86、0.87 及 0.91[37]。

3）产后出血

产后出血的研究主要集中在预测模型的建立上，我国学者从分子机制和临床高危因素等不同的方面进行了探索。北京大学第三医院的一项队列研究发现足月后临产前孕妇外周血浆中炎症细胞因子浓度的升高与子宫收缩乏力性产后出血的发生风险增加密切相关，由 Basic FGF、MIP-1α 和 SCF 三个细胞因子构建的子宫收缩乏力性产后出血预测模型具有较好的预测效能，该研究首次从免疫、炎症的角度尝试理解产后出血的发病机制，将为产后出血的防治提供新的线索[38]。北京市造血干细胞重点实验室建立了特发性血小板减少的孕妇产后出血预测模型，模型包括 7 个变量，被命名为 MONITOR（产妇并发症、WHO 出血评分、产前血小板输注、胎盘异常、血小板计数、既往的子宫手术和初产）。基于 7 个风险因素建立了一个易于使用的产后出血风险热图和风险评分，并在内部及外部验证时取得了很好的一致性，具有很好的临床应用价值[39]。

4）胎盘植入

胎盘植入的研究目前集中在影像学，尤其是 MRI 预测效能的探索以及发病机制等方面。北京大学第三医院团队分析了术前胎盘植入超声评分与术中出血风险之间的关系，发现超声评分与术中出血量呈正相关，可用于指导术前备血等措施，该研究被《高龄妇女瘢痕子宫再妊娠管理专家共识（2021 年版）》引用[40]，并建立了基于 MRI 征象的评分模型，其预测侵袭性胎盘植入和不良结局的灵敏度和特异度均较好[41]。四川大学华西医院团队建立了基于 MRI HASTE 联合 TrueFISP 的影像组学模型预测胎盘植入，预测效能高，训练集和验证集一致性较好[42]。在胎盘植入分子机制研究方面，中国医科大学盛京医院团队研究了胎盘植入的转录组学和蛋白组学，发现 MeCP2、PODN 和 ApoD 这三个标志物在胎盘植入患者血中下调，未来可以作为生物标志物或者治疗靶标[43]；他们还发现，microRNA-193a-3p 以 EFNB2 为靶标通过 EMT 通路介导胎盘植入的发生[44]。广州医科大学附属妇女儿童医院团队研究发现，缺氧状态可能参与了胎盘植入的发生，持续缺氧状态诱导的自噬障碍可导致 E-cadherin 下调和 MMP-9 下调，从而导致胎盘滋养层侵袭性增强[45]。

5）妊娠期糖尿病

妊娠期糖尿病的研究集中在发病机制、母体血清学差异等方面。北京大学第一医院妇科团队研究显示葡萄糖可能通过改变 *Akt2* 基因启动子区域的甲基化状态，从而影响 Akt2 mRNA 水平，且这种变化可能在妊娠期糖尿病孕妇的早孕期已经出现，特别是在孕前 BMI 较低的孕妇中[46]。南京医科大学团队研究发现微量元素通过干扰肠道微生物可能导致妊娠期糖尿病的发生，并且妊娠期糖尿病与新生儿肠道微生物群和代谢组学有关，为妊娠期糖尿病的预防和干预提供新的线索[47]。

2. 胎儿医学

在胎儿医学方面，围绕辅助生殖技术助孕双胎妊娠管理、胎儿生长发育精准监测、复杂性双胎胎盘结构与疾病预测、预后相关性，复杂性双胎宫内治疗围手术期管理等均有不同程度进展。由北京大学第三医院牵头的国家重点研发计划“高龄产妇妊娠期并发症防治策略研究”项目组于 2021 年 6 月发布了适宜基层医院推广应用的《辅助生殖技术助孕双胎妊娠临床管理建议》[48]，从降低辅助生育助孕所致双胎妊娠比例的措施、孕期风险评估与分级管理及监测要点、围分娩期管理策略等多个方面，指导辅助生育技术助孕双胎人群的全周期规范化管理。

基于胎儿超声生物指标建立的胎儿生长曲线是评价胎儿宫内生长发育状况、预测胎儿未来生长趋势的基础。胎儿发育与人种、遗传等多个因素有关，建立适合中国人群的胎儿生长曲线是近年来的研究热点。北京大学第三医院团队联合国内 24 家医院，通过建立多中心出生队列，收集 9075 例低风险单胎孕妇的超声数据，制定了单胎妊娠孕期超声估测胎儿体重以及胎儿头围、双顶径、腹围和股骨长等生物学参数的参考范围，绘制了国内首个基于超声指标的胎儿生长曲线，并且提出利用胎儿生长速度预测胎儿生长趋势的观点，未来可能将胎儿生长受限（FGR）的诊断窗口前移[49]。对于双胎孕妇的胎儿生长发育监测，采用单胎生长曲线可能会导致过度监测和过度治疗。针对中国人群双胎胎儿生长的标准是目前研究的热点，同济大学附属上海第一妇婴保健院和上海交通大学医学院附属新华医院团队合作完成了我国双胎胎儿的生长标准，建立了基于中国人群的不同绒毛膜性双胎妊娠的胎儿生长曲线。该研究发现，中国双胎人群小胎儿（即第 5 百分位或第 10 百分位以下的）的体重高于国外同孕龄的小胎儿，利用该研究建立的双胎儿生长标准与传统的 Hadlock 标准（单胎）相比，筛查出的小于孕龄儿（SGA）发生新生儿死亡或不良围产结局的风险显著升高，因而可以减少由于使用单胎标准而将正常胎儿误诊为小于孕龄儿[50]。

随着辅助生育技术的发展，三胎妊娠的减胎策略逐渐引起关注。广东省妇幼保健院团队通过回顾 51 例在中孕期进行减胎治疗的双绒毛膜三羊膜囊三胎孕妇病例资料，比较了射频消融（保留双绒毛膜双胎）和氯化钾注射保留单胎、氯化钾注射保留单绒毛膜双胎不同减胎策略的临床结局，结果提示保留单绒毛膜双胎的活产率最低，而射频消融减胎保留双绒毛膜双胎及氯化钾减胎术保留独立胎盘单胎的妊娠结局包括流产率、分娩孕周、<32 周早产率等均相当[51]。北京大学第三医院团队总结了更为罕见的单绒毛膜三羊膜囊三胎孕妇的妊娠结局，并比较了减胎组（8 例）与期待治疗组（15 例）的妊娠结局，发现两组之间至少二孩存活率、至少一孩存活率差异均无统计学意义，对这部分孕妇的孕期咨询提供了科学依据[52]。

在复杂性双胎妊娠胎盘结构的深入研究中，北京大学第三医院团队主要针对双胎输血综合征（twin-to-twin transfusion syndrome，TTTS）及选择性生长受限（sIUGR）的胎盘结构结合临床指标进行深入挖掘，发表了一批高质量文章。该团队通过单绒毛膜双胎胎盘灌注与临床数据相结合，分析发现：在Ⅰ型 sIUGR 中，胎儿体重差异与胎盘区域分割的差异有关，而胎盘血管吻合在Ⅱ型和Ⅲ型 sIUGR 中发挥了代偿作用[53]。与普通 sIUGR（未合并 TAPS）相比，合并了胎儿贫血-红细胞增多序列（TAPS）的 sIUGR 病例，其胎盘分割比例差异更小，吻合血管直径更细，脐带插入点相距更远[54]。同时，复杂性双胎并发症发病时间早晚也可能与其胎盘结构特点有关。例如，TTTS 的发生时间与脐带插入距离比呈正相关，即脐带插入点之间的距离越小，TTTS 发生的时间可能越早[55]，而在 sIUGR 病例中，胎盘分割差异越大，其发病越早[56]。对于复杂性双胎严重并发症之一的 TTTS，胎儿镜激光治疗（fetoscope laser surgery，FLS）是目前 TTTS 的标准治疗方案。对于胎盘位于子宫前壁的 TTTS 患者，胎儿镜手术治疗相对困难。同济大学附属上海第一妇婴保健院研发了柔韧度高的胎儿镜，报道了对前壁胎盘 TTTS 的治疗效果[57]。中国医科大学附属盛京医院牵头的国家卫生计生委公益性行业科研专项根据国内外最新研究成果更新了 2017 年版《胎儿镜激光治疗双胎输血综合征技术规范》，有助于规范和改进我国胎儿宫内治疗的操作、保障医疗安全，改善 TTTS 预后[58]。

产前诊断方面，全外显子测序（WES）相比于传统染色体分析及微阵列检测等技术具有检测范围广、检出率高的优势，随着相关技术国产化和检测费用的下降，其在产前诊断中的应用也越来越广泛。但由于缺少基于中国人群的基因数据，对于无结构异常的胎儿基因异常的产前咨询一直是临床难点。复旦大学于 2021 年 8 月在《遗传学和基因组学杂志》在线发表了题为《华表计划：5000 名汉族个体的全外显子测序》的研究论文，该研究对来自中国华北（郑州）、华东（泰州）、华南（南宁）三个代表性汉族群体的 5000 名个体进行了基因组全外显子测序，初步构建了“华表”中国外显子组数据库，包含 207 万个遗传变异，其中 46.4%的遗传变异为该研究首次发现。该数据库提供了中国汉族人群的低频位点频率信息，精细刻画中国汉族人群遗传结构，能够帮助研究人员区分罕见致病突变和高频良性变异，从而为进一步精准识别和分析中国人所患罕见病的致病分子机制、遗传机制，制定适于我国人群罕见病精准诊疗方案提供了科学基础，对产前诊断和遗传咨询具有重大现实意义[59]。目前，该数据库已上线中国生物医学大数据中心（上海）网站，并免费开放遗传变异的频率信息查询。

武汉大学团队在无创产前筛查技术方面取得创新性突破。无创产前筛查的基础在于从母体外周血中分离和富集胎儿游离 DNA，但在早孕期母体外周血中高效检测和富集胎儿有核红细胞仍具有一定挑战。该团队开发了基于二氧化硅微球的创新平台，利用自组装的二氧化锰纳米颗粒包裹微球，并用特异性抗体 CD147 修饰，其特殊的三维纳米结构增强了胎儿有核红细胞的分离效率并具有较高纯度。该团队通过该技术成功地从 20 例妊娠早期孕妇外周血样本中分离出胎儿有核红细胞并进行了非整倍体检测。预计该技术将是一种很有前景的早孕期无创产前检测方法，有助于进一步推动我国产前筛查和产前诊断技术跻身世界先进水平[60,61]。

（三）生殖发育调控机制及生殖疾病诊治

1. 生殖细胞及早期胚胎发育机制研究

北京大学第三医院团队开发了一种单细胞多组学测序技术（scNOMeRe-seq），该技术可以同时对单个细胞的 RNA 表达、DNA 甲基化、染色质可及性进行分析[62]。团队利用这一技术首次对哺乳动物植入前胚胎在单细胞分辨率上多个层面的调控关系进行了全面联合分析。利用胚胎中单细胞 DNA 甲基化信息特征，该研究成功实现了从合子到八细胞发育阶段每个卵裂球进行遗传谱系重建分析；明确细胞的不对称分裂可能是其主要原因。这一研究为植入前胚胎发育过程中的功能性调控提供了新的见解。胎儿生殖细胞（FGC）的正常发育对于遗传和表观遗传信息的精确传递至关重要。北京大学第三医院研究组与北京大学研究组合作，通过单细胞多组学技术解析了人类 FGC 在不同发育阶段的全基因组 DNA 甲基化和染色质可及性动态变化[63]。通过研究发现 FGC 的 DNA 甲基化水平主要随时间变化，但是在染色质可及性特征上，关键转录因子和信号通路基因的启动子区域呈现出发育阶段特异性特征。研究进一步发现 BMP 信号通路促进了 FGC 的细胞增殖，并通过协调其配体基因的染色质可及性来调节 Wnt 信号通路。这一研究为理解人类生殖细胞发育的高度异质性、不同步但高度稳健的性质提供了宝贵的资源。目前，虽然有海量数据产出，却缺乏对这些数据的整合，极大地限制了它们在科学研究和临床应用中的应用。为了解决此问题，北京大学第三医院团队建立了一个整合人类和小鼠早期胚胎调控信息的数据库，并建立了统一的分析程序，形成数据库和在线分析网站 DevOmics，它包含人类和小鼠早期胚胎标准化的基因表达、DNA 甲基化、组蛋白修饰等数据，可对研究人员感兴趣的基因进行数据分析和可视化，为生物学家和临床医生提供了一个用户友好的网站[64]。

全能性是指一个细胞具有能够分化分裂生成胚内及胚外所有细胞类型及整个机体的能力，既往研究认为只有合子及二细胞期卵裂球具备真正的全能性，近日来自清华大学的丁胜团队发现，仅三种小分子组成的鸡尾酒诱导剂能够诱导多能干细胞使其分化成化学诱导的全能干细胞（ciTotiSC），在转录组、表观组和代谢组等多个分子层面与小鼠全能性的二细胞卵裂球相似，进一步通过八细胞胚胎嵌合实验，证实其具有全能性[65]。浙江大学、复旦大学等多个团队合作首次揭示了高糖环境可诱导母源因子 TET3 表达降低，抑制受精后父源基因组 DNA 去甲基化，引起胰岛素分泌相关通路基因 *Gck* 启动子高甲基化，介导糖耐量异常表型的代际遗传[66]。

2. 生殖障碍性疾病研究：女性相关病理

随着生活节奏加快和精神压力、环境污染、饮食结构等的影响，目前我国人口生殖健康现状面临严重挑战，育龄人群生育力逐年下降，不孕率升高至接近 18%，影响超过 5000 万对夫妇，其中生殖障碍性疾病是导致严峻人口形势和生育危机的重要病因。卵成熟障碍、子宫内膜功能失调及机体环境稳态失衡是导致生殖障碍性疾病的三大病因。

卵成熟障碍主要表现为卵泡发育阻滞，或卵母细胞在生长过程中停滞在某一阶段而未能发育成熟或成熟后质量差，卵成熟障碍的发病机制复杂不清，分子水平病因分型难，缺乏精准干预方法，其中多囊卵巢综合征（polycystic ovarian syndrome，PCOS）和卵巢早衰是最具代表性的疾病。PCOS 有很强的遗传性特征，PCOS 患者的女儿有 60%～70%会患此疾病，母亲有 PCOS 病史的女性被确诊为 PCOS 的风险会高出 5 倍。发病机制不清、预后指标缺乏、异质性和复杂性等原因造成 PCOS 的诊治困难重重。法国里尔大学研究发现 PCOS 呈现跨代遗传特性，基因组甲基化水平显著降低，并且女性 PCOS 患者也表现出甲基化降低的特征，补充甲基供体 *S*-腺苷甲硫氨酸能使 PCOS 小鼠症状得到显著改善，研究阐明了表观遗传修饰对疾病易感性的潜在影响，发现了新的基于表观遗传学的 PCOS 诊断工具和治疗方法[67]。北京大学第三医院研究发现，母体脂质环境对 PCOS 女性的卵母细胞和胚胎发育潜力及临床结局有直接影响，BMI 和脂质代谢生化水平可作为获得卵母细胞数量的潜在预测指标[68]。高龄女性生殖功能自然衰老退化，适龄女性卵巢早衰问题日益突出，由此造成不孕不育、反复流产、高危妊娠等严重影响育龄女性的生殖健康，当前尚无防治手段。来自美国和英国的研究团队对 20 万余名欧洲血统的女性进行评估，定位 290 个卵巢衰老相关的基因座，确定的基因座涉及广泛的 DNA 损伤反应过程，与实验模型的结合表明，DNA 损伤反应过程在整个生命过程中发挥作用，并影响了卵巢储备及其耗竭率[69]。南京农业大学研究团队发现工业和家中常用的化学添加剂，会产生大量活性氧，影响线粒体功能，导致生殖问题，如睾丸损伤、生育能力下降、生殖衰老等。NAD+前体线粒体修复能力，能够从多种环境毒素中保护卵母细胞的质量，从而延缓女性的生殖衰老[70]。清华大学及北京大学第三医院团队合作报道了 TrkB 激活型抗体药物能够促进卵泡发育，显著提高卵巢早衰模型小鼠卵母细胞的数量和质量，最终恢复模型动物的生育能力，是一种治疗卵巢早衰的潜在创新药物[71]。

胚胎正常着床需要适宜其生长的子宫内膜的适时分化，过程涉及内膜中多细胞-多因素的交互作用，调控网络复杂。随着模式动物研究的深入和多种组学技术的应用，对子宫内膜动态变化的调控规律有了一定的认识。英国的研究人员绘制出人类子宫内膜的时间和空间动态图谱，并利用此图谱解读了子宫内膜癌和子宫内膜病变的大量数据，阐明了这些疾病中占主导地位的细胞类型，为未来开发包括子宫内膜异位症和子宫内膜癌等常见生殖障碍疾病的治疗方法提供了一个平台[72]。中国科学院动物研究所与北京大学第三医院合作，利用单细胞测序技术对不明原因复发性流产患者和正常妊娠孕妇外周血和蜕膜中免疫细胞图谱进行构建并揭示了其分子特征，发现复发性流产患者妊娠早期外周和局部免疫细胞向免疫炎性激活方向转变的特征及母胎界面免疫耐受状态被破坏与复发性流产的密切关联，相关结果为不明原因复发流产的免疫学病因的探究提供了重要线索[73]。

机体内外环境因素和生活方式严重影响生殖健康。北京大学第三医院乔杰院士团队牵头的一项大型流行病学调查研究结果表明，$PM_{2.5}$ 暴露对中国普通人群怀孕时间和不孕症患病率有潜在影响，妇女长期暴露于高 $PM_{2.5}$ 水平，可使妊娠时间延迟，并增加不孕症的发生风险[74]。甲状腺激素对于卵泡发育、排卵和妊娠维持具有重要作用，北京大学第三医院就甲状腺功能异常开展了一系列研究并取得了一定成果。自身免疫性甲状腺炎（autoimmune thyroiditis，AIT）是育龄期女性最常见的自身免疫性疾病，由于既往研究样本量有限，对于 AIT 是否会影响患者助孕结局一直存在较大争议。北京大学第三医院团队明确了 AIT 对 IVF/ICSI 助孕后的妊娠结局并无显著影响，但 AIT 组双胎出生体重明显低于对照组；AIT 组的获卵数明显少于对照组，提示甲状腺免疫紊乱可能影响了 AIT 患者的卵泡发育[75]，并首次提出了 AIT 患者局部卵泡液中存在 CXCR3 通路的明显激活，局部炎性通路激活可能是 AIT 患者卵泡发育障碍的重要机制，为临床这类患者助孕方案的制定提供了重要理论支持[76]。此外，该团队首次提出甲状腺癌并未影响该类患者行 IVF/ICSI 助孕的妊娠结局，但多因素分析提示甲状腺癌的手术方式和甲状腺抗体阳性是影响该类患者助孕结局的重要风险因素，对临床治疗甲状腺癌育龄女性方案的选择及生育力的保护具有重要的指导意义[77,78]。

3. 生殖障碍疾病：男性不育及精子发生

针对男性不育及精子发生机制方面的研究，中国科学技术大学史庆华教授团队利用全外显子测序分析发现，携带 *C14ORF39* 突变的患者精子发生染色体联会缺陷，减数分裂阻滞，表现为非梗阻性无精症（non-obstructive azoospermia，NOA），为研究 NOA 的遗传因素提供了理论支持[79]。在精子变形阶段的遗传调控机制方面，南京医科大学胡志斌教授及中信湘雅生殖与遗传专科医院谭跃球研究员合作发现，WDR63 的双等位基因变异可以导致内部动力蛋白臂组装和鞭毛形成异常，引起男性不育[80]。谭跃球研究员、复旦大学张锋教授，以及安徽医科大学曹云霞教授团队合作发现，

DNAH10 对精子鞭毛组装至关重要，并且有害的纯合突变可导致精子鞭毛多发形态异常（multiple morphological abnormalities of the sperm flagella，MMAF），引起男性不育。此外发现 X 连锁 CFAP47 的有害变异会导致典型的 MMAF 表型和原发性男性不育，以上研究发现将为 MMAF 相关的弱畸精子症的遗传咨询和诊断提供指导[81,82]。对于克氏综合征（Klinefelter syndrome，KS）方面的研究，山东大学生殖医学中心陈子江教授及中国科学院动物所李卫研究员合作发现，父系 USP26 突变增加了人类后代的 KS 风险[83]。在受精障碍方面，中南大学林戈研究员和中信湘雅生殖与遗传专科医院郑伟副研究员发现，ACTL9 突变的患者精子头部畸形率高，精子核周鞘（perinuclear theca，PT）明显增宽，出现异常顶体。机制研究发现 ACTL9 的突变导致 PLCζ 无法正常地定位于 PT 中，从而无法释放于卵胞浆内激发钙离子震荡，最终引起受精失败[84]。在无精症临床诊断方面，南京医科大学郭雪江教授团队利用外泌体的蛋白组和磷酸化蛋白质组学技术鉴定了两种精浆细胞外囊泡（seminal plasma extracellular vesicle，spEV）蛋白生物标志物——SLC5A12 和 HIST1H2BA，用于 NOA 和梗阻性无精症患者（obstructive azoospermia，OA）的无创鉴别诊断[85]。以上进展极大地推动了国际上男性不育和精子发生机制的研究，为临床诊疗提供了更多的理论支持，然而针对男性不育的治疗方案亟待突破。

4. 出生缺陷防控研究

预防、减少出生缺陷是健康中国战略的重要部分，我国以三级预防为基础，从多层面、多角度开展综合防治。一级预防层面，建议有家族遗传史的夫妻进行孕前携带者筛查，做到早发现、早防控。与之相应地，我国也高度重视遗传咨询领域的发展，该领域近年来也得到了快速发展。三代测序技术因其长读长和高精度的优势，目前也逐步应用于复杂单基因病的致病变异筛查。柳州市妇幼保健院和广州市妇女儿童产前诊断团队通过 Pacbio 公司的 SMRT 三代测序技术，分别在我国地中海贫血高发的地区（广西和广州）检测出罕见变异类型[86,87]。二级预防层面，以“高效、精准、无创”的标准不断改进和创新胚胎着床前遗传学检测技术以及产前诊断的新方法。在单基因病无创产前筛查方面，郑州大学和同济大学团队联合研发 NIPT 新技术用于单基因病的诊断，通过母体血浆单倍型分析成功诊断杜氏肌营养不良[88]。中南大学团队研发 cSMART 技术，根据母体血浆 DNA 中的突变比例推导胎儿基因型，应用于甲基丙二酸血症致病基因 MMACHC 的变异检测[89]。在无创胚胎遗传学检测（NIPGT）方面，北京大学第三医院团队在废弃胚胎培养基（SECM）中发现了游离 DNA，通过全基因组 DNA 甲基化测序分析，明确了游离 DNA 的起源；并通过创新优化算法，将游离胚胎 DNA 用于染色体非整倍性检测，为 NIPGT 的发展提供了新视角[90]。对于出生缺陷的三级预防，医院进一步落实和推进新生儿常见遗传代谢疾病的生化、酶学和遗传学筛查，并且有医院提出以多学科综合管理的模式对患儿进行及时、准确的诊断和治疗，防止对组织器官产生不可逆的损伤[91~93]。

5. 辅助生殖技术临床研究及安全性评估

随着辅助生殖技术的广泛应用，新技术不断涌现，如何规范、优化治疗方案，如何借助新技术为患者带来更多获益，是辅助生殖技术领域持续关注的重点问题。对于不孕症夫妇，如何选择适当的助孕方式，北京大学第三医院乔杰院士团队，开展随机临床研究，比较因不明原因不孕或男方轻度少弱精症的夫妇，接受宫腔内人工授精助孕中，是否应用来曲唑促排卵的治疗结局。提示来曲唑促排卵安全有效，有助于提高治疗成功率[94]。北京大学第三医院乔杰院士团队牵头，联合国内外多家生殖医学中心，开展了控制性促排卵药物 Follitropin delta 使用方案的亚洲III期临床研究。此项多中心、前瞻性、随机对照研究结果显示，Follitropin delta 灵活方案与固定方案相比，除降低卵巢过度刺激综合征发生率之外，还有助于提高治疗成功率[95]。随着生育年龄的推迟，高龄、卵巢储备功能减退女性的助孕是治疗中的难点问题，山东中医药大学第一附属医院团队联合国内多家生殖医学中心开展了多中心、双盲、前瞻性随机对照研究，探索中药“定坤丹”对预期低反应患者（波塞冬 4 组）IVF-ET 治疗的辅助作用，提示与对照组相比，35～37 岁年龄组患者持续妊娠率显著高于对照组[96]。

冻融胚胎移植周期子宫内膜准备方案是决定助孕成功率的重要环节，中山大学第一附属医院团队、广州大学妇女儿童医疗中心团队分别发表了随机对照研究，针对 PCOS 患者或输卵管/男性因素患者冻融胚胎移植周期中，GnRH 激动剂预治疗的人工周期内膜准备，并不能提高妊娠成功率，还显著增加患者花费[97,98]。西安交通大学第一附属医院及山东中医药大学第一附属医院团队，分别发表了随机对照研究和大样本回顾性队列研究，比较 PCOS 不同内膜准备方法对内膜容受性及妊娠率的影响[99,100]。山东中医药大学第一附属医院团队联合省内多家生殖医学中心进行了随机对照研究，探索新鲜胚胎移植周期未孕的患者，行冻融胚胎移植时机对妊娠率的影响，结果提示新鲜周期后第一个月经周期即接受 FET 的患者，持续妊娠率和活产率更高。为患者节约了治疗时间，缩短了获得活产的时间[101]。

随着实验室技术的飞速发展，植入前胚胎遗传学检查（preimplantationgenetic testing，PGT）得到了越来越广泛的应用。山东大学齐鲁医院生殖科陈子江院士团队牵头，联合北京大学第三医院等国内多家生殖医学中心开展了对于试管婴儿 PGT 技术中，非整倍体遗传学检测（preimplantationgenetic testing for aneuploidy，PGT-A）技术应用的多中心、前瞻性、随机对照研究。结果显示对 20～37 岁、有 3 枚或以上优质囊胚的女性，进行非整倍体遗传学检测，并未提高累积妊娠率。这一研究结果为合理选择 PGT 技术提供了高质量证据，避免了医疗资源的浪费、减少了患者不必要的花费[102]。中山大学孙逸仙纪念医院生殖中心团队研究分析了不同染色体异常经 PGT 后胚胎染色体特点及生育结局，为更好地向患者夫妇进行遗传咨询，提供了重要证据支持[103]。

多囊卵巢综合征是育龄女性最常见的生殖内分泌疾病，不仅可能影响女性生育力，还可能对女性的长期健康产生不良影响，而肥胖则可能与 PCOS 互为因果，加重 PCOS 的严重程度。生活方式的调整也是治疗 PCOS 患者，特别是超重和肥胖患者的首要方法。北京协和医院团队牵头对国内多家医院的妇产科及内分泌医生进行调研，分析不同专业医生对肥胖的 PCOS 患者管理中的认知和处理差异，有助于规范、提高医生的诊疗，同时改善对患者的治疗效果[104]。温州医科大学第一附属医院团队开展的回顾性横断面研究提示与非 PCOS 患者相比，不孕的 PCOS 患者中，血清催乳素水平可能与胰岛素抵抗相关，正常范围内催乳素水平较低的 PCOS 患者中，胰岛素抵抗及 β 细胞功能异常的发生率更高[105]。

辅助生殖技术的广泛应用帮助不孕夫妇圆梦，但也相应带来一些治疗风险，如复杂异位妊娠的发生。广东医科大学第三附属医院团队发表了对过去 10 年内 IVF-ET 术后发生宫角妊娠患者的治疗经验，有助于提高这一罕见异位妊娠的治疗水平[106]。另外，由于医学水平的整体提高、各种治疗技术的飞速发展改善全身疾病的治疗预后，生育力保存的需求也日益增加。中华医学会生殖医学分会发布了《生育力保存中国专家共识》（2021 版），中国妇幼保健协会生育力保存专业委员会发布了《女性生育力保存临床实践中国专家共识》，对生育力保存的指征、方法及临床策略提出了专家建议，为临床常见的适合生育力保存的疾病提供诊疗路径，为生育力保存技术的临床应用提供实践指南，从而规范临床诊疗，推动我国生育力保存工作有序发展[107,108]。

（四）妇幼公共卫生事业进展

2021 年，北京大学第三医院乔杰院士牵头国内外 31 位专家学者在《柳叶刀》（*The Lancet*）在线发表《柳叶刀中国女性生殖、孕产妇、新生儿、儿童和青少年健康特邀重大报告》，全面总结新中国成立 70 年以来在妇女儿童健康领域的发展改革成效，向国际社会展示中国政府在保障妇女儿童健康权益上的系列政策和成功经验；首次发表若干全国性的调查或监测数据，通过对多源庞杂数据的整合比较，分析当前中国妇幼健康领域面临的挑战，进一步提出在未来 10 年促进中国妇幼健康高质量发展的行动策略和具体建议[109]。在新生育政策背景下，核心专家团队又进一步聚焦高龄妊娠、辅助生殖、早产、婴幼儿照护等热点问题进行深入探讨。乔杰团队基于全国产科住院分娩数据，发现高龄产妇、辅助生殖技术及双胎妊娠与若干不良产科结局（包括 10 种产妇并发症和 6 种新生儿并发症）具有显著关联，并强调了在辅助生殖技术应用中推广单胚胎移植策略的重要性[110]；全国妇幼卫生监测办公室朱军团队利用我国 2012～2018 年 964 万孕产监测数据，发现我国总体早产率已升至 6.4%，晚期早产和极早产率增加明显，揭示我国实施开展早产三级预防策略的迫切性[111]；上海交通大学江帆团队开展一项“儿童健康、教育和生活方式评估”大型队列研究，旨在调查养育照护对 3～6 岁儿童发展状况的影响，并为制定和实施养育照护政策提供科学依据[112]。

此外，环境因素对女性及子代健康的影响日益受到关注。北京大学第三医院国家妇产疾病临床医学研究中心牵头开展的全国育龄人群生殖健康流行病学调查结果显示，平均 $PM_{2.5}$ 暴露量可导致人群生育力显著降低[74]；另外多项研究探讨了环境因素对于子代健康的影响。例如，我国儿童广泛暴露于塑化剂，超重和肥胖的风险显著增加[113]。随着研究方法的不断进展，越来越多的研究团队关注到多种环境污染物混合暴露对妇女儿童的健康危害，为本领域后续研究提供了新的思路和方法[114]。

（五）我国妇产医学领域发展

回顾“十三五”阶段，我国辅助生殖领域取得了一系列显著成果，但仍面临以下问题。①在生殖细胞与胚胎发育基础理论研究、遗传学诊断等部分方向取得了突破性进展，已呈“并跑”甚至“领跑”局势，但目前“散点式突破”的局面不利于基础研究领域自身的可持续性发展，也无法支撑起后续大规模且高效的临床转化工作。②临床转化存在诸多障碍因素，主要挑战在于：具有自主知识产权的新技术、新方法、新产品仍不足，从事该领域技术开发的企业也缺乏核心竞争力。

因此，“十四五”时期，辅助生殖领域的战略布局将“扬长补短”，继续加强基础研究，多维度解析造成不良生育结局的致病因素和发病机制，推动发展我国辅助生殖领域研产紧密结合的创新型研究范式，建立可用于生育健康维护、改善生育力衰减的新技术和产品，进一步提升我国生殖健康研究领域在国际上的竞争力和影响力，为我国人口可持续发展保驾护航。

参考文献

[1] Shang C, Huang J, Guo H. Identification of a metabolic related risk signature predicts prognosis in cervical cancer and correlates with immune infiltration. Front Cell Dev Biol, 2021, 9: 677831.

[2] Yang X, Li X, Dong Y, et al. effects of metabolic syndrome and its components on the prognosis of endometrial cancer. Front Endocrinol (Lausanne), 2021, 12: 780769.

[3] Li Y, Zhang X, Gao Y, et al. Development of a genomic signatures-based predictor of initial platinum-resistance in advanced high-grade serous ovarian cancer patients. Front Oncol, 2020, 10: 625866.

[4] 中国抗癌协会妇科肿瘤专业委员会. 子宫颈癌诊断与治疗指南(2021 年版). 中国癌症杂志, 2021, 31(6): 474-489.

[5] Cheng Y, Li X, Dai Y, et al. Identification of an immune-related risk signature and nomogram predicting the overall survival in patients with endometrial cancer. J Gynecol Oncol, 2021, 32(3): e30.

[6] Li X, Fan Y, Wang J, et al. Insulin resistance and metabolic syndrome increase the risk of relapse for fertility preserving treatment in atypical endometrial hyperplasia and early endometrial cancer patients. Front Oncol, 2021, 11: 744689.

[7] Xu M, Huo C, Huang C, et al. Round ligament suspension and vaginal purse-string suture: newly optimized techniques to prevent tumor spillage in laparoscopic radical trachelectomy for cervical cancer. J Obstet Gynaecol Res, 2022, 48(7): 1867-1875.

[8] Li X, Fan Y, Dong Y, et al. Development and validation of nomograms predicting the overall and the cancer-specific survival in endometrial cancer patients. Front Med (Lausanne), 2020, 7: 614629.

[9] 卵巢恶性肿瘤多学科团队协作诊治的中国专家共识.中华妇产科杂志, 2021, 56(12). 825-830.

[10]Gao Q, Zhu J, Zhao W, et al. Olaparib maintenance monotherapy in Asian patients with platinum-sensitive relapsed ovarian cancer: phase Ⅲ trial (l-moca). Clin Cancer Res, 2022, 28(11): 2278-2285.

[11]Cheng H, Zong L, Kong Y, et al. Camrelizumab plus apatinib in patients with high-risk chemorefractory or relapsed gestational trophoblastic neoplasia (cap 01): a single-arm, open-label, phase 2 trial. Lancet Oncol, 2021, 22(11): 1609-1617.

[12]Alhilli MM, Arend RC. International gynecologic cancer society (igcs) 2021 meeting report. Gynecol Oncol, 2022, 164(1): 208-211.

[13]中华医学会妇产科分会妇科盆底学组. 盆底重建手术网片或吊带暴露并发症诊治的中国专家共识. 中华妇产科杂志, 2021, 56(5): 305-309.

[14]庞海玉, 朱兰, 徐涛, 等. 基于随机森林算法的中国女性尿失禁发病危险因素研究. 中国妇产科杂志, 2021, 56(8): 554-560.

[15]Pang H, Lv J, Xu T, et al. Incidence and risk factors of female urinary incontinence: a 4-year longitudinal study among 24 985 adult women in China. BJOG, 2022, 129(4): 580-589.

[16]Wang W, Peng L, Gao X, et al. The frequency of metabolic syndrome in aged female patients (older than 65 years) with and without stress urinary incontinence: a case-control study. Female Pelvic Med Reconstr Surg, 2022, 28(2): e11-e15.

[17]Ying Y, Xu L, Huang R, et al. Relationship between blood glucose level and prevalence and frequency of stress urinary incontinence in women. Female Pelvic Med Reconstr Surg, 2022, 28(5): 304-310.

[18]Zhang H, Wang L, Xiang Y, et al. Nampt promotes fibroblast extracellular matrix degradation in stress urinary incontinence by inhibiting autophagy. Bioengineered, 2022, 13(1): 481-495.

[19]Zhou Y, Li H, Wang L. Mechanism of mir-34a in the metabolism of extracellular matrix in fibroblasts of stress urinary incontinence via nampt-mediated autophagy. Cell Stress Chaperones, 2022, 27(4): 369-381.

[20]Liu C, Wang Y, Li Y, et al. Dimethyl fumarate ameliorates stress urinary incontinence by reversing ecm remodeling via the nrf2-tgf-beta1/smad3 pathway in mice. Int Urogynecol J, 2022, 33(5): 1231-1242.
[21]Feng F, Ashton-Miller JA, DeLancey JOL, et al. Three-dimensional self super-resolution for pelvic floor mri using a convolutional neural network with multi-orientation data training. Med Phys, 2022, 49(2): 1083-1096.
[22]Zhang M, Lin X, Zheng Z, et al. Artificial intelligence models derived from 2d transperineal ultrasound images in the clinical diagnosis of stress urinary incontinence. Int Urogynecol J, 2022, 33(5): 1179-1185.
[23]Mao M, Li Y, Zhang Y, et al. Human umbilical cord mesenchymal stem cells reconstruct the vaginal wall of ovariectomized sprague-dawley rats: implications for pelvic floor reconstruction. Cell Tissue Res, 2021, 386(3): 571-583.
[24]Wu X, Jia Y, Sun X, et al. Acceleration of pelvic tissue generation by overexpression of basic fibroblast growth factor in stem cells. Connect Tissue Res, 2022, 63(3): 256-268.
[25]Zhuang G, Wen Y, Briggs M, et al. Secretomes of human pluripotent stem cell-derived smooth muscle cell progenitors upregulate extracellular matrix metabolism in the lower urinary tract and vagina. Stem Cell Res Ther, 2021, 12(1): 228.
[26]Wu X, Guo H, Jia Y, et al. Adipose mesenchymal stem cell-based tissue engineering mesh with sustained bfgf release to enhance tissue repair. Biomater Sci, 2022, 10(12): 3110-3121.
[27]Fang J, Peng T, Liu J, et al. Muscle-derived stem cells combined with nerve growth factor transplantation in the treatment of stress urinary incontinence. Urology, 2022, 166:126-132
[28]中国医师协会妇产科医师分会. 中华医学会妇产科学分会子宫内膜异位症协作组.子宫内膜异位症诊治指南(第三版). 中华妇产科杂志, 2021, 56(12): 812-824.
[29]Shi L, Xue X, Tian H, et al. WEE1 promotes endometriosis via the wnt/beta-catenin signaling pathway. Reprod Biol Endocrinol, 2021, 19(1): 161.
[30]Huang JH, Duan H, Wang S, et al. Upregulated microrna let-7a accelerates apoptosis and inhibits proliferation in uterine junctional zone smooth muscle cells in adenomyosis under conditions of a normal activated hippo-yap1 axis. Reprod Biol Endocrinol, 2021, 19(1): 81.
[31]徐冰,李华军，贾婉璐，等. 地诺孕素用于难治性子宫内膜异位症疼痛的临床研究. 中华妇产科杂志, 2021, 56(3): 178-184.
[32]Yin C, Chen J, Wu X, et al. Preterm birth is correlated with increased oral originated microbiome in the gut. Front Cell Infect Microbiol, 2021, 11: 579766.
[33]Chu C, Zhu Y, Liu C, et al. Ambient fine particulate matter air pollution and the risk of preterm birth: a multicenter birth cohort study in China. Environ Pollut, 2021, 287: 117629.
[34]Li X, Milosavljevic A, Elsea SH, et al. Effective aspirin treatment of women at risk for preeclampsia delays the metabolic clock of gestation. Hypertension, 2021, 78(5): 1398-1410.
[35]Teng H, Wang Y, Han B, et al. Gestational systolic blood pressure trajectories and risk of adverse maternal and perinatal outcomes in Chinese women. BMC Pregnancy Childbirth, 2021, 21(1): 155.
[36]Ye Y, Wen L, Liu X, et al. Low-dose aspirin for primary prevention of adverse pregnancy outcomes in twin pregnancies: an observational cohort study based on propensity score matching. BMC Pregnancy Childbirth, 2021, 21(1): 786.
[37]Zhu J, Zhang J, Syaza Razali N, et al. Mean arterial pressure for predicting preeclampsia in Asian women: a longitudinal cohort study. BMJ Open, 2021, 11(8): e046161.
[38]Jiang H, Shi H, Chen L, et al. Is there a relationship between plasma, cytokine concentrations, and the subsequent risk of postpartum hemorrhage? Am J Obstet Gynecol, 2022, 226(6): 835 e831-835 e817.
[39]Huang QS, Zhu XL, Qu QY, et al. Prediction of postpartum hemorrhage in pregnant women with immune thrombocytopenia: development and validation of the monitor model in a nationwide multicenter study. Am J Hematol, 2021, 96(5): 561-570.
[40]Chen L, Shi HF, Jiang H, et al. Correlation of an ultrasonic scoring system and intraoperative blood loss in placenta accreta spectrum disorders: a retrospective cohort study. Biomed Environ Sci, 2021, 34(2): 163-169.
[41]陈练 陈明，裴新龙，等. 基于 MRI 征象的评分模型预测侵袭性胎盘植入和不良临床结局的价值. 中华围产医学杂志,2021, 24(1): 32-39.
[42]路涛，张天悦，李缃琦，等. 基于 T2WI 影像组学模型产前预测胎盘植入性病变. 中国医学影像技术，2021, 37(12): 1854-1859.
[43]Li N, Hou R, Liu C, et al. Integration of transcriptome and proteome profiles in placenta accreta reveals trophoblast over-migration as the underlying pathogenesis. Clin Proteomics, 2021, 18(1): 31.
[44]Li N, Hou R, Yang T, et al. miR-193a-3p mediates placenta accreta spectrum development by targeting efnb2 via epithelial-mesenchymal transition pathway under decidua defect conditions. Front Mol Biosci, 2020, 7: 613802.
[45]Chen Y, Wang L, Bao J, et al. Persistent hypoxia induced autophagy leading to invasiveness of trophoblasts in placenta

accreta. J Matern Fetal Neonatal Med, 2021, 34(8): 1297-1303.

[46]张启迪，苏日娜，秦胜堂，等. 葡萄糖对 HTR8/SVneo 细胞 *Akt2* 基因甲基化的影响及妊娠早期外周血 Akt2 mRNA 水平与妊娠前 BMI 和 GDM 的关系. 中华妇产科杂志, 2021, 56(1): 52-57.

[47]Zhang Y, Chen T, Zhang Y, et al. Contribution of trace element exposure to gestational diabetes mellitus through disturbing the gut microbiome. Environ Int, 2021, 153: 106520.

[48]生殖健康及重大出生缺陷防控研究重点专项——高龄产妇妊娠期并发症防治策略研究项目组. 辅助生殖技术助孕双胎妊娠临床管理建议. 中国实用妇科与产科杂志, 2021, 37(7): 724-730.

[49]Wu T, Gong X, Zhao Y, et al. Fetal growth velocity references from a Chinese population-based fetal growth study. BMC Pregnancy Childbirth, 2021, 21(1): 688.

[50]Chen J, Zhang J, Liu Y, et al. Fetal growth standards for Chinese twin pregnancies. BMC Pregnancy Childbirth, 2021, 21(1): 436.

[51]赵馨，黄演林，何薇，等. 双绒毛膜三羊膜囊三胎妊娠孕中期不同减胎方法的妊娠结局. 中华围产医学杂志, 2021, 24(4): 254-260.

[52]周颖，焦钰洁，朱培静，等. 单绒毛膜三羊膜囊三胎的妊娠结局及减胎术对其的影响. 中华围产医学杂志, 2021, 24(4): 249-253.

[53]Wang X, Shi H, Li L, et al. The relationship between placental characteristics and birthweight discordance in different types of selective intrauterine growth restriction in monochorionic diamniotic twins: A single-center 7 year cohort study. Prenat Diagn, 2021, 41(12): 1518-1523.

[54]Wang X, Li L, Zhao Y, et al. Longer distance between umbilical cord insertions is associated with spontaneous twin anemia polycythemia sequence. Acta Obstet Gynecol Scand, 2021, 100(2): 229-234.

[55]Wang X, Shi H, Li L, et al. Study of the placental characteristics and time of onset of twin-to-twin transfusion syndrome. Placenta, 2021, 103: 10-15.

[56]Wang X, Li L, Yuan P, et al. Placental characteristics in different types of selective fetal growth restriction in monochorionic diamniotic twins. Acta Obstet Gynecol Scand, 2021, 100(9): 1688-1693.

[57]Sun J, Sun L, Zhong L. Flexible fetoscope in the treatment of twin-to-twin transfusion syndrome. ANZ J Surg, 2021, 91(11): 2499-2502.

[58]中国妇幼保健协会双胎妊娠专业委员会. 胎儿镜激光治疗双胎输血综合征技术规范(2021 年更新版). 中国实用妇科与产科杂志, 2021, 37(1): 67-69.

[59]Hao M, Pu W, Li Y, et al. The HuaBiao project: whole-exome sequencing of 5000 Han Chinese individuals. J Genet Genomics, 2021, 48(11): 1032-1035.

[60]Wang Z, Cheng L, Sun Y, et al. Enhanced isolation of fetal nucleated red blood cells by enythrocyte-leukocyte hybrid membrane-coated magnetic nanoparticles for noninvasive pregnant diagnostics. Anal Chem, 2021, 93(2): 1033-1042.

[61]Zhang Q, Zhang K, Guo Y, et al. The isolation and analysis of fetal nucleated red blood cells using multifunctional microbeads with a nanostructured coating toward early noninvasive prenatal diagnostics. J Mater Chem B, 2021, 9(13): 3047-3054.

[62]Wang Y, Yuan P, Yan Z, et al. Single-cell multiomics sequencing reveals the functional regulatory landscape of early embryos. Nat Commun, 2021, 12(1): 1247.

[63]Li L, Li L, Li Q, et al. Dissecting the epigenomic dynamics of human fetal germ cell development at single-cell resolution. Cell Research, 2021, 31(4): 463-477.

[64]Yan Z, An J, Peng Y, et al. DevOmics: an integrated multi-omics database of human and mouse early embryo. Brief Bioinform, 2021, 22(6):bbab208.

[65]Hu Y, Yang Y, Tan P, et al. Induction of mouse totipotent stem cells by a defined chemical cocktail. Nature, 2022. http://doi.org/10.1038/S41586-022-04967-9.

[66]Chen B, Du YR, Zhu H, et al. Maternal inheritance of glucose intolerance via oocyte TET3 insufficiency. Nature, 2022, 605(7911): 761-766.

[67]Mimouni NEH, Paiva I, Barbotin AL, et al. Polycystic ovary syndrome is transmitted via a transgenerational epigenetic process. Cell Metab, 2021, 33(3): 513-530 e518.

[68]Liu T, Liu D, Song X, et al. Lipid Metabolism was associated with oocyte *in vitro* maturation in women with polycystic ovarian syndrome undergoing unstimulated natural cycle. Front Cell Dev Biol, 2021, 9. 719173.

[69]Ruth KS, Day FR, Hussain J, et al. Genetic insights into biological mechanisms governing human ovarian ageing. Nature, 2021, 596(7872): 393-397.

[70]Miao Y, Li X, Shi X, et al. Nicotinamide mononucleotide restores the meiotic competency of porcine oocytes exposed to ethylene glycol butyl ether. Front Cell Dev Biol, 2021, 9: 628580.

[71]Qin X, Zhao Y, Zhang T, et al. TrkB agonist antibody ameliorates fertility deficits in aged and cyclophosphamide-induced premature ovarian failure model mice. Nat Commun, 2022, 13(1): 914.

[72]Garcia-Alonso L, Handfield LF, Roberts K, et al. Mapping the temporal and spatial dynamics of the human endometrium *in vivo* and *in vitro*. Nat Genet, 2021, 53(12): 1698-1711.

[73]Wang F, Jia W, Fan M, et al. Single-cell immune landscape of human recurrent miscarriage. Genomics Proteomics Bioinformatics, 2021, 19(2): 208-222.

[74]Li Q, Zheng D, Wang Y, et al. Association between exposure to airborne particulate matter less than 2.5 mum and human fecundity in China. Environ Int, 2021, 146: 106231.

[75]Huang N, Chen L, Lian Y, et al. Impact of thyroid autoimmunity on *in vitro* fertilization/intracytoplasmic sperm injection outcomes and fetal weight. Front Endocrinol (Lausanne), 2021, 12: 698579.

[76]Huang N, Liu D, Lian Y, et al. Immunological microenvironment alterations in follicles of patients with autoimmune thyroiditis. Front Immunol, 2021, 12: 770852.

[77]Huang N, Zeng L, Yan J, et al. Analysis of *in vitro* fertilization/intracytoplasmic sperm injection outcomes in infertile women with a history of thyroid cancer: a retrospective study. Reprod Biol Endocrinol, 2021, 19(1): 82.

[78]Huang N, Zeng L, Yan J, et al. Impact of thyroid cancer treatment on assisted reproductive technology outcomes in women with infertility. J Assist Reprod Genet, 2021, 38(8): 2121-2128.

[79]Fan S, Jiao Y, Khan R, et al. Homozygous mutations in C14orf39/SIX6OS1 cause non-obstructive azoospermia and premature ovarian insufficiency in humans. Am J Hum Genet, 2021, 108(2): 324-336.

[80]Lu S, Gu Y, Wu Y, et al. Bi-allelic variants in human WDR63 cause male infertility via abnormal inner dynein arms assembly. Cell Discov, 2021, 7(1): 110.

[81]Tu C, Cong J, Zhang Q, et al. Bi-allelic mutations of DNAH10 cause primary male infertility with asthenoteratozoospermia in humans and mice. Am J Hum Genet, 2021, 108(8): 1466-1477.

[82]Liu C, Tu C, Wang L, et al. Deleterious variants in X-linked CFAP47 induce asthenoteratozoospermia and primary male infertility. Am J Hum Genet, 2021, 108(2): 309-323.

[83]Liu C, Liu H, Zhang H, et al. Paternal USP26 mutations raise Klinefelter syndrome risk in the offspring of mice and humans. EMBO J, 2021, 40(13): e106864.

[84]Dai J, Zhang T, Guo J, et al. Homozygous pathogenic variants in ACTL9 cause fertilization failure and male infertility in humans and mice. Am J Hum Genet, 2021, 108(3): 469-481.

[85]Yao L, Guo Y, Zhang X, et al. Quantitative proteomic biomarkers from extracellular vesicles of human seminal plasma in the differential diagnosis of azoospermia. Clin Transl Med, 2021, 11(5): e423.

[86]Jiang F, Mao AP, Liu YY, et al. Detection of rare thalassemia mutations using long-read single-molecule real-time sequencing. Gene, 2022, 825: 146438.

[87]Luo S, Chen X, Zeng D, et al. The value of single-molecule real-time technology in the diagnosis of rare thalassemia variants and analysis of phenotype-genotype correlation. J Hum Genet, 2022, 67(4): 183-195.

[88]Kong L, Li S, Zhao Z, et al. Haplotype-based noninvasive prenatal diagnosis of 21 families with duchenne muscular dystrophy: real-world clinical data in China. Front Genet, 2021, 12: 791856.

[89]Lyu W, Liang L, Chen X, et al. Noninvasive prenatal testing of methylmalonic acidemia cblC type using the cSMART assay for MMACHC gene mutations. Front Genet, 2021, 12: 750719.

[90]Chen Y, Gao Y, Jia J, et al. DNA methylome reveals cellular origin of cell-free DNA in spent medium of human preimplantation embryos. J Clin Invest, 2021, 131(12)：e146051.

[91]Shen Q, Liu J, Chen J, et al. Multidisciplinary approach to screening and management of children with Fabry disease: practice at a Tertiary Children's Hospital in China. Orphanet J Rare Dis, 2021, 16(1): 509.

[92]Lin Y, Wang W, Lin C, et al. Biochemical and molecular features of Chinese patients with glutaric acidemia type 1 detected through newborn screening. Orphanet J Rare Dis, 2021, 16(1): 339.

[93]Wang X, Wang Y, Ma D, et al. Neonatal screening and genotype-phenotype correlation of hyperphenylalaninemia in the Chinese population. Orphanet J Rare Dis, 2021, 16(1): 214.

[94]Huang S, Wang R, Yan H, et al. Intrauterine insemination (IUI) with or without letrozole for unexplained or mild male factor infertility: A randomized pilot study. Eur J Obstet Gynecol Reprod Biol, 2021, 262: 216-220.

[95]Qiao J, Zhang Y, Liang X, et al. A randomised controlled trial to clinically validate follitropin delta in its individualised dosing regimen for ovarian stimulation in Asian IVF/ICSI patients. Hum Reprod, 2021, 36(9): 2452-2462.

[96]Song JY, Gao DD, Cao XL, et al. The role of traditional Chinese formula ding-kun pill (DKP) in expected poor ovarian response women (POSEIDON Group 4) undergoing *in vitro* fertilization-embryo transfer: a multicenter, randomized, double-blind, placebo-controlled trial. Front Endocrinol (Lausanne), 2021, 12: 675997.

[97]Luo L, Chen M, Wen Y, et al. Pregnancy outcome and cost-effectiveness comparisons of artificial cycle-prepared frozen embryo transfer with or without GnRH agonist pretreatment for polycystic ovary syndrome: a randomised controlled trial. BJOG, 2021, 128(4): 667-674.

[98]Xu J, Li SZ, Yin MN, et al. Endometrial preparation for frozen-thawed embryo transfer with or without pretreatment

with GnRh agonist: a randomized controlled trial at two centers. Front Endocrinol (Lausanne), 2021, 12: 722253.
[99]Wang L, Lv S, Mao W, et al. Assessment of endometrial receptivity during implantation window in women with unexplained infertility. Gynecol Endocrinol, 2020, 36(10): 917-921.
[100]Li L, Gao DD, Zhang Y, et al. Comparison of stimulated cycles with low dose r-FSH versus hormone replacement cycles for endometrial preparation prior to frozen-thawed embryo transfer in young women with polycystic ovarian syndrome: a single-center retrospective cohort study from China. Drug Des Devel Ther, 2021, 15: 2805-2813.
[101]Song JY, Dong FY, Li L, et al. Immediate versus delayed frozen embryo transfer in women following a failed IVF-ET attempt: a multicenter randomized controlled trial. Reprod Biol Endocrinol, 2021, 19(1): 131.
[102]Yan J, Qin Y, Zhao H, et al. Live birth with or without preimplantation genetic testing for aneuploidy. N Engl J Med, 2021, 385(22): 2047-2058.
[103]Yuan P, Zheng L, Ou S, et al. Evaluation of chromosomal abnormalities from preimplantation genetic testing to the reproductive outcomes: a comparison between three different structural rearrangements based on next-generation sequencing. J Assist Reprod Genet, 2021, 38(3): 709-718.
[104]Ma R, Zou Y, Wang W, et al. Obesity management in polycystic ovary syndrome: disparity in knowledge between obstetrician-gynecologists and reproductive endocrinologists in China. BMC Endocr Disord, 2021, 21(1): 182.
[105]Yang H, Lin J, Li H, et al. Prolactin is associated with insulin resistance and beta-cell dysfunction in infertile women with polycystic ovary syndrome. Front Endocrinol (Lausanne), 2021, 12: 571229.
[106]Li S, Cao M, Liu H, et al. Management of 14 patients with cornual heterotopic pregnancy following embryo transfer: experience from the past decade. Reprod Biol Endocrinol, 2021, 19(1): 152.
[107]李晶洁，梁晓燕. 生育力保存中国专家共识. 生殖医学杂志, 2021, 30(9): 1129-1134.
[108]中国妇幼保健协会生育力保存专业委员会. 女性生育力保存临床实践中国专家共识. 中华生殖与避孕杂志, 2021, 41(5): 383-391.
[109]Qiao J, Wang Y, Li X, et al. A Lancet Commission on 70 years of women's reproductive, maternal, newborn, child, and adolescent health in China. Lancet, 2021, 397(10293): 2497-2536.
[110]Wang Y, Shi H, Chen L, et al. Absolute risk of adverse obstetric outcomes among twin pregnancies after *in vitro* fertilization by maternal age. JAMA Netw Open, 2021, 4(9): e2123634.
[111]Deng K, Liang J, Mu Y, et al. Preterm births in China between 2012 and 2018: an observational study of more than 9 million women. Lancet Glob Health, 2021, 9(9): e1226-e1241.
[112]Wang X, Zhang Y, Zhao J, et al. Cohort profile: the Shanghai children's health, education and lifestyle evaluation, preschool (SCHEDULE-P) study. Int J Epidemiol, 2021, 50(2): 391-399.
[113]Dong Y, Gao D, Li Y, et al. Effect of childhood phthalates exposure on the risk of overweight and obesity: A nested case-control study in China. Environ Int, 2022, 158: 106886.
[114]Tian T, Yin S, Jin L, et al. Single and mixed effects of metallic elements in maternal serum during pregnancy on risk for fetal neural tube defects: A Bayesian kernel regression approach. Environ Pollut, 2021, 285: 117203.

六、公共卫生研究进展

廖春晓　吕　筠　李立明

北京大学公共卫生学院 北京大学公众健康与重大疫情防控战略研究中心

没有全民健康，就没有全面小康。“十三五”时期，以习近平同志为核心的党中央把保障人民健康放在优先发展的战略位置，全力推进健康中国建设，推动以治病为中心向以健康为中心转变。2021 年是“十四五”开局之年，也是中国共产党成立 100 周年，自此开启向第二个百年奋斗目标进军的新征程。在这一年，新型冠状病毒（SARS-CoV-2）（以下简称新冠病毒）在全球持续流行，我国沉着应对百年变局和世纪疫情，积极构建公共卫生新发展格局迈出新步伐，高质量发展取得新成效，实现了“十四五”良好开局。本文总结 2021 年度我国公共卫生领域取得的重要研究进展和优势，对标“十四五”规划和 2035 年远景目标纲要分析不足，并展望未来的发展方向和趋势。

（一）重要研究进展

1. 新发与再发传染病

2021 年新冠病毒持续变异，使疫情仍处于全球大流行状态。不断攀升的确诊病例数以及传染性更强的变异株，如奥密克戎（Omicron）的出现，警示人们全球抗疫之路任重道远。2021 年我国多省市相继暴发新冠肺炎疫情，通过大规模推广疫苗接种加之采取果断、强有力的公共卫生措施，我国一次又一次有效遏制了疫情在国内的传播。2021 年底，由《英国医学杂志》（*The BMJ*）倡议、中国专家主导的 “中国抗击新冠肺炎疫情的策略与经验”专辑正式线上发表[1]。文章从不同角度总结了中国防控新冠肺炎疫情的经验和教训，高度赞扬了中国抗击新冠肺炎疫情取得的成绩，为人类继续抗击新冠肺炎疫情以及未来新发传染病的应对提出了中国策略。

目前，新冠病毒的溯源工作在持续进行中。为了全球共同更好地预防和应对未来可能出现的类似重大疫情，我国研究者呼吁在全球范围开展新冠病毒溯源研究[2]。法国与老挝研究者在老挝北部的洞穴中采集蝙蝠的唾液、粪便和尿液样本，发现了基因组序列与新冠病毒相似程度超过 95%的冠状病毒，是迄今最接近新冠病毒的冠状病毒。研究支持新冠病毒自然起源的说法，证实了新冠病毒的受体结合域在自然界存在，对探寻新冠病毒的起源提供了重要线索[3]。

在新冠病毒病原学方面，研究者采用系统文献综述和基于个体病例数据的 Meta 分析，系统比较了疫苗接种者和既往自然感染者的血清对不同新冠病毒变异株的中和抗体水平，结果发现变异株 B.1.351（Beta）、P.1（Gamma）和 B.1.617.2（Delta）能显著逃逸既往自然感染原型株个体所诱导的中和抗体的反应。既往感染原型株个体的血清针对 Beta、Gamma 和 Delta 变异株的中和抗体水平分别较原型株下降 75.6%（95%CI [CI]：72.2%～78.7%）、44.4%（95%CI 28.6%～58.3%）和 68.8%（95%CI 58.3%～75.6%），针对 B.1.1.7（Alpha）变异株的中和抗体水平仅有略微下降（28.6%，95%CI 16.7%～37.5%）[4]。

在新冠病毒传播特征研究方面，针对不同新冠病毒变异株感染的潜伏期的综述表明，原型株潜伏期为 4～8 天，中位潜伏期为 5.5 天；Beta 和 Gamma 变异株的潜伏期与原型株类似，约为 5 天；而 Alpha、Delta 和 Omicron 变异株的潜伏期则低于其他毒株，分别为 4 天、4 天 和 3 天[5]。此外，相较原型株或其他早期关切的变异株（variant of concern，VOC），Delta 变异株具有传染力更强、病毒载量更高等特点。2021 年 5 月 21 日，我国广州报道了国内首例 Delta 变异株感染者，直至 2021 年 6 月 18 日广州疫情结束，累计报告 167 例病例。通过比较 167 例 Delta 变异株感染者与 2020 年流行株感染者特征发现，Delta 变异株病毒载量提高近 1260 倍[6]。基于本轮疫情初期 24 个具有明确传播链的 68 例病例的流行病学特征，得出 Delta 变异株的平均潜伏期（incubation period）为 4.4 天（95% CI：3.9～5.0），平均代际间隔（generation time）为 2.9（2.4～3.3）天，平均系列间隔（serial interval）为 2.3（1.4～3.3）天，均明显短于原型株；基本再生数（R_0）约为 3.2，明显高于原型株（R_0：2.2）[7]。研究者还基于数学建模，估计 Delta 变异株代替 Alpha 变异株侵入英国的过程中，Delta 变异株的 R_0 提升约 45%[8]。

在新冠病毒流行情况方面，研究发现 Delta 变异株感染者住院风险较高、隐性感染者比例较高并更易导致家庭聚集性疫情。英国研究显示，与 Alpha 变异株相比，Delta 变异株感染者的住院风险增加 1.26 倍[9]。基于广州本土 68 例 Delta 变异株感染者的分析结果显示，64.7%为隐性感染者，该比例高于原型株感染者（59.2%）[7]。基于 Delta 变异株引起的广州市荔湾区本土疫情流行特征分析显示，Delta 变异株传播方式以密闭空间为主，具有明显的家庭聚集性，主要传播场所为家庭（26.8%，34/127）、餐馆（29.1%，37/127）、小区（3.9%，5/127）和市场（3.1%，4/127）。密切接触者筛查（66.1%）和社区排查（33.1%）是发现感染者的主要途径[10]。

新冠肺炎患者康复后仍存在长期症状。通过对 1000 余名从武汉金银潭医院出院的新冠肺炎康复者的随访，研究发现近半数住院新冠肺炎患者康复后一年仍有长期症状，如疲劳或肌无力[11]。

在新冠病毒疫苗方面，我国已经取得了长足进展，已经实现新冠疫苗研发的 5 条技术路线全覆盖，包括灭活疫苗、腺病毒载体疫苗、重组蛋白疫苗、减毒流感病毒载体疫苗和核酸疫苗（mRNA、DNA 疫苗）。目前在国内上市的疫苗包括三款灭活疫苗（北京生物、武汉生物、北京科兴）、一款重组蛋白疫苗（中国微生物所/智飞龙科马）和一款腺病毒载体疫苗（康希诺）。其中三款疫苗被世界卫生组织纳入紧急使用清单，分别为北京生物灭活疫苗、科兴灭活疫苗、康希诺腺病毒载体疫苗。多项研究结果表明，我国科兴灭活疫苗对预防发生新冠病毒病（有症状的新冠病毒感染）及重症具有较高的保护效果[12,13]。智利千万人群真实世界数据显示两剂科兴疫苗预防新冠病毒病、因新冠肺炎住院、入住 ICU 和死亡的效果分别为 65.9%（65.2%～66.6%）、87.5%（86.7%～88.2%）、90.3%（89.1%～91.4%）和 86.3%（84.5%～87.9%），同时在 60 岁及以上人群中疫苗的保护效果与普通人群非常近似[13]。基于我国广东 Delta 变异株暴发流行数据开展的真实世界研究发现，接种两剂科兴灭活疫苗对于预防 Delta 变异株感染后发展为轻症、普通型、重症或危重症的效果分别为 60.4%（31.8%～88.9%）、78.4%（56.9%～99.9%）和 100%（98.4%～100.0%）[14]。Omicron 流行期间智利超 49 万儿童的真实世界研究发现，两剂科兴灭活新冠疫苗预防儿童发生新冠病毒病、因新冠肺炎住院、入住 ICU 的效果分别为 38.2%（36.5%～39.9%）、64.6%（49.6%～75.2%）、69.0%（18.6%～88.2%），研究结果支持 3～5 岁儿童接种科兴灭活新冠疫苗，以预防严重疾病和相关并发症[15]。针对康希诺腺病毒载体疫苗开展的随机、双盲、安慰剂对照的全球多中心III期临床试验结果显示，单剂疫苗接种 28 天后对新冠病毒病的效力为 57.5%（39.7%～70.0%），对新冠肺炎重症的效力为 91.7%（36.1%～99.0%）[16]。

随着全球疫情的反弹，加强免疫研究受到越来越多的关注，证据显示灭活疫苗基础免疫后异源加强免疫效果更好[17]。我国也正在开展相关的加强免疫研究工作，基于中国人群的临床试验证据表明，灭活疫苗基础免疫后，雾化吸入康希诺腺病毒载体新冠疫苗安全且免疫应答水平高。加强接种 14 天时，低剂量组（1.0×10^{11} 个病毒颗粒/mL；0.1mL）诱导的血清抗新冠病毒原型株中和抗体滴度为 744.4，高剂量组（1.0×10^{11} 个病毒颗粒/mL；0.2mL）为 714.1，对照组（科兴灭活疫苗同源肌肉接种，0.5mL）仅为 78.5[18]。在完成第二剂灭活疫苗接种 6 个月后，使用我国自主研发的 mRNA 疫苗（AWcorna）异源加强接种后 14 天和 28 天，针对 Delta 变异株的中和抗体滴度分别比同源加强组高 5.1 倍和 6.5 倍；针对 Omicron 变异株的特异性 IgG 抗体滴度分别比同源加强组高 6.8 倍和 7.1 倍，结果表明国产新冠 mRNA 候选疫苗异源加强安全可靠，且更具免疫原性。研究者还在持续研发新型疫苗尤其是针对变异株有效的疫苗，如环状 RNA 疫苗[19]、二代重组蛋白疫苗[20]，从而迅速应对未知病毒变异的风险。我国研发的新冠重组蛋白疫苗 ZF2001，其Ⅲ期临床试验开展于 Delta 变异株流行期间，是一项随机、双盲、安慰剂对照的全球多中心的试验，这项大规模Ⅲ期临床试验的结果显示：完成三剂接种 7 天后，疫苗对新冠病毒病的效力为 75.7%（71.0%～79.8%），对新冠肺炎重症至危重症的效力为 87.6%（70.6%～95.7%），对新冠肺炎相关死亡的效力为 86.5%（38.9%～98.5%）[21]。在 ZF2001 的设计基础上，我国研究者开发了快速适应新冠病毒变异株的嵌合受体结合结构域（RBD）二聚体蛋白疫苗的设计方法，结果显示嵌合 RBD 二聚体在动物体内可刺激产生更加广谱的抗体反应及提供更好的保护效果[20]。

在新冠肺炎疫情防控策略与措施研究方面，基于我国人口学特征、新冠病毒关键流行病学参数，结合我国新冠疫苗的效力、产能、接种服务能力等参数，建立的数学模型结果表明，在 2021 年实施大规模疫苗接种过程中，仍需维持高强度的公共卫生干预措施（nonpharmaceutical intervention，NPI），并尽可能地加快疫苗接种速度，提出了适合我国国情的防控策略[22]。研究者还利用数学模型模拟了采用不同国家防疫策略对我国每日新增病例数的影响，结果显示我国如果采取西方国家的防疫策略，将对医疗体系造成毁灭性的冲击，在全国范围内造成巨大的灾难[23]。

在其他传染病防控方面，我国也取得了显著的成效。2021 年 6 月 30 日，世界卫生组织（World Health Organization，WHO）宣布中国通过消除疟疾认证。根据 WHO 的标准，一个国家连续 3 年没有本土疟疾病例，同时建立有效的疟疾快速检测、监控系统，制定疟疾防控方案，有能力防止疟疾再传播，才能获得消除疟疾认证[24]。在终止结核病流行策略目标的进展方面，2015～2020 年，我国结核病发病率和死亡人数分别下降了 11%和 23%，均高于全球平均水平，我国在结核病耐药性诊断和普通结核病治疗覆盖率上也高于全球平均水平。此外，我国在结核病新药和新疫苗研究与创新方面也取得了一定进展，安徽智飞研发的 Vaccae（微卡）疫苗已被国家药品监督管理局批准用作免疫治疗剂，帮助缩短药物敏感结核病患者的疗程。在终止病毒性肝炎流行方面，我国控制新发病毒性肝炎感染成果显著。母婴传播是造成中国乙型肝炎病毒（hepatitis B virus，HBV）传播的重要途径，我国学者研究发现，2015～2020 年，中国大陆孕妇中 HBV 感染（定义为乙肝表面抗原 HBsAg 阳性）的流行率从 2015 年的 7.30%下降到 2020 年的 5.44%[25]。通过乙肝疫苗接种和血液管理、献血员筛查、医院内感染控制措施等一系列综合措施，我国人群 HBsAg 流行率已经显著下降。为早日实现 WHO2030 消除病毒性肝炎目标，研究者开展了一项评估在中国实施 HBV 普遍筛查成本效果的经济学评价研究，结果表明未来 10 年内在 18～70 岁人群中开展乙肝五项检查是中国 HBV 普遍筛查的最佳策略[26]。

2. 慢性病

《中国居民营养与慢性病状况报告（2020 年）》数据显示[27]，2019 年我国因慢性非传染性疾病（non-communicable diseases，NCD，以下简称慢性病）导致的死亡率占总死亡率的88.5%，其中心脑血管疾病、癌症、慢性呼吸系统疾病导致的死亡比例为80.7%，慢性病仍然是我国最主要的疾病负担。近年来通过全民健康生活方式行动、加强慢性病早诊早治以及创建国家慢性病综合防控示范区等综合防控策略，我国慢性病防控也取得了一定的成效。重大慢性病过早死亡率逐年下降，因慢性病导致的劳动力损失明显减少，2019年我国居民因心脑血管疾病、癌症、慢性呼吸系统疾病和糖尿病4类重大慢性病导致的过早死亡率为16.5%，与2015年过早死亡率18.5%相比下降了2%。

我国居民健康意识逐步增强，部分慢性病行为危险因素流行水平呈现下降趋势，定期测量体重、血压、血糖、血脂等健康指标的人群比例增加。家庭减盐取得成效，2019年人均每日烹调用盐9.3g，与2015年相比下降了1.2g。近期《中国居民膳食指南（2022）》正式发布，这是我国继1997年、2007年、2016年后进行的第4次指南修订，新指南中规定成年人每天摄入食盐不超过5g，烹调油25～30g。我国目前家庭人均每日烹调用盐和用油量仍远高于推荐值[27]。

近年来，居民吸烟率、非吸烟者二手烟暴露率略有下降，但吸烟率仍处于较高水平。WHO发布的《2021年全球烟草流行报告》显示，中国是全球最大的烟草制品生产国和消费国，目前有超过3亿吸烟者，烟草每年导致100多万人死亡。2019年中国在监测烟草使用方面首次达到最高成就水平，但其他5项MPOWER措施均未达到最高实施水平（保护人们免受烟草烟雾的危害；提供戒烟帮助；就烟草的危害提出警告；执行禁止烟草广告、促销和赞助的规定；提高烟草税）[28]。WHO《2000—2025年全球烟草使用流行趋势报告》显示，2020年全球使用烟草人口较2015年（13.2亿人）有所减少，预计到2025年将降至12.7亿人。中国所在的东南亚地区目前烟草使用率最高，约有4.32亿人，占其人口的29%，但该区域烟草使用率下降较快。低收入国家在烟草防治方面取得的进展最大，中等偏上收入国家在减少烟草使用方面进展最为缓慢[29]。在烟草流行和控制方面，我国研究者基于全球青少年烟草调查（GYTS）数据，进行了青少年烟草使用和二手烟暴露流行率和变化趋势分析。结果显示，近20年来全球范围内13～15岁青少年吸食烟草制品尤其是除香烟以外的其他烟草制品（如嚼烟、鼻烟、雪茄、电子烟等）的流行水平保持不变或呈上升趋势[30]；在青少年二手烟暴露方面，大多数国家的家庭二手烟暴露率有所下降，但在公共场所青少年二手烟暴露率呈上升趋势或保持不变[31]。结果显示青少年控烟形势仍然严峻，亟须在公共场所加强控烟政策，并提示需要重视新型烟草制品造成的威胁。

在高血压控制和管理方面，我国研究者基于中国人群开展了多项干预试验。老年高血压患者降压靶目标的干预策略研究（strategy of blood pressure intervention in the elderly hypertensive patient，STEP）显示，老年高血压患者将收缩压降至130mmHg以下是安全有效的，为老年人高血压患者强化降压治疗能否获益提供了中国证据[32]。低钠盐已被证明可以降低血压，一项大型随机对照试验纳入2万余名有卒中病史或心血管高危的高血压患者，结果表明摄入替代盐可以降低卒中及心血管事件发生和死亡风险，为代盐策略在中国的推行提供了强有力的证据[33]。另外一项由农村医生主导干预高血压控制的整群随机对照试验纳入了近34 000名患者，结果表明中国乡村医生可以使一半以上的农村高血压患者的血压降至正常水平，研究揭示了中国乡村医生在农村高血压管理中起到的重要作用，并为全球中低收入国家和地区的降压策略提供了参考[34]。

在心脑血管疾病病因研究方面，基于中国慢性病前瞻性研究（China Kadoorie Biobank，CKB）51 万中国成人队列开展的心脑血管疾病主要危险因素研究，系统评价了我国一般人群中主要生活方式和相关临床因素对成人未来 10 年间发生或死于心脑血管疾病风险的影响，获得了针对缺血性心脏病以及缺血性和出血性卒中的风险效应值；确定了在中国人群中特有且具有重要公共卫生学意义的生活方式、健康特征和疾病类型的病因学证据；定量评价了实施综合生活方式干预对预防我国心脑血管疾病发病和死亡及其重要危险因素的可能收益。项目不仅为全球心血管病研究领域贡献了新的重要科学证据，也为我国心血管病预防指南的制修订提供了重要的科学支撑，并获 2021 年中华预防医学会科学技术奖一等奖。CKB 研究发现生活方式在预防心血管代谢性疾病发生及随后进一步发展为共病和死亡中都发挥重要作用，强调应将综合生活方式干预纳入健康管理和疾病管理[35]。在食物营养与心血管疾病研究方面，基于 CKB 已经发现水果、蔬菜、适量的蛋类对心血管疾病的保护作用，以及红肉对心血管疾病的有害作用及可能的机制[36,37]，进一步探究了国人的膳食模式，以及膳食模式与疾病的关系[38,39]。包括 CKB 在内的中国人群队列的相关研究成果已体现在最新的《中国居民膳食指南（2022）》中。最新指南推荐每天摄入一个鸡蛋，且鼓励动物性食物优先选择鱼肉、禽肉等白肉，并首次提到东方膳食模式（食物多样、清淡少盐，蔬菜、水果和鱼虾水产等的摄入量较高）的概念。

在心血管疾病预测方面，通过整合中国在内的 26 万东亚人群的冠心病基因组数据，研究者构建了适合我国和东亚人群的冠心病多基因风险评分，并使用中国动脉粥样硬化性心血管疾病风险预测（Prediction for ASCVD Risk in China，China-PAR）研究平均随访 13 年的 4 万多人群队列数据进行评价和验证，结果表明该冠心病多基因风险评分系统能够预测冠心病发病风险，描绘个体随年龄增长的发病轨迹，且可以改善传统临床风险的再分层能力[40]。该研究为利用遗传信息辅助高危人群筛查提出可能的路径。居民健康档案是覆盖我国人口最广的基本公共卫生服务项目，健康档案中的信息可用于预测疾病风险。研究者基于 CKB 构建了不依赖血脂且可灵活更新的心血管病 10 年风险预测模型，可在居民健康档案的基础上，根据各地的疾病流行差异做模型校准更新后在更大范围内推广使用，为我国心血管疾病的一级预防实践提供了实用工具[41]。

我国是成人糖尿病患者最多的国家，过去 10 年间，糖尿病患者由 9000 万人增加到 1.4 亿人，增幅达 56%[42]。基于中国心脏代谢疾病和癌症队列（China Cardiometabolic Disease and Cancer Cohort Study，4C）的研究表明，中国成年人中 24.4%的新发糖尿病可归因于胰岛素抵抗，12.4%归因于胰岛 β 细胞功能障碍。研究证实，与胰岛细胞障碍相比，胰岛素抵抗与新发糖尿病关联更强，更新了既往关于糖尿病发病机制的认识[43]。在 2 型糖尿病治疗新靶点研究方面，我国自主研发的葡萄糖激酶激活剂多扎格列艾汀已开展了两项随机、双盲、安慰剂对照的III期临床试验。结果显示：与安慰剂组相比，多扎格列艾汀单药或联合二甲双胍均有效降低糖化血红蛋白，显著改善胰岛素抵抗和 β 细胞功能，并显示出良好的耐受性和安全性[44,45]。目前该药物的新药上市申请已经提交国家药品监督管理局。2021 年我国发布了多项关于糖尿病管理、预防、诊疗、并发症相关的指南或者共识，在指导临床决策、降低医疗成本、改善医疗服务质量方面起到了重要作用。

2022 年国家癌症中心发布的《2016 年中国癌症发病率和死亡率》显示，2016 年我国新增癌症病例约 406.4 万例，新增癌症死亡 241.35 万例。肺癌发病率和死亡率均位居第一，分别为 82.8/10 万人和 65.7/10 万人。发病率前 5 位的癌症依次为肺癌、结直肠癌、胃癌、肝癌和乳腺癌，占新发病例总数的 57.4%；死亡率列居前 5 位的癌症依次为肺癌、肝癌、胃癌、结直肠癌和食管癌，占死亡总数的 69.3%。男女癌症新发病例年龄峰值均在 60～79 岁，城市癌症发病率高于农村。2000～2016 年，我国传统高发的食管癌、胃癌、肝癌等呈现持续下降趋势，但男性中前列腺癌、结直肠癌、胰腺癌以及女性中宫颈癌、乳腺癌的发病率和死亡率呈上升趋势，防控形势严峻。

3. 伤害

在我国，伤害是 1～17 岁儿童、青少年的首位死因，以溺水和道路交通伤害为导致伤害死亡的主要类型。2019 年全球疾病、伤害和风险因素负担研究（2019 Global Burden of Diseases，Injuries，and Risk Factors Study，GBD）显示，与一些发达国家相比，我国目前的儿童伤害死亡率仍然较高，2019 年<20 岁儿童、青少年的伤害死亡率为英国、日本、德国、瑞典的 3 倍以上[46]。我国开展了一系列儿童伤害研究，结果显示：调查前 12 个月内，6 个省份 28 个县（区）男童伤害发生率高于女童，夏季是儿童伤害的相对高发季节；城市儿童的道路交通伤害发生率高于农村儿童，儿童道路交通伤害发生时的活动排序前 4 位依次是玩耍/娱乐（21.61%）、骑/乘电动自行车（20.40%）、步行（20.07%）、骑/乘自行车（14.44%）；调查地区发生的儿童动物伤害有 73.20%发生地点为家中。这些研究结果为项目地区乃至国家制定和实施儿童伤害预防策略措施提供了科学依据[47]。

跌倒是≥65 岁人群因伤害致死的第一位原因。研究者利用 2015～2018 年全国伤害监测系统中≥60 岁人群跌倒/坠落病例数据发现，2015～2018 年跌倒/坠落病例中女性偏多，且主要发生在家中，高峰时间段为 8：00～10：59，病例中 60～69 岁年龄组人数最多。老年人跌倒/坠落造成骨折比例较高，且女性骨折比例高于男性。这些结果提示老年人是跌倒/坠落发生的高危人群，应重视老年人跌倒/坠落的预防控制工作，同时应进一步完善老年人跌倒/坠落流行特征、危险因素、跌倒发生的地理位置、气象资料、疾病负担等信息的采集，为开展更深入的研究，如老年跌倒空间分析等提供更具体的数据支持[48]。

4. 环境健康

大气颗粒物污染对人体健康产生重要影响，如引起呼吸系统、心血管系统、神经系统、生殖系统、免疫系统等的病变，增加发病和死亡风险[49,50]。据估计，每年因暴露于空气污染造成 700 万人过早死亡，并导致损失数百万健康寿命年。2021 年 9 月 22 日，WHO 发布了最新的《全球空气质量指南》（以下简称“指南”）。明确的研究证据表明，空气污染有害人类健康，甚至在低于以往所知的浓度水平也会导致损害。指南更新了颗粒物（$PM_{2.5}$、PM_{10}）、臭氧（O_3）、二氧化氮（NO_2）、二氧化硫（SO_2）和一氧化碳（CO）6 种主要空气污染物的指导值水平，这是 WHO 自 2005 年以来首次更新空气质量指南，意味着全世界有更多人正生活在污染水平达危险程度的地区，若遵循新的指南来降低6种常见的空气污染物达可接受水平，就能够挽救数百万人的生命[51]。其中，与 PM_{10} 和 $PM_{2.5}$ 相关的健康风险对公众健康尤其重要。PM_{10} 和 $PM_{2.5}$ 都能够深入肺部，而 $PM_{2.5}$ 甚至可以进入血液，影响心血管和呼吸系统以及其他器官。

基于中国心血管健康联盟-胸痛中心数据库2015年1月至2020年9月的数据，研究者在全国318座城市2239家医院开展了一项个体水平的时间分层病例交叉研究，纳入129万名急性冠脉综合征（acute coronary syndrome，ACS）患者，评估了6种主要空气污染物（细颗粒物，$PM_{2.5}$；可吸入颗粒物，PM_{10}；二氧化氮，NO_2；二氧化硫，SO_2；一氧化碳，CO；臭氧，O_3）短期暴露对ACS及其所有亚型急性发作的影响。研究发现不同污染物对ACS不同亚型的影响程度略有差异。整体而言，NO_2 对3种亚型影响较强，$PM_{2.5}$ 与CO次之，SO_2 较弱。在研究期间的任何浓度下，这4种污染物均有可能升高ACS发作风险[52]。这一发现有力地支持了WHO在2021年《全球空气质量指南》中收紧空气质量目标，为空气污染危害心血管健康进一步提供了强有力的流行病学证据，也为我国未来修订环境空气质量标准和优化敏感人群的防护策略提供了依据。

在降低我国空气污染健康损失防控策略研究方面，基于自主研发的中国未来排放动态评估模型，研究者构建了从弱到强的6种降碳政策情景（4.5℃温升情景、参考情景、保守政策情景、国家自主降碳目标情景、2℃温升情景和1.5℃温升情景）和3种减污政策情景（基准年治理水平情景、当前治理技术情景和强化治理情景），使用空气质量模型和2019年GBD的最新流行病学浓度-响应函数，在情景矩阵中评估了 $PM_{2.5}$ 污染对健康的影响，结果显示：与国家自主降碳目标叠加强化减污政策相比，执行最严格的2个减污降碳协同情景下，2050年中国与 $PM_{2.5}$ 相关的死亡人数将大幅下降32万～55万人，按年龄标准化的死亡率每年每10万人减少10.2～14.2人死亡。研究表明，只有协同实施最严格的气候治理和污染治理政策才能持续保护公众健康，研究结果为中国碳达峰、碳中和背景下制定减污降碳协同治理路线图提供了科学依据[53]。

5. 妇女儿童健康

《2022中国卫生健康统计年鉴》数据显示，2021年我国孕产妇、婴儿、5岁以下儿童死亡率已分别下降至16.1/10万、5.0‰、7.1‰，均降至历史最低水平。三项核心指标降幅趋势持续向好，我国已被WHO评定为“全球十个妇幼健康高绩效国家之一”，超前完成“联合国2030可持续发展议程目标框架”中降低母婴死亡率的具体指标，位居全球中高收入国家前列[54]。妇女宫颈癌和乳腺癌防治，预防艾滋病、梅毒、乙肝母婴传播，儿童保健以及出生缺陷防治等重点工作也取得了积极成效。

研究表明我国HBV已从高流行降低到中流行，但HBV家庭内传播风险仍然较高，需要重点干预。利用2017年全国近1800万新生儿数据，研究者比较了目前HBV母婴阻断策略和实施以夫妻为基础的阻断策略对预防HBV母婴传播的效果，结果显示：实施以夫妻为基础的预防策略，可避免18%的婴儿发生慢性HBV感染，可减少234例HBV相关疾病患者和6349例HBV相关死亡，而且极具成本效果[55]。近10年来我国孕妇HBV感染的经济相关不平等因素已经显著缩小，进一步促进了妇幼健康服务的公平性和可及性，也为促进 WHO2030 消除病毒性肝炎作为公共卫生威胁的目标早日实现[56]。

在儿童青少年健康方面，《中国居民营养与慢性病状况报告（2020 年）》数据显示，近五分之一的 6～17 岁的儿童和青少年超重或肥胖，十分之一的 6 岁以下儿童超重或肥胖。一项针对肥胖的多中心整群随机对照试验在国内 3 省市 24 所学校 1392 名四年级儿童中开展，结果显示：学校、家庭共同参与的综合干预措施实施 1 年后，儿童肥胖率下降 27.0%，对照组（仅学校提供常规健康教育和体育课）肥胖率仅下降 5.6%[57]。研究为今后在中国推广儿童肥胖综合干预措施提供了重要的科学依据。

乳腺癌和宫颈癌是影响妇女健康的两大恶性肿瘤。我国自 2009 年开始实施农村妇女“两癌”筛查，2019 年又将“两癌”筛查纳入了基本公共卫生服务项目。截至 2020 年，“两癌”筛查工作已经覆盖了近 2600 个县市区，合计开展免费宫颈癌筛查 1.3 亿人次，免费乳腺癌筛查 6400 万人次。2021 年，国家卫生健康委员会发布了《宫颈癌筛查工作方案》《乳腺癌筛查工作方案》，进一步提高“两癌”筛查服务覆盖范围，采用精准筛查方法，旨在通过早期筛查、早期诊断和早期干预，使众多患病妇女能够得到及时救助。

6. 公共卫生体系

公共卫生是国民健康的卫士，是健康中国建设的基石。新冠肺炎疫情让大众对公共卫生有了更多了解，也认识到公共卫生体系的重要性。新冠肺炎疫情后，国家高度重视疾控体系建设，挂牌成立了国家疾病预防控制局。2022 年 1 月正式实施的《国家疾病预防控制局职能配置、内设机构和人员编制规定》将“传染病防控和应急处置”设为核心职能，推动疾控体系改革。新时期我国公共卫生体系面临新的任务和挑战，如新突发传染病、生物安全、气候变化等，“健康融万策”“健康城市建设”“全球健康”“同一健康”成为新时期公共卫生重点关注的问题，传统的卫生体系已经无法适应新时代的要求，构建现代公共卫生体系建设成为迫切需求。

新时期在疾病预防控制机构体制机制改革方面，重点应完善补偿和激励机制、创新医防协同机制、完善考核评估机制、健全人才队伍发展机制；能力建设的重点内容应包括监测预警能力、流行病学调查和风险评估能力、实验室检验检测能力、应急处置能力、信息化和大数据应用能力以及科研能力[58]。

关于完善我国公共卫生体系，我们提出 6 点建议。①明确定位：公共卫生在经济社会发展中具有基础性、战略性、全局性地位，需要全社会共同参与。②发展政策：坚持“健康融万策”的卫生工作方针，强调多部门协作。③医防融合：各环节将预防和治疗紧密融合，实现“以疾病为中心”向“以健康为中心”的转变。④人才培养：培养高层次、复合型领军人才，提高公共卫生人才的工作条件和待遇。⑤统筹协调：保证“临床-疾控-科研”三位一体开展工作，坚持“平战结合”。⑥精细化管理：政府提高协调和精细化管理能力，整合优化医疗卫生资源配置。

（二）优势与不足

2021 年我国科研工作者面向人民生命健康，聚焦重大公共卫生问题，开展了一系列国际前沿创新的重要研究，为解决国家重大需求和全球性问题做出了贡献。在新冠肺炎疫情方面，基于我国人口特点和国情，从疫苗研发、效果评价到防控策略与措施等多方面取得了一批科技创新成果，有力支撑适合我国国情的新冠肺炎疫情防控，也为全球疫情防控提供了宝贵的经验。我国大型人群队列的建设与发展为本土高质量慢性病病因证据的产生奠定了坚实的基础。我国研究者与全球研究人员合作开展的公共卫生研究日益增加，取得了丰硕的成果，也为世界科技进步和可持续发展贡献了中国力量。

同时，我国公共卫生领域的科学研究在以下方面尚存在提升空间：①病因机制研究缺乏系统性：我国目前的病因学研究方法，多在传统危险因素或单一组学上建模，由于缺少足够的投入，未能基于大型人群队列等人群资源优势全面开展多组学策略，难以深层次、多维度揭示疾病发生过程中的调控网络机制。②健康风险评估缺乏精准化：目前的暴露评估体系未能准确描述复杂环境中的实际暴露状况，以及个体自身因素（包括个体遗传背景差异、个体环境暴露差异）对暴露因素的反应及其健康效应，仍难以实现个性化精准干预。③公共卫生干预和决策缺乏循证依据：加强探索健康医疗大数据驱动的疾病防治实践与决策，发展数字公共卫生与智慧公众健康，提升循证实践和循证卫生决策的能力。

（三）面临的挑战和展望

我国公共卫生事业进入新发展阶段，发展环境面临深刻复杂变化，新的机遇和挑战形势下，公共卫生领域将紧密结合我国“十四五”规划和 2035 年远景目标，坚持新发展理念，以“全民健康”为目标，着力解决公共卫生领域下述 4 个方面的重大需求。

1. 集成和完善覆盖全生命周期的大型人群队列平台建设和应用

应集成和完善涵盖各年龄段的全生命周期的大型人群队列及其生物样本库的建设和应用，整合分子、细胞、组织、人群、社会行为和生态环境等多水平、多层次、多组学的人群大数据，准确描述暴露情况并全面分析暴露危害对重大疾病风险的影响，为制定个性化精准预防和精准干预方案提供科学依据。

2. 重视研判并解决我国健康的社会决定因素

健康的社会决定因素（social determinants of health，SDOH）指人们从出生、成长、生活、工作到衰老的全部社会环境特征，这些因素受到来自世界、本国和地方各级的财务、权力和资源分配状况制约，并对健康产生影响。健康的社会决定因素是造成卫生不公平现象的主要因素，导致本可避免的国家内部以及国家之间健康差异。我国亟须结合国情加强对健康的社会决定因素的研判和重视程度，落实“将健康融入所有政策”，切实解决健康的社会决定因素导致的健康不公平问题。

3. 提升公共卫生循证决策能力

亟须大力发展数字公共卫生，利用新的互联互通技术助力公共卫生体系的重塑与发展，将既定的公共卫生理论与新的数字概念和工具相结合，广泛应用于免疫规划、风险预警、网络直报、卫生保健等战略方向，覆盖传染病和慢性病预防与控制、食品药品安全与卫生监督、妇幼卫生、健康教育与健康促进、环境监测和公共健康产品评估及公共卫生干预等诸多重大的公共卫生领域，以便及时了解和掌握人群健康状况的动态变化特征和信息，甄别预测健康与疾病的风险因素，提升健康风险的预警预测能力，提高国家和相关卫生部门的公共卫生管理能力，建立大数据时代“用数据说话、用数据决策、用数据管理、用数据创新”的公共卫生管理与循证决策的新机制，实现基于数据的科学决策和治理。

4. 进一步完善公共卫生体系建设

2020 年新冠肺炎疫情作为“国际关注的突发公共卫生事件”，对全球政治、经济、社会、贸易、旅行等产生重大影响，凸显了构建强大公共卫生体系的重要性。习近平同志指出公共卫生是健康中国建设的基石，在经济社会发展中具有基础性、战略性、全局性的地位，同时公共卫生综合能力是政府现代化疾控体系建设和社会精细化管理的重要标志。新时期公共卫生体系建设应坚持“健康融万策”的卫生工作方针，深化“全球健康”和“同一健康”的理念，通过多部门、跨学科以及跨区域的协同合作，实现人与自然、动物的和谐发展。尤其要筑牢公共卫生监测网，形成覆盖传染病、慢性非传染性疾病、突发公共卫生事件、环境等信息的一体化网络，并尝试建设动物疾病、人畜共患病和病原变异的信息中心，推动大数据驱动的疾病防控策略与措施的应用。最后要加快高水平复合型公共卫生人才队伍建设，加强核心技术科技攻关，为公共卫生体系建设提供强有力的支撑。

参考文献

[1] BMJ. The world can learn from China's response to the pandemic, say experts [2022-6-2]. https: //www.bmj.com/company/newsroom/the-world-can-learn-from-chinas-response-to-the-pandemic-say-experts/.

[2] Wu Z, Jin Q, Wu G, et al. SARS-CoV-2's origin should be investigated worldwide for pandemic prevention. Lancet, 2021, 398(10308): 1299-1303.

[3] Mallapaty S. Closest known relatives of virus behind COVID-19 found in Laos. Nature, 2021, 597(7878): 603.

[4] Chen X, Chen Z, Azman AS, et al. Neutralizing antibodies against SARS-CoV-2 variants induced by natural infection or vaccination: a systematic review and pooled meta-analysis. Clin Infect Dis, 2022, 74(4): 734-742.

[5] 吴俣, 刘民. 不同新型冠状病毒变异株感染的 COVID-19 潜伏期研究. 中国全科医学, 2022, 25(11): 1309-1313.

[6] Li B, Deng A, Li K, et al. Viral infection and transmission in a large, well-traced outbreak caused by the SARS-CoV-2 Delta variant. Nat Commun, 2022, 13(1): 460.

[7] Zhang M, Xiao J, Deng A, et al. Transmission dynamics of an outbreak of the COVID-19 Delta variant B.1.617.2 - Guangdong Province, China, May-June 2021. China CDC Wkly, 2021, 3(27): 584-586.

[8] Xia F, Yang X, Cheke RA, et al. Quantifying competitive advantages of mutant strains in a population involving importation and mass vaccination rollout. Infect Dis Model, 2021, 6: 988-996.

[9] Twohig KA, Nyberg T, Zaidi A, et al. Hospital admission and emergency care attendance risk for SARS-CoV-2 delta (B.1.617.2) compared with alpha (B.1.1.7) variants of concern: a cohort study. Lancet Infect Dis, 2022, 22(1): 35-42.

[10]李文艳, 杜志成, 王莹, 等. 新型冠状病毒 Delta 变异株引起的广州市荔湾区本土疫情流行特征分析. 中华流行病学杂志,2021, 42(10): 1763-1768.

[11]Huang L, Yao Q, Gu X, et al. 1-year outcomes in hospital survivors with COVID-19: a longitudinal cohort study. Lancet, 2021, 398(10302): 747-758.

[12]Tanriover MD, Doğanay HL, Akova M, et al. Efficacy and safety of an inactivated whole-virion SARS-CoV-2 vaccine (CoronaVac): interim results of a double-blind, randomised, placebo-controlled, phase 3 trial in Turkey. Lancet, 2021, 398(10296): 213-222.

[13]Jara A, Undurraga EA, González C, et al. Effectiveness of an inactivated SARS-CoV-2 vaccine in chile. N Engl J Med, 2021, 385(10): 875-884.
[14]Kang M, Yi Y, Li Y, et al. Effectiveness of inactivated COVID-19 vaccines against illness caused by the B.1.617.2 (Delta) variant during an outbreak in Guangdong, China：a cohort study. Ann Intern Med, 2022, 175(4): 533-540.
[15]Jara A, Undurraga EA, Zubizarreta JR, et al. Effectiveness of CoronaVac in children 3-5 years of age during the SARS-CoV-2 Omicron outbreak in Chile. Nat Med, 2022, 28(7): 1377-1380.
[16]Halperin SA, Ye L, MacKinnon-Cameron D, et al. Final efficacy analysis, interim safety analysis, and immunogenicity of a single dose of recombinant novel coronavirus vaccine (adenovirus type 5 vector) in adults 18 years and older: an international, multicentre, randomised, double-blinded, placebo-controlled phase 3 trial. Lancet, 2021, 399(10321): 237-248.
[17]Jara A, Undurraga EA, Zubizarreta JR, et al. Effectiveness of homologous and heterologous booster doses for an inactivated SARS-CoV-2 vaccine: a large-scale prospective cohort study. Lancet Glob Health, 2022, 10(6): e798-e806.
[18]Li JX, Wu SP, Guo XL, et al. Safety and immunogenicity of heterologous boost immunisation with an orally administered aerosolised Ad5-nCoV after two-dose priming with an inactivated SARS-CoV-2 vaccine in Chinese adults: a randomised, open-label, single-centre trial. Lancet Respir Med, 2022, 10(8): 739-748.
[19]Qu L, Yi Z, Shen Y, et al. Circular RNA vaccines against SARS-CoV-2 and emerging variants. Cell, 2022, 185(10): 1728-1744.
[20]Xu K, Gao P, Liu S, et al. Protective prototype-Beta and Delta-Omicron chimeric RBD-dimer vaccines against SARS-CoV-2. Cell, 2022, 185(13): 2265-2278.e14.
[21]Dai L, Gao L, Tao L, et al. Efficacy and safety of the rbd-dimer-based Covid-19 vaccine ZF2001 in adults. N Engl J Med, 2022, 386(22): 2097-2111.
[22]Yang J, Marziano V, Deng X, et al. Despite vaccination, China needs non-pharmaceutical interventions to prevent widespread outbreaks of COVID-19 in 2021. Nat Hum Behav, 2021, 5(8): 1009-1020.
[23]Zhang Y, You C, Gai X, et al. On coexistence with COVID-19: estimations and perspectives. China CDC Wkly, 2021, 3(50): 1057-1061.
[24]World Health Organization. From 30 million cases to zero: China is certified malaria-free by WHO. [2022-6-03]. https://www.who.int/news/item/30-06-2021-from-30-million-cases-to-zero-china-is-certified-malaria-free-by-who.
[25]Liu J, Wang X, Wang Q, et al. Hepatitis B virus infection among 90 million pregnant women in 2853 Chinese counties, 2015-2020: a national observational study. Lancet Reg Health West Pac, 2021, 16: 100267.
[26]Su S, Wong WC, Zou Z, et al. Cost-effectiveness of universal screening for chronic hepatitis B virus infection in China: an economic evaluation. Lancet Glob Health, 2022, 10(2): e278-e287.
[27]中国居民营养与慢性病状况报告(2020 年). 营养学报, 2020, 42(6): 521.
[28]World Health Organization. WHO reports progress in the fight against tobacco epidemic.[2022-6-29]. https: // www.who.int/news/item/27-07-2021-who-reports-progress-in-the-fight-against-tobacco-epidemic.
[29]World Health Organization. Tobacco use falling: WHO urges countries to invest in helping more people to quit tobacco.[2022-6-29]. https: //www.who.int/news/item/16-11-2021-tobacco-use-falling-who-urges-countries-to-invest-inhelping-more-people-to-quit-tobacco.
[30]Ma C, Xi B, Li Z, et al. Prevalence and trends in tobacco use among adolescents aged 13-15 years in 143 countries, 1999-2018: findings from the Global Youth Tobacco Surveys. Lancet Child Adolesc Health, 2021, 5(4): 245-255.
[31]Ma C, Heiland EG, Li Z, et al. Global trends in the prevalence of secondhand smoke exposure among adolescents aged 12-16 years from 1999 to 2018: an analysis of repeated cross-sectional surveys. Lancet Glob Health, 2021, 9(12): e1667-e1678.
[32]Zhang W, Zhang S, Deng Y, et al. Trial of intensive blood-pressure control in older patients with hypertension. N Engl J Med, 2021, 385(14): 1268-1279.
[33]Neal B, Wu Y, Feng X, et al. Effect of salt substitution on cardiovascular events and death. N Engl J Med, 2021, 385(12): 1067-1077.
[34]Sun Y, Li Z, Guo X, et al. Rationale and design of a cluster randomized trial of a village doctor-led intervention on hypertension control in China. Am J Hypertens, 2021, 34(8): 831-839.
[35]Han Y, Hu Y, Yu C, et al. Lifestyle, cardiometabolic disease, and multimorbidity in a prospective Chinese study. Eur Heart J, 2021, 42(34): 3374-3384.
[36]Pan L, Chen L, Lv J, et al. Association of red meat consumption, metabolic markers, and risk of cardiovascular diseases. Front Nutr, 2022, 9: 833271.
[37]Pan L, Chen L, Lv J, et al. Association of egg consumption, metabolic markers, and risk of cardiovascular diseases: A nested case-control study. Elife, 2022, 11: e72909.
[38]Qin C, Lv J, Yu C, et al. Dietary patterns and cardiometabolic diseases in 0.5 million Chinese adults: a 10-year cohort

study. Nutr J, 2021, 20(1): 74.
[39]Liu Q, Wen Q, Lv J, et al. The prospective associations of lipid metabolism-related dietary patterns with the risk of diabetes in Chinese adults. Nutrients, 2022, 14(5): 980.
[40]Lu X, Liu Z, Cui Q, et al. A polygenic risk score improves risk stratification of coronary artery disease: a large-scale prospective Chinese cohort study. Eur Heart J, 2022, 43(18): 1702-1711.
[41]Yang S, Han Y, Yu C, et al. Development of model to predict 10-year risk of ischemic and hemorrhagic stroke and ischemic heart disease using the china kadoorie biobank. Neurology, 2022, 98(23): e2307-e2317.
[42]Sun H, Saeedi P, Karuranga S, et al. IDF diabetes atlas: Global, regional and country-level diabetes prevalence estimates for 2021 and projections for 2045. Diabetes Res Clin Pract, 2022, 183: 109119.
[43]Wang T, Lu J, Shi L, et al. Association of insulin resistance and β-cell dysfunction with incident diabetes among adults in China: a nationwide, population-based, prospective cohort study. Lancet Diabetes Endocrinol, 2020, 8(2): 115-124.
[44]Zhu D, Li X, Ma J, et al. Dorzagliatin in drug-naïve patients with type 2 diabetes: a randomized, double-blind, placebo-controlled phase 3 trial. Nat Med, 2022, 28(5): 965-973.
[45]Yang W, Zhu D, Gan S, et al. Dorzagliatin add-on therapy to metformin in patients with type 2 diabetes: a randomized, double-blind, placebo-controlled phase 3 trial. Nat Med, 2022, 28(5): 974-981.
[46]Global burden of 87 risk factors in 204 countries and territories, 1990-2019: a systematic analysis for the Global Burden of Disease Study 2019. Lancet, 2020, 396(10258): 1223-1249.
[47]孙辉，黄小娜，Narayan Anuradha. 重视儿童伤害预防落实有效干预措施. 中华流行病学杂志，2021，42(8): 1376-1379.
[48]陆治名，汪媛，叶鹏鹏，等. 2015～2018年全国伤害监测系统中老年人跌倒/坠落病例分布特征. 中华流行病学杂志, 2021, 42(1): 137-141.
[49]我国大气细颗粒物污染的急性健康风险及防治建议专家共识编写组，中华预防医学会环境卫生分会，中华医学会公共卫生分会. 我国大气细颗粒物污染的急性健康风险及防治建议. 中华医学杂志,2022, 102(18): 1341-1350.
[50]卫旭东，王牧笛，段俊，等. 大气细颗粒物生殖毒性研究进展. 生态毒理学报,2021, 16(4): 93-106.
[51]New WHO Global Air Quality Guidelines aim to save millions of lives from air pollution. [2023-03-09]https://www.who.int/news/item/22-09-2021-new-who-global-air-quality-guidelines-aim-to-save-millions-of-lives-from-air-pollution.
[52]Chen R, Jiang Y, Hu J, et al. Hourly air pollutants and acute coronary syndrome onset in 1.29 million patients. Circulation, 2022, 145(24): 1749-1760.
[53]Liu Y, Tong D, Cheng J, et al. Role of climate goals and clean-air policies on reducing future air pollution deaths in China: a modelling study. Lancet Planet Health, 2022, 6(2): e92-e99.
[54]Qiao J, Wang Y, Li X, et al. A Lancet Commission on 70 years of women's reproductive, maternal, newborn, child, and adolescent health in China. Lancet, 2021, 397(10293): 2497-2536.
[55]Jing W, Liu J, Wu Y, et al. Cost-effectiveness of couple-based immunization strategy to prevent mother-to-child transmission of hepatitis B virus in China: A decision-analytic Markov model. E Clinical Medicine, 2020, 19: 100264.
[56]Wang X, Liu J, Wang Q, et al. Economic-related inequalities in hepatitis B virus infection among 115.8 million pregnant women in China from 2013 to 2020. E Clinical Medicine, 2022, 49: 101465.
[57]Liu Z, Gao P, Gao AY, et al. Effectiveness of a multifaceted intervention for prevention of obesity in primary school children in china: a cluster randomized clinical trial. JAMA Pediatr, 2022, 176(1): e214375.
[58]沈洪兵. 新型冠状病毒肺炎疫情后我国疾控机构改革发展需要思考的几个问题. 中华流行病学杂志,2022, 43(1): 1-4.

七、药学研究进展

杜冠华 王守宝 袁天翊 张 雯 吕 扬
中国医学科学院药物研究所

2021年是中国共产党成立100周年，也是实施“十四五”规划、开启全面建设社会主义现代化国家新征程的第一年。医药产业是关系国计民生、经济发展和国家安全的战略性产业，是健康中国建设的重要基础。“十三五”以来，在党中央、国务院的坚强领导下，在各方的共同努力下，我国医药工业取得了突出成绩，整体发展水平跃上新台阶，产业创新取得新突破，供应保障水平不断增强，国际化步伐不断加快，在新冠肺炎疫情防控中做出了突出贡献。但制约行业发展的问题依然突出，前沿领域原始创新能力还有不足，协同发展的产业生态尚未形成，小品种药物存在供应风险，仿制药、中药、药用辅料包材等重要产品的质量控制水平有待提高，高附加值产品国际竞争优势亟待提升。“十四五”是我国开启全面建设社会主义现代化国家新征程、向第二个百年奋斗目标进军的第一个五年，也是医药工业向创新驱动转型、实现高质量发展的关键五年。根据《中华人民共和国国民经济和社会发展第十四个五年规划和 2035 年远景目标纲要》，新发展阶段对医药工业提出更高要求，医药工业亟须加快质量变革、效率变革、动力变革，为构建新发展格局提供有力支撑。

（一）2021 年我国药学研究的主要进展

1.“十四五”生物医药产业发展规划发布，继续推进医药事业高质量发展

2021 年是实施“十四五”规划的第一年。面对新形势、新要求，为推动我国医药工业向创新驱动转型，并加快实现高质量发展，依据《中华人民共和国国民经济和社会发展第十四个五年规划和 2035 年远景目标纲要》，工业和信息化部等 9 部门联合编制了《“十四五”生物医药产业发展规划》。这一权威发布，指明了未来医药行业的重点发展方向。2021 年 1 月 1 日，国家药品监督管理局发布实施《中药注册分类及申报资料要求》，将中药注册分成中药创新药、中药改良型新药、古代经典名方中药复方制剂、同名同方药，前三类均属于中药新药。同时对中药新药的注册类别、中药注册申报资料的相关内容进行了明确。2021 年 12 月 30 日，国家药品监督管理局等 8 部门联合印发《“十四五”国家药品安全及促进高质量发展规划》，明确了我国“十四五”期间药品安全及促进高质量发展的指导思想，提出五个“坚持”总体原则和主要发展目标，并制定出 10 个方面的主要任务，以保障“十四五”期间药品安全，促进药品高质量发展，推进药品监管体系和监管能力现代化，保护和促进公众健康。为进一步推进医疗保障高质量发展，国务院办公厅于 2021 年 9 月印发《“十四五”全民医疗保障规划》，保障人民健康，促进共同富裕。

2. 2021 年我国生物医药领域受新冠肺炎疫情需求催动，继续保持高速增长

2021 年，人类与新冠病毒的斗争不断升级。5 月 7 日，世界卫生组织（WHO）宣布，国药集团中国生物北京生物制品研究所研发生产的新型冠状病毒灭活疫苗（Vero 细胞）获得 WHO 紧急使用授权，纳入全球“紧急使用清单”（EUL）。这是世界卫生组织批准的首个中国新冠疫苗紧急使用认证，也是第一个获得 WHO 批准的非西方国家的新冠疫苗。不仅如此，该疫苗在 4 月经过欧盟检查员严格审查，成为中国历史上首个在欧盟获批使用和 GMP 认证的疫苗产品。同时，各大医药公司也忙于开发可预防症状和死亡的抗新冠病毒药物。虽然抗病毒药物不能取代疫苗接种，但是它们仍然是至关重要的。12 月 8 日，国家药品监督管理局应急批准腾盛博药控股子公司腾盛华创的安巴韦单抗注射液及罗米司韦单抗注射液上市，这是我国首款自主知识产权新冠病毒中和抗体联合治

疗药物。从研究到获批，这款新冠创新药仅用 1 年多时间。

6 月，复星医药旗下合资公司复星凯特的 CAR-T 细胞治疗产品阿基仑赛注射液获批，适应证为成人复发或难治性大 B 细胞淋巴瘤，这也是国内首款获批的 CAR-T 细胞治疗药物。9 月，药明巨诺在美国 Juno 公司 JCAR017 基础上开发的瑞基奥仑赛获批上市，成为我国第二款获批上市的 CAR-T 细胞治疗产品。两款 CAR-T 药物获批标志着我国细胞疗法正高速发展。

随着中国医药企业研发和创新实力的提升，国内生物医药领域 License-in 和 License-out 交易事件激增，并且出现巨额重磅交易。截至 12 月底，国内生物医药领域共发生 84 起 License-in 交易事件，交易金额总计超 132 亿美元。License-out 交易发生 30 起，交易金额约 133 亿美元。从疾病领域分布来看，License-out 交易涵盖了肿瘤、免疫、呼吸系统等领域，肿瘤领域占比最大，为 80%。

创新药研发难度大，而中药创新药因其产品本身的特殊性更是尤为难得。2021 年共有 9 款中药创新药获批，创历史之最。而 2016～2020 年，我国获批上市的中药创新药总数仅 9 个。

2021 年 2 月，国家药品监督管理局、国家中医药管理局、国家卫生健康委员会、国家医保局联合发布《关于结束中药配方颗粒试点工作的公告》，宣布自 11 月 1 日起结束中药配方颗粒试点，明确中药配方颗粒品种实施备案管理，在上市前由生产企业报所在地省级药品监督管理部门备案，其质量监管纳入中药饮片管理范畴。

3. 生命科学研究创新成果为药学研究输出推动力

在生物医药与健康产业，科学突破永远是进步的源动力。正是刷新认知的科学发现，让医药产业找到了前进的新方向，更好地服务于创新疗法的设计、开发，造福病患。

（1）新冠肺炎疫情中不断出现的突变株对发展广谱药物提出急迫需求。清华大学课题组在国际上首次发现和重构了新冠病毒转录复制机器的完整组成形式，为发展新型、安全的广谱抗病毒药物提供了全新靶点，为优化针对聚合酶的抗病毒药物提供了关键科学依据。

（2）中国科学院微生物研究所研究团队建立了高效评估冠状病毒跨种识别能力的方法，利用这些方法对蝙蝠源性冠状病毒和穿山甲源性冠状病毒的跨种传播潜在风险进行评估，发现上述三种冠状病毒存在跨种传播的潜在风险，提示我们要持续对动物源性冠状病毒进行监测。

（3）人工智能预测蛋白质结构为结构生物学带来巨大变化，为基础生物学提供新的见解，并揭示潜在的新药物靶点。人工智能软件，如 AlphaFold2 已经可以准确预测出成千上万个蛋白质结构，中国研究人员使用 AlphaFold2 绘制了近 200 种与 DNA 结合的蛋白质的结构图，这些蛋白质可能涉及从 DNA 修复到基因表达的方方面面。目前，研究新冠病毒的科学家正在使用 AlphaFold2 来模拟 Omicron 变体刺突蛋白突变的影响。

（4）复旦大学研究团队揭示转录为何发生在几乎所有基因的启动子上，颠覆了关于启动子识别和转录起始复合物组装的传统认识，对理解基因表达调控和相关生理病理过程具有重要意义。

（5）鼻咽癌是"中国特色"肿瘤，年新发病例占全球一半。中山大学肿瘤防治中心研究团队提出了小剂量、长时间口服细胞毒药物卡培他滨的节拍化疗模式。临床研究发现，在放疗后使用这种方法可将失败风险显著降低 45%，且严重不良反应发生率减少了五分之三，完成率达 74%。同时这种方法方便可及，易于向基层推广。由此，该研究打破了传统化疗的疗效瓶颈，建立了鼻咽癌国际领先、高效低毒且简单易行的治疗新标准。

4. 新兴前沿技术的突破为药学科学发展提供保障

我国科学家在前沿生物技术领域频现重大突破。

（1）中国科学院生物物理研究所团队的最新研究成果可解析纳米尺度的亚细胞结构，是光学显微成像分辨率的重大突破，为生命科学研究提供了有力工具。该研究表明我国科学家在该领域具备多学科交叉技术创新能力，研制的具有自主知识产权的新型超分辨成像设备处于国际领先地位。

（2）东南大学脑科学与智能技术研究院团队建立了世界上首个完整的全脑单神经元分辨率大数据和信息学平台并应用于全鼠脑研究，该研究对大脑细胞分型和功能、脑连接环路、全脑大规模模拟、类脑计算、基于生物脑的新型人工智能算法和系统等会持续产生重大影响。

（3）在基因编辑领域，中国香港大学研发出利用 CRISPR-Cas 系统编辑超级细菌的新方法，为抗击超级细菌带来新希望。

（4）在合成生物学领域，中国农业科学院与北京首朗生物技术有限公司实现全球首次从一氧化碳到蛋白质的一步合成，并已形成万吨级工业产能；中国科学院天津工业生物技术研究所在实验室首次实现二氧化碳到淀粉的从头合成。

（5）新冠病毒持续变异促使加紧研发更有效的新疫苗和药物以及病毒检测工具，新兴技术在其中展现出极大的应用潜力。疫苗研发方面，mRNA 疫苗、DNA 疫苗的研发热潮已到来。病毒检测工具方面，人工智能、CRISPR 基因编辑技术、合成生物学等新兴技术极大提升了病毒检测和药物设计的效率和准确度。

（二）重点领域有待加快创新发展，加快我国药学研究全方位提升

1. 源头创新和国际竞争力依然薄弱

随着近年来中国经济结构的转型，如何依靠创新持续驱动经济发展成为国家面临的主要挑战。但是，相对于欧美等创新大国来说，中国的科技创新能力，尤其是源头创新能力依然偏弱。我国的创新能力及国际竞争力与我国的国际地位不够匹配，创新对我国发展的驱动作用仍显不足。

在药物研究方面，首先，中国缺乏创新药。全球 2012～2021 年上市的原创药物中，中国仅有 7 个。药物技术标准方面差距显著，我国的药品安全有效性评价方法和技术，以及技术指导原则主要来自国外；创新药品国际标准制定主要由美国 FDA 主导。

其次，我国与发达国家的科技差距还体现在人才的差距，人才资源是第一资源。中国的大学毕业生数量庞大，然而创新型高端科技人才却明显匮乏，尤其是能够把握世界

科技前沿和做出重大科技创新成果的战略科学家和领军人才少之又少，显示我们的人才培养模式还不够完善，对我国创新能力的提升造成不利影响。

2. 中医药是中国传统医学的重要宝藏，亟待守正创新，推动其现代化

我国高度重视中医药工作，特别是党的“十八大”以来，把中医药工作摆在了更加突出的位置，出台了一系列促进中医药发展的重大举措。当前，中医药国际影响力有了一定提升，中医药的传播范围已扩大至 196 个国家和地区，建成 30 个较高质量的中医药海外中心和 56 个中医药国际合作基地；中医药纳入多个政府间人文交流合作机制，打造了一批中医药国际文化传播品牌。据世界卫生组织统计，113 个世界卫生组织成员国认可针灸等中医药诊疗方式，29 个成员国为中医药的规范使用制定了有关法律法规，还有 20 个成员国将针灸等中医药诊疗纳入本国医疗保障体系。2021 年中药新药获批数创近年新高，对抗击新冠肺炎疫情发挥重要作用的化湿败毒颗粒、宣肺败毒颗粒等获批上市并成功进入《国家基本医疗保险、工伤保险和生育保险药品目录》。但是，也要清醒地认识到，中医药的国际竞争力仍然亟须提升。例如，世界植物药大国德国在我国销售植物药物 127 亿元，而我国中成药在德国注册获批数为 0。因此，需要紧抓中医药现代化的机遇和挑战，创新发展中医药行业，聚焦中医药产业高质量发展的关键技术的攻关，包括提升中药品质、挖掘古方验方、加强新药研发等，推动中医药现代化与国际化，从而实现“守中医之正，创医学之新”。

3. 我国药学研究体系但仍落后于社会需求

我国药学研究体系发展正面临新的历史时期，社会需求不断增加，发展任务十分艰巨，机遇与挑战同在，困难和制约因素亟待克服。2021 年，我国学者在药学研究领域进行了大量的研究与探索，在人才培养、论文发表、创新药物研制等方面取得了显著的成绩，研究成果得到国际同行认可。我国在中药和天然药物研发方面具有独特优势，利用现代技术方法进行研发和生产，全面提高了产业化水平。但是，相对于国际先进发展国家的现状和不断发展的社会需求，我国药学研究体系仍然存在显著差距。首先，随着现代药学的不断发展，学科划分越来越细，我国药学研究体系仍面临严峻挑战，无法满足社会快速发展的需求。其次，药物品种研究仍需要加强，尤其是研发具有国际市场竞争力的中药产品，是具有重要意义的工作。最后，药学人才是推动药学研究改革发展、推进健康中国建设的重要保障。培养具有独立工作能力和发展潜力的优秀人才是药学教育中必须认真对待和亟待解决的问题。

（三）我国药学研究的发展方向和趋势

1. 深化改革，优化发展环境，努力为创新药物提供坚实平台

经过多年发展，虽然我国的医药产业规模已十分庞大，财力资本和人力资源规模也较为丰富，但是科技创新水平与产业竞争力仍不够强。今后，应该在发展过程中着重解决下列问题。首先，创新驱动发展战略规划有待完善，自主创新理念仍需提升，创新驱动发展扶持政策需加大力度，提升创新创业动力。其次，对知识和人才的尊重需要加强，

创新创业激励机制不够健全，自主创新环境需进一步优化，政府推进科技创新的政策效应未能充分显现，有利于创新创业的政策落地还存在不同障碍，限制了创新资源的集聚和创新动能的充分释放。最后，我国在实施创新驱动发展战略过程中，应该对科技与经济脱节问题引起足够重视，其中包括科研成果转化率低的问题。科技成果转化是世界性难题，我国在这方面同样面临不少问题。

2. 强化基础研究对医药事业创新驱动的支撑

基础研究的意义在于源头创新，对于任何高新技术产业而言，基础研究价值的占比都是极高的。从严格意义来说，基础研究是现代医药产业的源头，如果没有基础研究，医药产业赖以生存的一切现代科学技术均无从谈起，当然，与此相关的生物医药产业也不可能存在。基础研究的理论突破为生物医药产业的技术创新铺平了道路，不但决定着医药行业的发展方向和潜力，而且为制药企业提供新的手段、工具和工艺，从而推动医药事业的创新发展与巨大进步。我国应该在《关于全面加强基础科学研究的若干意见》的基础上，进一步明确基础研究发展的新思路，并做出新的全面部署。

3. 持续推进世界一流药学研究体系建设与时俱进，积极探索药学科学发展新模式

我国现代药学科学发展已经过一个多世纪的历程，在艰难曲折的发展过程中，不仅为中华民族的健康提供了保障，还为世界药学科学的发展做出了重要贡献。随着科学技术的发展与进步，我国药学的发展积极与传统医药、现代医学、现代新兴技术、应用开发及人文科学相整合。在当前形势下，药学研究体系建设应该以习近平新时代中国特色社会主义思想为指导，持续面向国家重大需求，服务人民生命健康，聚焦“颠覆性”和“原创性”技术，加强药学与人工智能、新材料、智能制造等硬科技领域的交叉融合，着力推动产教深度融合、打造优势学科集群、建设形成处于“领跑”和“并跑”水平的高峰药学研究体系。药学教育要坚持立德树人，提升药学人才培养质量，借助“双一流”建设，坚持“四个服务”，聚焦立德树人根本任务，进一步统筹世界一流药学学科群建设，为药学研究培养适应时代发展的创新型人才。

4. 中医药现代化是中国传统医学的继承与创新发展必经之路

我国中医药理论虽然先进，但中医药现代化仍处于初级阶段，生产技术落后、药材质量不高、工艺粗糙等问题更是让中医药长期遭人诟病，如何守正创新，切实推进中医药高质量发展成为人们关注的焦点。

（1）中医药基础研究亟须加强，继续加强中医药原创理论研究，认识中医药作用的规律、基本模式和原理，深入开展中医药疗效客观评价研究，从基础与临床结合的角度，破解中医疗效评价难题。

（2）加强数字化与中医药结合，实现中药材种植智能化、产地加工现代化。在种植与加工标准化方面，中药材的种子种苗、种植技术、采收加工等基础环节都有待规范。

（3）创新转型现代化将成为中医药长期发展的重要方向，经典名方、大品种二次开发等中药创新研发成为中医药现代化发展的重要内容之一。此外，中药配方颗粒及大健

康衍生品也恰逢良好的发展机遇。

（4）国际化将作为中医药健康长远发展的重点突破方向。目前中医药国际化发展存在文化差异、政策壁垒、技术壁垒等在国际上发展的制约。今后长期发展应重视构建与国际接轨的中医药标准、探索发起中医药研究国际大科学计划等，打造协同合作的中医药研究格局，选取一批标志性中医药企业打造世界级中医药品牌，并支持理论创新研讨、海外推广等创新中医药文化海外传播模式，加强海外宣传力度，支持中医药行业国际化发展。

参考文献

[1] 消费品工业司. 九部门关于印发"十四五"医药工业发展规划的通知. [2022-01-30]. https: //www.miit.gov.cn/zwgk/zcwj/wjfb/tz/art/2022/art_1bc9be0101bb4c6d902f3e5904780119.html.

[2] 消费品工业司.《"十四五"医药工业发展规划》解读. [2022-02-01] http: //www.gov.cn/zhengce/2022-02/01/content_5671569.html.

[3] 国家药品监督管理局. "十四五"国家药品安全及促进高质量发展规划. [2021-12-30]. https: //www.nmpa.gov.cn/xxgk/fgwj/gzwj/gzwjzh/20211230192314164.html.

[4] 国家药品监督管理局药品审评中心. 2021 年度药品审评报告. [2022-06-01]. https: //www.nmpa.gov.cn/xxgk/fgwj/gzwj/gzwjyp/20220601110541120.html.

[5] 中国科协生命科学学会联合体. 2021 年度"中国生命科学十大进展" 入选项目公示. [2021-12-31]. http: //www.culss.org.cn/index.php?m=content&c=index&a=show&catid=33&id=292.

[6] 国务院办公厅. 国务院办公厅印发《"十四五"全民医疗保障规划》. [2021-09-29]. http: //www.gov.cn/xinwen/2021-09/29/content_5640049.htm.

[7] Chen X, Qi Y, Wu Z, et al. Structural insights into preinitiation complex assembly on core promoters. Science, 2021, 372(6541): eaba8490.

[8] Chen YP, Liu X, Zhou Q, et al. Metronomic capecitabine as adjuvant therapy in locoregionally advanced nasopharyngeal carcinoma: a multicentre, open-label, parallel-group, randomised, controlled, phase 3 trial. Lancet, 2021, 398(10297): 303-313.

[9] Gu L, Li Y, Zhang S, et al. Molecular-scale axial localization by repetitive optical selective exposure. Nat Methods, 2021, 18(4): 369-373.

[10]Peng H, Xie P, Liu L, et al. Morphological diversity of single neurons in molecularly defined cell types. Nature, 2021, 598(7879): 174-181.

[11]Xu Z, Li Y, Cao H, et al. A transferrable and integrative type I-F Cascade for heterologous genome editing and transcription modulation. Nucleic Acids Res, 2021, 49(16). e94.

八、疫苗技术创新发展状况

郭映秋

中国医学科学院医学生物学研究所

疫苗在保护人类健康方面的作用是巨大的。疫苗使人类在面对传染病的威胁时，首次化被动为主动。基于疫苗的广泛接种，人类根除了天花，控制住脊髓灰质炎、破伤风、白喉、百日咳、麻疹等传染性疾病的流行，并显著降低了许多传染性疾病的发病率和死亡率。疫苗被公认为最成功且最具成本效益的公共卫生干预措施之一。近年来，埃博拉病毒、中东呼吸综合征冠状病毒和新型冠状病毒等引起的新发、突发传染病的流行，再次突显了疫苗的重要性，而疫苗理论和技术的不断发展，为疫苗创新研发提供了更多的途径，并为癌症等非传染性疾病的治疗提供了可能的解决方案。本文对 2021 年以来我国疫苗研究领域取得的进展进行综述，重点讨论疫苗技术发展情况以及未来疫苗研发趋势和所面临的挑战。

（一）2021 年中国疫苗研究领域取得的进展

1. 政策导向下的创新发展

我国高度重视生物医药行业的发展，逐渐构建起一个相对完整的创新生态系统。2022 年全国科技工作会议指出，科技创新在党和人民事业中始终具有十分重要的战略地位、发挥了十分重要的战略作用。“十四五”开局之年，国家创新体系更加完善，聚焦“四个面向”，加强研发部署，陆续出台多项利好政策，推进生物医药行业发展与创新。《“十四五”生物经济发展规划》提出要加快疫苗研发生产技术迭代升级，开发多联多价疫苗，发展新型基因工程疫苗、治疗性疫苗，提高重大烈性传染病应对能力。2021 年，我国在基础研究和关键核心技术攻关方面取得新进展，国家创新能力综合排名上升至世界第 12 位。全球持续肆虐的新冠肺炎疫情加速了生物医药科技行业的飞速发展与变革，科技抗疫取得新进展，我国有 14 个新冠疫苗获批开展Ⅲ期临床试验，7 个新冠疫苗获批使用，2 个新冠疫苗纳入全球紧急使用清单，其中包括了蛋白疫苗、腺病毒载体疫苗以及 mRNA 疫苗，从技术意义上说，这不仅是疫苗品种的增加，更意味着我国疫苗研发及产业的应急能力已有了大幅度的提升。

2. 新药注册及临床研究

1）新药注册情况

2021 年，我国共 23 家单位进行了 26 种疫苗的新药注册申请，均为预防用生物制品。根据预防用生物制品的注册分类，包括 1 类（创新型疫苗）8 个，品种包括重组十五价人乳头瘤病毒疫苗（大肠埃希菌）、重组三价轮状病毒亚单位疫苗、重组肠道病毒 71 型疫苗（汉逊酵母）、重组带状疱疹疫苗（CHO 细胞）、20 价肺炎球菌多糖结合疫苗和 24 价肺炎球菌多糖结合疫苗等，均为境内外未上市的疫苗品种，体现了我国疫苗研发领域的创新能力；2 类（改良型疫苗）3 个、 3 类（境内或境外已上市的疫苗）15 个。从品种来看，肺炎和流感相关疫苗的新药申请数量最多；从新药注册申报单位来看，大部分为疫苗企业，突显企业在我国疫苗领域的创新主体地位。另有 124 项疫苗提出补充申请，均为预防用生物制品。

2）临床试验情况

国家药品监督管理局药品审评中心发布的《中国新药注册临床试验进展年度报告（2021 年）》显示，2021 年药物临床试验登记与信息公示平台年度登记总量首次突破 3000 项，合计达到 3358 项，生物制品临床试验数量占比呈逐年递增趋势，2021 年以受理号登记的生物制品临床试验为 886 项，2020 年和 2021 年登记量分别较上一年增加 31.5% 和 46.4%。2021 年生物制品开展临床试验数量前 10 位的品种共登记 104 项试验，以治疗用生物制品为主（占比 72.1%），而预防用生物制品（占比 27.9%）均为新冠疫苗，涉及 2 个品种 29 项试验；从单一品种临床试验数量分析，新冠灭活疫苗（Vero 细胞）

开展临床试验数量最多，共计 20 项。

3）专利情况

根据世界知识产权组织发布的《COVID-19 相关疫苗和疗法专利态势报告》，2020 年 1 月至 2021 年 9 月，与新冠病毒相关的技术专利申请共有 5293 件，其中包括 417 项新冠疫苗开发的专利申请。中国、美国、俄罗斯和英国是新冠疫苗领域专利申请量前 4 位的国家，其中有 276 个疫苗相关专利申请同族来自中国。新冠疫苗技术专利呈现多元化态势，涉及传统疫苗平台的专利申请相对更多，其中蛋白质亚单位疫苗专利申请占全部疫苗专利申请的 46%，新型疫苗平台中的病毒载体类专利申请占 23%，mRNA 疫苗申请占 12%。从疫苗专利申请人来看，商业公司占 49%，大学和研究机构占 44%，其他占 7%。

3. 创新疫苗取得较好的进展

我国 2021 年上市和在研的数个创新疫苗实现了关键技术突破。据公开资料显示，我国自主研发的全球首个双载体 13 价肺炎球菌多糖结合疫苗，采取两种载体蛋白（破伤风类毒素/白喉类毒素）与肺炎球菌荚膜多糖结合，可避免单一载体蛋白竞争辅助型 T 细胞对多糖免疫应答产生抑制作用；国内首个获批的 ACYW135 群脑膜炎球菌多糖结合疫苗（CRM197 载体）采用合成生物学技术，可有效克服多糖疫苗的不足，增强了免疫应答，填补国内尚无四价流脑结合疫苗的空白；一种重组带状疱疹疫苗（CHO 细胞）获批开展临床试验，是与已上市重组带状疱疹疫苗结构不同的新抗原形式；进入临床试验的重组三价轮状病毒亚单位疫苗采用工程菌进行工业化生产，以注射方式诱导产生免疫保护，属国内首创技术；另外，带状疱疹减毒活疫苗、冻干带状疱疹减毒活疫苗、F 基因型腮腺炎减毒活疫苗（人二倍体细胞）、轮状病毒灭活疫苗（Vero 细胞）、冻干人用狂犬病疫苗（人二倍体细胞）、冻干人用狂犬病疫苗（MRC-5 细胞）等研发工作进展较快，另有数个多联多价疫苗处于临床阶段或临床前阶段，包括以无细胞百白破疫苗为基础的联合程度更高的疫苗、多价人乳头瘤病毒疫苗、多价手足口病疫苗、多价肺炎球菌结合疫苗、多价流感疫苗、四价流感病毒裂解疫苗（儿童剂型）、通用型流感疫苗、细菌多糖结合疫苗、多价轮状病毒疫苗等。

（二）全球疫苗技术发展热点及新冠疫苗研发进展

1. 多学科交叉融合推动疫苗研发

学科交叉融合是科学发展的鲜明特征，亦是科技创新的重要来源。近年来，随着分子生物学、免疫学、遗传学、生物化学、生物信息学和药学等学科的不断发展，疫苗学科正在经历一场史无前例的技术融合及创新，系统生物学、基因组学、蛋白质工程、结构生物学、工程学、材料科学和计算生物学等在疫苗研发领域日益显现出巨大的应用潜力。例如，应用结构疫苗学来改进、稳定或设计抗原；计算机技术推进疫苗设计由经验方法向理性方法转变；通过基因组学和蛋白质组学等综合分析筛选候选抗原；分析化学、化学合成及筛选技术等的发展，为新型疫苗递送系统构建及佐剂开发提供了重要支撑；计算工具和免疫信息学方法也被广泛用于疫苗的设计和开发。随着多学科的交叉和各领域技术的融合，还将为疫苗设计、开发和生产提供更多的新策略和新途径。

2. 新型技术加速疫苗研发

传统疫苗技术已经广泛应用于细菌和病毒病原体，对于免疫受损患者而言相对安全，但传统疫苗在使用过程中也呈现出一些问题，如目前卡介苗免疫效果不甚理想，我国结核病、乙型肝炎和麻疹的发病状况亦提示需要研发免疫原性更好的新型疫苗。随着疫苗研发理论依据的完善、新型疫苗技术水平的提高，传统疫苗品种得以进一步改造提升，用传统技术无法开发的疫苗有了新的可能性。因此，针对不同传染病及非传染病的亚单位疫苗、重组疫苗、核酸疫苗等新型疫苗不断问世。

1）病毒载体疫苗

病毒载体疫苗利用病毒载体作为递送系统，将目的抗原的遗传物质递送至宿主细胞，以产生有效的体液和细胞免疫应答。病毒载体疫苗日益发展成为有前途的疫苗平台，通常包括复制型病毒载体疫苗和非复制型病毒载体疫苗，目前已有腺病毒、慢病毒、流感病毒、副流感病毒、水疱性口炎病毒、疱疹病毒和逆转录病毒等被作为载体用于疫苗研发。2020 年之前，共有 5 个病毒载体疫苗获准用于人类，其中 2 个登革热疫苗，3 个埃博拉疫苗。近两年来，病毒载体疫苗已被用于预防和控制新冠病毒大流行，特别是在低收入和中等收入国家。

2）蛋白质疫苗

蛋白质疫苗重点介绍蛋白亚单位疫苗和病毒样颗粒疫苗（virus-like particle，VLP）。蛋白亚单位疫苗是将病毒目的抗原基因构建在表达载体上，再转化到细菌、酵母或哺乳动物或昆虫细胞中表达抗原蛋白，通过纯化后制备的疫苗。现有流感亚单位疫苗、腺病毒亚单位疫苗、带状疱疹亚单位疫苗和乙型肝炎表面抗原疫苗等多个亚单位蛋白疫苗，我国自主研发的重组新冠病毒疫苗（CHO 细胞）于 2021 年 3 月获批在国内紧急使用，是全球第一个获批临床使用的新冠病毒重组亚单位蛋白疫苗。病毒样颗粒疫苗是通过表达病毒结构蛋白，自行组装形成的高度结构化的类病毒颗粒，其形态结构与天然的病毒颗粒相似，通过类似病毒感染的途径刺激人体免疫系统，可以高效激活机体的免疫反应，被认为具有很强的免疫原性和生物学活性。常用的表达系统包括细菌表达系统、昆虫表达系统、酵母表达系统、哺乳动物细胞表达系统和植物表达系统。现有多个针对新冠病毒的病毒样颗粒疫苗进入不同阶段的临床试验，有研究证明，病毒样颗粒疫苗能够有效诱导 S 蛋白受体结合域（receptor-binding domain，RBD）特异性中和抗体产生，可能成为具有潜力的新冠病毒候选疫苗之一。

3）核酸疫苗

核酸疫苗被称为第三代疫苗技术，使用编码抗原蛋白的遗传物质，通过宿主细胞的表达系统合成抗原蛋白，引发类似于减毒活疫苗的免疫反应。新冠肺炎疫情大流行，将核酸疫苗推向科技突破的前沿，并通过技术创新不断提升疫苗的递送、耐受性和功效等，呈现了较好的应用前景。目前全球已有多种核酸疫苗处于临床试验阶段，主要针对新冠病毒、寨卡病毒、水痘病毒以及黑色素瘤等。

（1）mRNA 疫苗。mRNA 疫苗能够进行精确的抗原设计和体外合成，使用合适的载体递送至体内，通过转染抗原呈递细胞，诱发 T 细胞和 B 细胞产生免疫应答，具有研发周期短、效力高、成本低、易标准化、有效应对变异毒株等特点。在新冠肺炎疫情大流行之前，已有 10 余种 mRNA 治疗及预防用制剂进入临床试验，研究证明其在包括儿童和老年人在内的数千名接种对象中具有相应的安全性和有效性。新冠 mRNA 疫苗的获批使用对 mRNA 制备技术，尤其是脂质递送系统技术的发展具有里程碑意义，这是疫苗学史上第一次批准核酸疫苗用于人类，也展示出该技术在未来的应用潜力。

（2）DNA 疫苗。DNA 疫苗以 DNA 质粒为载体来递送基因片段，通过宿主细胞的转录翻译合成抗原蛋白，诱导宿主产生对该抗原的免疫应答。DNA 质粒在室温下非常稳定，便于长期储存和运输，DNA 疫苗具有研发生产速度快、制造成本低和储存运输稳定性好等优点，仍存在免疫原性相对较弱、递送策略需要优化等问题，以及存在外源基因整合到宿主细胞基因组而诱导突变的风险。目前有 1 个新冠 DNA 疫苗获得紧急授权许可，亦是全球首个应用于人类的 DNA 疫苗。但该类疫苗的进一步应用还有待更多针对其有效性和安全性的评价资料。

3. 新冠疫苗研发情况

2019 年 12 月以来，新冠肺炎的全球大流行对人类健康和公共卫生安全造成极大影响和严重威胁。据世界卫生组织统计数据显示，截至 2022 年 7 月 4 日，全球报告 546 357 444 例确诊病例，其中死亡 6 336 415 例。在此冲击下，各国更为重视传染病的预防控制，公众对疫苗的认知不断上升，新冠疫苗研发的力度和速度空前。截至 2022 年 7 月 14 日，全球共有 367 个在研的新冠候选疫苗，其中 169 个候选疫苗进入临床试验阶段，198 个候选疫苗处于临床前研究阶段。在进入临床评估的疫苗中，蛋白亚单位疫苗数量最多，有 54 个（32%），核酸疫苗（RNA、DNA）、病毒载体（非复制型、复制型、病毒载体+抗原呈递细胞）等新型疫苗平台应用也表现突出，RNA 疫苗有 40 个，病毒载体疫苗（复制型、非复制型）达到 29 个，此外还有 4 种病毒载体+抗原呈递细胞和 1 种细菌抗原-孢子表达载体的疫苗（表 1）。各种类型的疫苗平台拥有不同的特点和优劣势，虽然部分新型技术尚未在疫苗研发中大规模使用，且至今为止的各种形式的疫苗还未能表现出对 COVID-19 的完全控制，但其技术特征及其在新冠肺炎疫情中获得快速发展的机遇，将会有效地促进这类疫苗技术体系的不断进步。

（三）未来疫苗研发面临的挑战和策略建议

1. 新冠病毒变异株

公共卫生最大的挑战之一是出现具有更高传染性、死亡率和或免疫逃逸的新病原体。全球新冠肺炎疫情的主导病毒毒株不断更迭，并对新冠疫苗的有效性带来新挑战。截至目前，全球报告的新冠病毒“关切变异株”（variant of Concern，VOC）包括 Alpha（B.1.1.7）、Beta（B.1.351）、Gamma（P.1）、Delta（B.1.617.2）及 Omicron（B.1.1.529），

表1 进入临床试验阶段的新冠候选疫苗平台情况

平台类型		候选疫苗	
		数量/个	占比/%
PS	Protein subunit 蛋白亚单位	54	32
VVnr	Viral Vector（non-replicating）病毒载体（非复制型）	21	12
DNA	DNA	16	9
IV	Inactivated Virus 灭活病毒	22	13
RNA	RNA	40	24
VVr	Viral Vector（replicating）病毒载体（复制型）	4	2
VLP	Virus Like Particle 病毒样颗粒	6	4
VVr + APC	VVr + Antigen Presenting Cell 病毒载体（复制型）+抗原呈递细胞	2	1
LAV	Live Attenuated Virus 减毒病毒	2	1
VVnr + APC	VVnr + Antigen Presenting Cell 病毒载体（非复制型）+抗原呈递细胞	1	1
BacAg-SpV	Bacterial antigen-spore expression vector 细菌抗原-孢子表达载体	1	1
合计		169	100

来源：世界卫生组织 2022 年 7 月 14 日公布的新冠疫苗研发蓝图 https://www.who.int/publications/m/item/draft-landscape-of-covid-19-candidate-vaccines

目前最受关注的当属 Omicron 变异株。Omicron 变异株的刺突蛋白的突变明显比其他变异株更多，并被证明与病毒的致病力、传播力明显变化和免疫逃逸能力有关。全球范围正在开展研究的新冠疫苗大多以 S 蛋白作为目标抗原，已获紧急使用授权或处于临床阶段的原型株疫苗针对变异株的免疫效力降低，对 Omicron 变异株的有效性相较其他变异株更低，Omicron 变异株对人类公共健康和安全构成极大威胁。

策略建议：多项研究结果显示，国内外现有的新冠疫苗对于 Omicron 引发的重症和死亡仍然具有良好保护作用，且 Omicron 变异株特异性疫苗的研发上市有待时日，因此有必要在一定时期内提高现有新冠疫苗的接种率，有必要接种加强针，尤其是异源加强针。新冠病毒在持续进化，未来变异株的遗传特性和抗原特征存在诸多不确定性，需继续开展变异株基因组监测研究，提供更充足的现有疫苗的临床数据，推进特异性疫苗的研发。世界卫生组织提出将抗原差异最大的Omicron纳入更新的疫苗成分可能是有益的，宜作为加强针用于已完成现有新冠疫苗接种人群。国内外多家研发机构和企业均已开展或布局针对各类突变株的疫苗研究，我国自主研发的 Omicron 变异株新冠病毒灭活疫苗于 2022 年 5 月正式启动临床试验。

2. mRNA 疫苗技术应用

传统的减毒活疫苗和灭活疫苗因其技术稳定而仍被广泛使用，mRNA 技术的快速进步则为疫苗研发开辟了一个全新领域。在新冠肺炎疫情大流行期间，mRNA 候选疫苗呈现出快速高效的开发能力，具有制造成本低、生产速度快等潜力，并在基础研究、临床试验和接种应用方面有了突破性进展，除新冠 mRNA 疫苗，还有针对癌症、呼吸道合胞病毒、流感病毒、埃博拉病毒、寨卡病毒、自身免疫性疾病和罕见的遗传疾病等多种 mRNA 疫苗处于不同的研发阶段。当然，mRNA 疫苗技术的发展和应用也面临诸多挑战。例如，不同抗原靶分子 mRNA 的设计策略与能够最有效提高其在细胞内翻译表达能力之间的关系；如何开发更有效的体内靶向递送系统；mRNA 疫苗的运输和储藏等。另外，需充分关注和评估 mRNA 疫苗与集体免疫系统的相互作用，及其与疫苗不良反应的关系和由此涉及的临床安全性问题，以及 mRNA 疫苗接种策略等。

策略建议：欧美国家在 mRNA 技术领域已有二十余年的积累，专利密集且覆盖面广。我国 mRNA 疫苗研究起步稍晚，暂无产品获批上市，需关注以下技术重点：一是优化序列设计。作为决定 mRNA 疫苗质量的核心技术，优秀的序列设计能够有效提高抗原表达量、增强蛋白存留时间和减少使用剂量等，重点攻关技术包括针对不同疫苗抗原 mRNA 分子结构的设计模式，不仅包括 5′-Cap（5′帽结构）这类目前所关注的技术核心，更应包括如何设计具有特异功能意义的 5′-UTR、3′-UTR（3′非翻译区）、poly-A 结构的技术，以及（可阅读框）（ORF）密码子序列优化。二是开发新型高效递送系统。其核心是确保特异性和稳定递送，解决胞外屏障、内体逃逸、胞内免疫等技术难题。目前已有脂质纳米颗粒（LNP）、脂质多聚复合物（LPP）、多肽纳米颗粒（PNP）和细胞外囊泡等用于递送系统开发，有必要继续探索新型载体系统、新型非肝靶向型递送系统的应用，形成专利突破。三是建立规模化生产工艺。进一步建立具有自主知识产权的技术平台，包括化学修饰、蛋白酶制备等关键技术，解决大规模生产的质控和纯化问题，提供 mRNA 应用的放大解决方案。四是关注 mRNA 疫苗接种策略。选择合适的给药途径有利于 mRNA 递送并激发更强的免疫效果，新冠 mRNA 疫苗目前主要通过肌肉注射、皮内注射和皮下注射接种，有必要探索更多的 mRNA 疫苗给药途径替代方案，如可吸入、鼻内或口服等 mRNA 递送。

3. 癌症疫苗开发

癌症是一个重大的健康问题，每年有近 1000 万人因癌症死亡。近年来，肿瘤疫苗研发呈现爆发式增长，国内外相关机构针对急性髓系白血病、黑色素瘤、前列腺癌、肾细胞癌，以及其他癌症开展了大量研究。目前，癌症疫苗主要包括基于肿瘤细胞或免疫细胞的疫苗、基于蛋白/多肽的疫苗、基于病毒载体/细菌载体的疫苗和基于核酸的疫苗。癌症疫苗分为治疗性疫苗和预防性疫苗，人乳头瘤病毒疫苗和乙肝病毒疫苗已经常规应用于临床，用于预防相关的癌症。随着肿瘤免疫治疗技术的发展，以及 mRNA 技术方法的应用，治疗性癌症疫苗已经成为全球医学创新热点，个体化癌症疫苗研发迎来井喷时代。但也要看到，由于肿瘤抗原高度变异和免疫抑制等原因，目前大多数癌症疫苗的临床试验数据不甚理想。

策略建议：癌症疫苗被认为是一种主动的肿瘤免疫治疗策略，疫苗开发亟须关注和解决以下技术难题，首先，筛选和鉴定适当的肿瘤特异性抗原，着力于新抗原个体化治疗性癌症疫苗开发。既往的癌症疫苗临床试验中，基于肿瘤相关抗原的疫苗由于免疫原性不强而大多效果欠佳，人们发现肿瘤的新抗原可能是决定临床疗效的关键因素之一，源于肿瘤特异性突变的新抗原似乎能够引发有效的 $CD4^+$ T 细胞和 $CD8^+$ T 细胞应答。利用高通量测序、生物信息学和人工智能等技术，越来越多的肿瘤新抗原被筛选出，有望成为肿瘤疫苗的突破口。其次，佐剂和呈递系统是保障癌症疫苗有效性的重要元素。鉴于肿瘤抗原免疫原性较弱，肿瘤疫苗设计重点应包括新型佐剂、抗原递送方式等，以将肿瘤抗原高效地呈递给机体免疫系统，实现较强的特异性免疫反应，达到更有效的抗肿瘤效果。最后，疫苗接种部位、给药途径、接种剂量和次数等均可能对癌症疫苗的免疫保护效力产生重要影响，需要在疫苗设计、临床前研究和临床试验中加以关注和积极探索。

4. 联合疫苗研发

联合疫苗包括多联疫苗(用以预防不同病原微生物引起的多种疾病)和多价疫苗(用以预防由同一病原体的不同亚型或血清型引起的同一种疾病)，可减少接种针次、降低费用、减少不良反应，有效提高疫苗覆盖率和接种率，并为新疫苗纳入免疫规划留出空间，是疫苗发展的一个趋势，我国出台的《中华人民共和国疫苗管理法》明确鼓励多联多价等创新型疫苗研发的蓬勃发展。然而，开发多联多价疫苗的技术难度高、研发成本高，目前国内多联多价疫苗品种相对较少，与国外存在较大差距。目前我国已上市的联合疫苗主要集中于以白喉、破伤风和无细胞百日咳（DTaP）为基础的联合疫苗、多价流感疫苗、麻疹、腮腺炎和风疹（MMR）减毒活疫苗、脑膜炎球菌疫苗等。

策略建议：结合我国传染病流行特征、传染病预防需求、已上市单苗情况和临床研究预评估等情况，综合评估疫苗联合的必要性和可行性；在联合疫苗研发过程中充分考虑疫苗的有效性和安全性，毒性研究和功效测试均是关键；充分关注多种抗原组合可能带来的抗原竞争问题，在确保联合疫苗发挥最大免疫保护作用的前提下，确定各抗原成分的最低使用量；充分关注防腐剂、佐剂和非活性成分等对联合后活性成分的影响；增强公众对联合疫苗的认知和信任，虽然联合疫苗在研制和应用方面仍受到一些限制，但它是未来疫苗发展的方向，应促进多联多价疫苗的开发和应用。目前我国多价流感疫苗和通用流感疫苗研发进展快速，应继续探索通用流感疫苗引起广泛保护的病毒靶标作用机制研究、对高风险人群（老年人、孕妇、肥胖者）的保护效力研究；另外，为应对新冠病毒可能长期威胁的可能性，应考虑以流感疫苗为模型，积极开发冠状病毒通用疫苗。

人类与疾病之间必定是一场持续的斗争，疫苗在遏制全球传染病的发病率和死亡率方面取得了令人瞩目的成效。在新冠病毒大流行造成的这一轮全球重大公共卫生危机中，疫苗技术的进步，包括基因工程学、生物信息学和反向疫苗学等的发展，新的递送方法和佐剂的开发，以及对人类免疫系统的更多了解，全球疫苗创新研发取得了突破性进展。虽然目前疫苗研发过程中仍有诸多技术难题有待克服，但可以预见，技术创新和技术融合将为传染病和其他疾病（如癌症、糖尿病等）的疫苗研发提供更多的可能性。

本文得到了李琦涵教授的指导及审阅，特此致谢。

参考文献

[1] Rauch S, Jasny E, Schmidt KE, et al. New vaccine technologies to combat outbreak situations.Front Immunol, 2018, 9:

1963.
[2] Ghattas M, Dwivedi G, Lavertu M, et al. Vaccine technologies and platforms for infectious diseases: current progress, challenges, and opportunities.Vaccines (Basel), 2021, 9(12): 1490.
[3] 张帆, 杨穆瑶, 张志娟, 等. 中国医药创新面临的挑战及其应对. 医学与哲学, 2022, 43(2): 1-6.
[4] 中华人民共和国科学技术部. 2022 年全国科技工作会议在京召开. [2022-06-18]. https://www.mostgov.cn/kjbgz/202201/t20220106_178939.html.
[5] 中国政府网. 关于印发《"十四五"生物经济发展规划》的通知. [2022-06-18]. https://www.gov.cn/zhengce/zhengceku/2022-05/10/content_5689556.htm.
[6] 国家药品监督管理局药品审评中心. 国家药监局药审中心发布《中国新药注册临床试验进展年度报告(2021年)》. [2022-06-18]. https: //www.cde.org.cn/main/news/viewInfoCommon/1839a2c931e1ed43eb4cc7049e189cb0.
[7] Patent Landscape Report: COVID-19-related vaccines and therapeutics. [2022-06-20]. https://www.wipo.int/edocs/pubdocs/en/wipo-pub-1075-en-covid-19-related-vaccines-and-therapeutics.pdf.
[8] 新浪网. 全球首款双载体 13 价肺炎疫苗上市. [2022-06-14]. https://finance.sina.com.cn/jjxw/2021-12-07/doc-ikyamrmy7382286.shtml.
[9] 光明网. 我国首个四价流脑结合疫苗正式获批. [2022-06-14]. https://tech.gmw.cn/2022-01/04/content_35426022.htm.
[10]新浪网. 绿竹生物重组带状疱疹疫苗获批临床试验 还有 10 余家企业布局. [2022-06-16]. https://finance.sina.com.cn/jjxw/2021-08-05/doc-ikqcfncc1133005.shtml.
[11]重组三价轮状病毒亚单位疫苗 I 期临床研究在梁园区疾控中心启动入组. [2022-06-20]. https://www.sohu.com/a/506452051_121106991.
[12]国家药典委员会. 中华人民共和国药典(2020 年版): 三部. 北京: 中国医药科技出版社, 2020: 35.
[13]Dormitzer PR, Grandi G, Rappuoli R. Structural vaccinology starts to deliver.Nat Rev Microbiol, 2012, 10(12): 807-813.
[14]de la Fuente J, Contreras M. Vaccinomics: a future avenue for vaccine development against emerging pathogensr.Expert Rev Vaccines, 2021, 20(12): 1561-1569.
[15]李洁琼, 申阿东. 结核病疫苗研发进展及挑战. 中华实用儿科临床杂志, 2020, 35(10): 721-725.
[16]中国新闻网. 中国研发重组新型冠状病毒疫苗(CHO 细胞)获准紧急使用. [2022-06-20]. https://www.chinanews.com.cn/gn/2021/03-15/9432944.shtml5.
[17]Prates-Syed WA, Chaves LCS, Crema KP, et al. VLP-based COVID-19 vaccines: an adaptable technology against the threat of new variants.Vaccines (Basel), 2021, 9(12): 1409.
[18]谭坤, 张丽琳. 病毒样颗粒疫苗的研究进展. 湖北农业科学, 2021, 60(22): 5-10, 18.
[19]Fang E, Liu X, Li M, et al. Advances in COVID-19 mRNA vaccine development.Signal Transduct Target Ther, 2022, 7(1): 94.
[20]WHO.WHO Coronavirus (COVID-19) Dashboard. [2022-07-04].https: //covid19.who.int/.
[21]徐莉, 郭胜楠, 郭占东, 等. 国外新型冠状病毒变异株疫苗研发与评价技术要求的比较与分析. 中国生物制品学杂志, 2021, 34(9): 1139-1143.
[22]Ao D, Lan T, He X, et al. SARS-CoV-2 Omicron variant: Immune escape and vaccine development. Med Comm, 2022, 3(1): e126.
[23]Rosa SS, Prazeres DMF, Azevedo AM, et al. mRNA vaccines manufacturing: Challenges and bottlenecks. Vaccine, 2021, 39(16): 2190-2200.
[24]Pardi N, Hogan MJ, Porter FW, et al. mRNA vaccines-a new era in vaccinology.Nature reviews. Drug Discovery, 2018, 17(4): 261-279.
[25]中国网. 泛冠状病毒疫苗研发进行时它能成为新冠终结者吗. [2022-07-04].http://news.ch-ina.com.cn/2022-06/15/content_78270481.htm.
[26]Saxena M, Van Der Burg SH, Melief CJM, et al. Therapeutic cancer vaccines. Nature Reviews Cancer, 2021, 21(6): 360-378.
[27]Dailey GP, Crosby EJ, Hartman ZC. Cancer vaccine strategies using self-replicating RNA viral platforms. Cancer Gene Therapy, 2022: 1-9.
[28]Sobhani N, Scaggiante B, Morris R, et al. Therapeutic cancer vaccines: From biological mechanisms and engineering to ongoing clinical trials.Cancer Treatment Reviews, 2022, 109: 102429
[29]佟乐, 孙巍, 杨亚莉, 等. 对 WHO 预防传染病 mRNA 疫苗设计和开发评估要点的分析和探究. 中国食品药品监管, 2022(4): 4-11.
[30]WHO.Interim statement on COVID-19 vaccines in the context of the circulation of the Omicron SARS-CoV-2 variant from the WHO Technical Advisory Group on COVID-19 Vaccine Composition (TAG-CO-VAC), 08 March 2022.

[2022-06-20]. https: //www.who.int/zh/news/item/08-03-2022-interim-statement-on-covid-19-vaccines-in-the-context-of-the-circulation-of-the-omicron-sars-cov-2-variant-from-the-who-technical-advisory-group-on-covid-19-vaccine-composition-(tag-co-vac)-08-march-2022.

[31]谢青昕, 刘艳红, 鲁卫东. 多价流感疫苗及通用型流感疫苗的研究进展. 中国生物制品学杂志, 2021, 34(4): 475-480.

[32]新浪网.多联多价疫苗开发成国家重点, 应用优势在哪？有何技术难点？ [2022-06-20]. https://finance.sina.com.cn/chanjing/cyxw/2022-05-24/doc-imizirau4571493.shtml.

[33]Poland GA, Kennedy RB. Vaccine safety in an era of novel vaccines: a proposed research agenda. Nat Rev Immunol, 2022, 22(4): 203-204.

[34]Isaguliants M, Burt FJ. Perspective technologies of vaccination: Do we still need old vaccines? Vaccines (Basel), 2022, 10(6): 891.

[35]Gao TA, Chen YY. T cells to fix a broken heart. Science, 2022, 375(6576): 23-24.

[36]Nuwarda RF, Alharbi AA, Kayser V. An overview of influenza viruses and vaccines. Vaccines (Basel), 2021, 9(9): 1032.

[37]姚恒美. mRNA 疫苗发展态势研究. 竞争情报, 2021, 17(4): 52-61.

[38]国家生物药技术创新中心. 核酸药物“揭榜挂帅”技术攻关项目指南发布. [2022-06-27]. https://www.nctib.org.cn/project/detail?id=f4807ec888c34301b85ae232f7959fe6.

[39]Wei J, Hui AM. The paradigm shift in treatment from Covid-19 to oncology with mRNA vaccines. Cancer Treat Rev. 2022, 107: 102405.

[40]Dailey GP, Crosby EJ, Hartman ZC. Cancer vaccine strategies using self-replicating RNA viral platformss. Cancer Gene Ther, 2022: 1-9.

[41]Buonaguro L, Tagliamonte M. Selecting target antigens for cancer vaccine development. Vaccines (Basel), 2020, 8(4): 615.

[42]Yusuf A, Sarfati D, Booth CM, et al. COVID-19 and Cancer Global Taskforce. Cancer and COVID-19 vaccines: a complex global picture. Lancet Oncol, 2021, 22(6): 749-751.

[43]Tay BQ, Wright Q, Ladwa R, et al.Evolution of cancer vaccines-challenges, achievements, and future directions. Vaccines (Basel), 2021, 9(5): 535.

[44]Paston SJ, Brentville VA, Symonds P, et al.Cancer vaccines, adjuvants, and delivery systems. Front Immunol, 2021, 12: 627932.

[45]He Q, Gao H, Tan D, et al. mRNA cancer vaccines: Advances, trends and challenges.Acta Pharm Sin B, 2022, 12(7): 2969-2989.

[46]王晓娟, 赵雄, 曹琰. 联合疫苗的发展及相关问题探讨. 中国药品标准, 2022, 23(1): 46-50.

[47]Cable J, Srikantiah P, Crowe JE Jr, et al.Vaccine innovations for emerging infectious diseases a symposium report. Ann N Y Acad Sci, 2020, 1462(1): 14-26.

[48]Yilmaz IC, Ipekoglu EM, Bulbul A, et al.Development and preclinical evaluation of virus-like particle vaccine against COVID-19 infection. Allergy, 2022, 77(1): 258-270.

第四章　中国2021年度重要医学进展

一、遴选背景及方法介绍

魏晓瑶　高东平
中国医学科学院医学信息研究所

21世纪是生命科学的世纪，医学是生命科学的核心。为展示我国医学科学重要研究成果，弘扬科学精神，普及科学知识，引导我国医学科技创新的方向，增强社会对医学研究的关注，突出医学科技创新体系核心基地引领作用，中国医学科学院于2020年首次发布“中国年度重要医学进展”，至今已开展三届。2022年4月17日，中国医学科学院在中国医学发展大会上发布了“中国2021年度重要医学进展”。

“中国2021年度重要医学进展”的遴选主要基于客观性、实证性、系统性、独立性四大遴选原则，聚焦该年度产生的具有一定学术影响力、社会影响力和促进学科发展、改进“促防诊控治康”实践、推动健康产业进步潜力的医学科技进展，遴选采取“多元化计量指标”与“多主体研判”相结合的分类评价方式，无偏倚纳入多源数据，包括我国研究者在2021年发表的医学研究论文、获授权的国际专利、获批上市的国产药物、批准注册的国产创新医疗器械，收集总计多达27.6万余条数据作为遴选基础数据。研究团队进行量化分析、专家评价和综合研判，形成77个备选项，经中国医学科学院学术咨询委员会学部委员（以下简称“学部委员”）推荐、审核委员会审核、执委会审定，最终产生31项年度重要进展（表1）。

表1　31项中国2021年度重要医学进展

一、临床医学领域
1. 确立老年高血压患者降压控制目标
2. 发现新冠肺炎康复者远期临床结局及危险因素
3. 发现PD-1抗体联合化疗可显著延长晚期食管鳞癌患者的生存时间
4. 无创的计算生理学技术指导冠脉介入治疗改善临床预后
5. 鼻咽癌放化疗后使用卡培他滨节拍化疗辅助治疗改善局部晚期鼻咽癌患者生存期
6. 基于乳腺癌基因图谱开发三阴性乳腺癌精准治疗方案
7. 验证雾化接种重组新冠疫苗（Ad5-nCoV）具有良好的安全性和免疫原性
二、口腔医学领域
1. 揭示白色念珠菌在促根面龋发生发展过程中的作用
三、基础医学与生物学领域
1. 揭示新冠病毒mRNA加帽、基因组复制矫正、逃逸核苷类抗病毒药物的分子机制
2. 揭示转录前起始复合物识别启动子及动态组装机制
3. 揭示下丘脑中枢对肝脏糖代谢的昼夜节律调控作用及相关分子机制

续表

三、基础医学与生物学领域
4. 揭示 DNA 同源重组过程中 3′-单链 DNA 保持完整的机制
5. 发现皮肤成纤维细胞在白癜风发病中的作用
6. 发现志贺菌逃避蛋白酶 caspase-4/11 介导的细胞焦亡的机制
7. 揭示人体正常组织中体细胞突变积累及克隆演化规律
8. 发现 IL-27 信号调控肥胖和 2 型糖尿病的新机制
四、药学领域
1. 中和抗体联合治疗药物安巴韦单抗和罗米司韦单抗获批
2. 双靶点抗艾滋病药物阿兹夫定（FNC）获批
3. 小分子人血小板生成素受体激动剂海曲泊帕乙醇胺片获批
4. 胆固醇吸收抑制剂海博麦布片获批
5. 第三代 Bcr-Abl 酪氨酸激酶抑制剂奥雷巴替尼片获批
6. 靶向 MET 激酶的小分子抑制剂赛沃替尼片获批
7. 多激酶抑制剂类小分子抗肿瘤药物甲苯磺酸多纳非尼片获批
8. 抗体偶联药物注射用维迪西妥单抗获批
五、卫生健康与环境领域
1. 武汉血清流行病学研究揭示武汉新冠肺炎感染率及感染者血清抗体动态变化规律
2. 发现高危型 HPV 检测更适合我国子宫颈癌初筛
3. 证实短期 NO_2 暴露可增加死亡风险
六、生物医学工程与信息领域
1. 分支型外科手术专用支架系统获批
2. 植入式左心室辅助系统获批
3. 纯人造材料合成人工角膜获批
4. 颅内药物洗脱支架系统获批

二、临床医学重大进展

殷　环　魏晓瑶

中国医学科学院医学信息研究所

成果 1：确立老年高血压患者降压控制目标

来自中国医学科学院阜外医院的研究人员在 *New England Journal of Medicine* 杂志发表题为“Trial of Intensive Blood-pressure Control in Older Patients with Hypertension”[1]的文章，该研究纳入 8511 例 60～80 岁老年高血压患者，随机分为强化降压组（收缩压目标值 110～130mmHg）和标准降压组（收缩压目标值 130～150mmHg），以下分别简称为强化组和标准组。经 3.34 年（中位数）观察研究发现，强化组较标准组心血管事件发生率更低。为老年高血压降压的靶目标值提供了中国证据，惠及国内广大老年高血压患者。

研究背景：降低老年高血压患者心血管风险的目标收缩压仍不清楚。

研究方法：该试验为前瞻性多中心随机对照试验，招募60～80岁中国老年高血压患者并随机分至强化组和标准组。患者接受的降压药物包括奥美沙坦、氨氯地平和氢氯噻嗪。测量指标包括诊室血压和家庭血压。诊室血压在研究开始后的1个月、2个月、3个月时随访患者测量，此后每隔3个月随访一次，直至第48个月；家庭血压则要求患者使用研究者统一提供的家庭自动血压测量仪测量，要求患者每周至少有1天测量血压。血压测量仪通过蓝牙与智能手机上的专用应用程序（以下简称APP）相连，APP可自动获取患者的家庭血压读数，并上报至医学中心。另外，患者还可通过该APP收到服药提醒、血压控制警报，并能够与医生沟通。主要心脑血管结局事件包括：卒中（缺血性或出血性）、急性冠脉综合征（急性心肌梗死或不稳定型心绞痛住院）、急性失代偿性心力衰竭、冠状动脉血运重建、房颤或心血管死亡的复合事件。

研究结果：研究从国内42家医院筛选合格的9624例高血压患者中纳入8511例患者，平均年龄66岁，男性占46.5%，既往无缺血性或出血性卒中病史。研究随访1年时，强化组和标准组的平均收缩压分别为127.5mmHg、135.3mmHg。在2019年12月22日及2020年12月31日两个时间节点上，相比标准组，强化组的主要结局事件发生率均显著更低。

基于强化降压的明显心血管获益，遂停止试验，中位随访时间最终定为3.4年 。经统计得出：①相比基线期的初始收缩压，强化组收缩压平均降低19.4mmHg，标准组平均降低10.1mmHg。②强化组与标准组的诊室平均血压分别为126.7/76.4mmHg、135.9/79.2mmHg。家庭测量血压结果，同样是强化组更低。③强化组和标准组的主要心脑血管结局事件发生率分别为3.5%、4.6%，强化组主要结局事件的发生风险相对低26%。④相比标准组，强化组的急性冠状动脉综合征、急性失代偿性心力衰竭及卒中风险，分别降低33%、73%、33%，而在冠脉血运重建、心房颤动、心血管死亡风险上，两组并无统计学意义。⑤两组患者在头晕、晕厥、头痛、骨折、血管性水肿、咳嗽及肾脏疾病等的发生率上，均无显著差异。但强化组的低血压发生率稍高（3.4% vs. 2.6%，P=0.03）。

研究结论：该研究认为，在60～80岁的老年高血压患者中，相比收缩压控制在130～150mmHg的标准降压治疗，将收缩压控制在110～130mmHg强化降压治疗，可更有效降低心血管事件的发生风险。

研究意义：为老年高血压降压的靶目标值提供了中国证据，惠及国内广大老年高血压患者。

成果2：发现新冠肺炎康复者远期临床结局及危险因素

来自中日友好医院、武汉金银潭医院、中国医学科学院病原生物学研究所等单位的研究人员先后在 *The Lancet* 杂志发表题为“6-month Consequences of COVID-19 in Patients Discharged from Hospital：a Cohort Study”[2]和“1-year Outcomes in Hospital Survivors with COVID-19：a Longitudinal Cohort Study”[3]的2篇文章，研究对金银潭医院1000多例COVID-19治愈出院者进行了一项双向队列研究，全面比较了在症状出现后6～12个月内出院的COVID-19患者的健康预后，发现49%的新冠患者1年后仍有后遗症症状，为卫生系统应对长期 COVID 的挑战提供了有力的科学证据。

研究背景：随着 COVID-19 大流行的继续，了解和应对长期 COVID-19 的需求越来越紧迫，已有的研究样本量少且仅限于呼吸系统结局。

研究方法：研究人员对 2020 年 1 月 7 日至 5 月 29 日期间从武汉金银潭医院出院的 COVID-19 患者进行了双向队列研究，观察患者出院后 6 个月和 12 个月的健康状况。排除以下患者：出院后死亡，因精神病、痴呆或再次入院难以随访者，因合并骨关节病而无法自由活动或因卒中或肺栓塞等疾病出院前后不能活动者，拒绝参加、无法联系、住在武汉以外或养老院、福利院的患者。对所有患者进行问卷调查，评估其临床症状和与健康相关的生活质量，并进行血液检查、身体检查和 6min 步行测试。采用分层抽样，根据患者住院期间 7 级量表评分（3 级、4 级和 5～6 级）对患者进行抽样，接受肺功能检查、胸部高分辨率 CT 和超声检查。采用多元线性回归和 Logistic 回归模型用于评估疾病严重程度与长期健康后果之间的关联。

研究结果：

1）出院 6 个月随访的主要结果

研究共纳入了 1733 例患者，平均年龄为 57 岁（四分位距 47～65 岁），897 例为男性（占 52%）。大多数患者出院 6 个月后还没有完全康复。76%的患者在发病 6 个月后仍有至少一个症状。患者最普遍感受是疲劳、浑身乏力。63%的患者出现疲劳或肌肉无力，26%的患者报告有睡眠障碍，23%的患者报告出现焦虑或抑郁。康复的患者有再次感染患病的可能性。与急性期相比，发病 6 个月时新冠抗体的水平下降明显。重症患者 6 个月后肺功能还没有完全恢复。在发病 6 个月后，住院时病情更重的患者更可能呈现肺功能下降和胸部影像学异常。

2）出院 12 个月随访的主要结果

1276 例患者同时完成了 6 个月及 12 个月的随访，平均年龄为 59 岁（四分位数间距 49～67 岁），681 例为男性（占 53%）。至少还有一种后遗症症状的人群比例从 6 个月时的 68%下降到 12 个月时的 49%。其中，疲劳或肌肉无力是最常见的症状，但比例从 6 个月时的 52%下降到 12 个月时的 20%。研究表示，与未接受皮质类固醇治疗的患者相比，在新冠肺炎急性期接受皮质类固醇治疗的人，1 年后出现疲劳或肌肉无力的可能性上升 1.5 倍。睡眠障碍、脱发、嗅觉失灵的比例较 6 个月对照组下降近一半，12 个月时分别为 17%、11%、4%。心悸、关节疼痛的比例则没有明显变化。肺功能方面，6 个月时有 128 例出院患者进行了肺部 CT 检查，检查结果表明，所有人都至少出现一种影像学异常。12 个月后，这一比例下降至 84.7%。值得注意的是，mMRC 评分≥1 的呼吸困难患者比例从半年时的 26%略微增加到 12 个月时的 30%。在长达 12 个月的时间里，20%～30%的中度患者观察到肺弥散障碍，这一比例在危重患者中高达 54%。

研究结论：感染新冠病毒后，即使康复了也仍可能长期存在后遗症。新冠病毒除了攻击肺部，还会攻击人体其他器官。住院期间病情较重的患者肺弥散功能受损较重，胸部影像学表现异常，是长期康复干预的主要目标人群。

研究意义：研究首次系统、全面评估 COVID-19 出院患者发病后 6 个月和 1 年（中位随访时间）的临床结局，评估内容涵盖症状、运动能力、生活质量、肺脏及肺外脏器功能，明确住院期间不同疾病严重程度的COVID-19患者远期预后及相关危险因素。确定急性期病情危重的患者是重点人群，出院后应得到更多的医疗照护。为认识新型冠状病毒的远期影响提供了循证医学证据，对重点干预人群指明了方向。

成果3：发现PD-1抑制剂联合化疗可显著延长晚期食管鳞癌患者的生存时间

来自中山大学附属肿瘤医院的研究人员在*JAMA - Journal of the American Medical Association*杂志发表题为“Effect of Camrelizumab vs Placebo Added to Chemotherapy on Survival and Progression-Free Survival in Patients with Advanced or Metastatic Esophageal Squamous Cell Carcinoma：The ESCORT-1st Randomized Clinical Trial”[4]的文章，该研究是一项随机、双盲、安慰剂对照的III期临床研究（简称ESCORT-1st研究），结果表明，与标准一线化疗相比，程序性细胞死亡蛋白-1（PD-1）抑制剂联合紫杉醇和顺铂一线治疗可显著延长晚期食管癌患者的无进展生存期和总生存期。

研究背景：PD-1及其配体PD-L1抑制剂是一种新型的免疫治疗方法。PD-1抑制剂可与人PD-1受体结合并阻断PD-1/PD-L1通路，恢复机体的抗肿瘤免疫力，发挥强大的抗肿瘤作用。在其他癌种中的研究表明，PD-1抑制剂联合化疗有可能进一步提高疗效，但在食管鳞癌中尚缺乏相应证据。

研究方法：2018年12月3日至2020年5月12日，研究共入组来自全国60多家医院的596例晚期食管癌患者，按照1∶1随机入组，分别接受PD-1抑制剂联合紫杉醇和顺铂以及安慰剂联合紫杉醇和顺铂治疗，6个疗程后接受PD-1抑制剂或安慰剂维持治疗，最长时间达2年。研究的主要终点是无进展生存和总生存期。次要研究终点包括客观缓解率、缓解持续时间、疾病控制率和安全性等。

研究结果：与安慰剂联合化疗组相比，PD-1抑制剂联合化疗可显著延长晚期食管鳞癌患者的中位生存期（15.3个月 vs. 12.0个月，$p=0.001$）和中位无进展生存期（6.9个月 vs. 5.6个月，$p<0.001$），改善客观缓解率（72.1% vs. 62.1%）和中位缓解持续时间（mDoR，7.0个月 vs. 4.6个月），且具有良好的安全性。

在安全性方面，PD-1抑制剂联合化疗在与安慰剂联合化疗的比较中，除反应性皮肤毛细血管增生症（reactive cutaneous capillary endothelial proliferation ，RECCP）之外，两组的治疗相关不良反应（treatment relative adverse event，TRAE）发生率相似，同时RECCP多数自行消退；而在≥3级TRAE上，联合治疗组的TRAE发生率更低（63.4% vs. 67.7%）。此外，生活质量方面，PD-1抑制剂联合化疗组的总体健康状况恶化风险与疼痛低于安慰剂联合化疗组，且PD-1抑制剂联合化疗组与进食情况恶化、吞咽口水困难和吞咽梗阻的风险降低有关。因此，患者对化疗方案的依从性可能更高。

研究结论：与标准一线化疗相比，PD-1抑制剂联合紫杉醇和顺铂一线治疗可显著延长晚期食管癌患者的无进展生存期和总生存期。

研究意义：该研究不仅证实免疫联合化疗对晚期食管鳞状细胞癌患者的有效性，更是取得目前一线治疗最高的有效率（72.1%）。研究为食管癌的免疫联合治疗增添了新方案，改写了食管癌的治疗指南，且为食管癌新辅助治疗的探索指明了方向。

成果 4：无创的计算生理学技术指导冠脉介入治疗改善临床预后

来自中国医学科学院阜外医院的研究人员在 *The Lancet* 杂志发表题为“Angiographic Quantitative Flow Ratio-guided Coronary Intervention（FAVOR Ⅲ China）：a Multicentre，Randomised，Sham-controlled Trial”[5]的文章，该研究证明我国原创的无创计算冠脉生理学评估技术指导的心脏介入治疗手术可显著改善患者预后，在合理控制医疗支出的前提下减轻患者负担。

研究背景：近年来，国内外针对冠脉血流储备分数（fractional flow reserve，FFR）、定量血流分数（quantitative flow ratio，QFR）和血管造影这三个方法指导 PCI 病变选择已经做了一系列临床研究。其中，与 FFR 相比，QFR 评估冠状动脉狭窄血流动力学意义的可行性和准确性已在中国、欧洲和日本的研究中得到证实。但与标准的血管造影指导策略相比，使用 QFR 引导策略进行 PCI 病变选择是否能够改善预后尚不清楚。

研究方法：该研究筛选了 2018 年 12 月至 2020 年 1 月全国不同省市 26 家医院的 5881 例冠心病患者。其中相当比例为合并糖尿病或多支病变患者，能够反映真实世界中冠心病人群的实际情况。符合条件的患者按 1∶1 的比例随机分配到 QFR 引导的 PCI 组（干预组）或血管造影术引导的 PCI 组（对照组），最终 3825 例患者被纳入意向治疗人群（QFR 引导组 1913 例，血管造影术引导组 1912 例）。在随机分组后的 1 个月、6 个月、1 年、2 年、3 年，通过电话或门诊随访患者。

研究的主要终点是主要心脏不良事件的 1 年发生率，定义为任何原因的死亡、心肌梗死或缺血再血管化；次要终点为不包括因指数或计划分期手术引起的围手术期心肌梗死的 1 年主要心脏不良事件发生率。

研究结果：总的来看，与对照组相比，QFR 指导的 PCI 可显著改善患者 1 年临床终点。具体而言，QFR 指导组 1 年主要终点事件发生率为 5.8%（110/1913），与对照组的 8.7%（167/1912）相比，相对风险下降 35%（HR 0.65，P=0.0004）。次要终点在两组间也具有显著差异，干预组中有 59 例（3.1%）、对照组有 91 例（4.8%）在 1 年随访内发生次要终点事件（HR 0.64，P=0.0078）。其主要获益源于干预组具有更低的心肌梗死（3.4% vs. 5.7%）和缺血再血管化（2.0% vs. 3.1%）发生率（虽然两组死亡率相似）。无论是围术期心肌梗死（2.9% vs. 4.2%）还是非围手术期心肌梗死（0.5% vs. 1.6%）发生率，干预组均比对照组低。同时，干预组的资源消耗更低、辐射暴露剂量更小，无论是支架植入数量、造影剂用量、透视和手术时间均显著低于对照组。

研究结论：相较于传统经典的血管造影而言，QFR 指导的 PCI 能给冠心病患者预后带来获益，且从经济性、安全性上都具备优势。

研究意义：这是 *The Lancet* 杂志创刊以来，在心血管介入领域发表的第一篇用中国技术并在中国本土完成的随机对照临床试验，不仅开创性构建了计算冠脉生理学技术临床应用的循证医学证据，也标志着中国原创的心血管诊疗新技术和高质量临床研究被国际同行所认可，国人有能力用中国方案贡献全球证据、解决世界问题。

成果5：鼻咽癌放化疗后使用卡培他滨节拍化疗辅助治疗改善局部晚期鼻咽癌患者生存期

来自中山大学肿瘤防治中心、中南大学湘雅医院、华中科技大学同济医学院附属协和医院等单位的研究人员在 *The Lancet* 杂志发表题为“Metronomic Capecitabine as Adjuvant Therapy in Locoregionally Advanced Nasopharyngeal Carcinoma：a Multicentre，Open-label，Parallel-group，Randomised，Controlled，Phase 3 Trial”[6]的文章，该研究建立了鼻咽癌治疗新标准。

研究背景：鼻咽癌放疗后的全身微小残留肿瘤是其治疗失败的根源，而由于放疗后患者身体状况差，难以耐受既往高强度的传统化疗（完成率仅 40%～50%），成为制约疗效提高的瓶颈。局部晚期鼻咽癌患者都采用同步放化疗为主的综合治疗模式，出现远处转移是这类患者治疗失败的主要原因，过去多个辅助化疗方案的临床研究均没有有效的生存获益。

研究方法：研究团队提出小剂量、长时间口服细胞毒药物卡培他滨的节拍化疗模式，其可通过抗血管生成、杀伤肿瘤干细胞等机制持续抑制肿瘤，同时提高机体耐受性。

研究结果：该研究在放疗后使用“卡培他滨节拍化疗”可将失败风险显著降低 45%，且严重不良反应发生率减少 60%，完成率达 74%。

研究结论：节拍口服化疗可显著提高患者的3年无失败生存率（85.3% vs. 75.7%，P=0.0023），这是全球第一个明确辅助化疗可使局部晚期鼻咽癌患者获益的大型随机对照临床研究。该项研究成果将为鼻咽癌患者的生存改善提供最佳方案。

研究意义：该研究打破了传统化疗的疗效瓶颈，建立了鼻咽癌国际领先、高效低毒且简单易行的治疗新标准。

成果6：基于乳腺癌基因图谱开发三阴性乳腺癌精准治疗方案

该成果包含2篇文献。

（1）来自复旦大学附属肿瘤医院等单位的研究人员在 *Cell Metabolism* 杂志发表题为“Metabolic-Pathway-Based Subtyping of Triple-Negative Breast Cancer Reveals Potential Therapeutic Targets”[7]的文章，研究团队从肿瘤代谢的角度，对先前绘制的三阴性乳腺癌基因图谱进行更加深入的分析，提出针对三阴性乳腺癌特异代谢特征的治疗策略。

研究背景：三阴性乳腺癌（TNBC）作为乳腺癌的一种亚型，占乳腺癌总患病群体的10%～20%，其雌激素受体、孕激素受体及人表皮生长因子受体2表达均为阴性。三阴性乳腺癌恶性程度高，容易出现内脏转移，复发风险大，预后较差，且既往缺乏有效的专项治疗策略，素有最“毒”乳腺癌之称。对三阴性乳腺癌进行区分，有助于发现三阴性乳腺癌的特殊靶点，进而优化三阴性乳腺癌的精准靶向治疗。

研究方法：本研究通过代谢组学、转录组学、基因组学和临床信息数据库，分析了465例三阴性乳腺癌患者，从而划分出基于代谢特点（metabolic-pathway-based subtype，MPS）的三阴性乳腺癌三种亚型。MPS1：脂质合成亚型，特点是脂肪酸（fatty acid，FA）、胆固醇等脂质的代谢和合成在癌细胞中上调，占全部肿瘤的 26.4%；MPS2：糖酵解亚型，特点是癌细胞碳水化合物和核苷酸的代谢上调，占全部肿瘤的 36.9%；MPS3：混合亚型，兼具以上两种亚型的特点，占全部肿瘤的 36.7%。

研究结果：①转录组学分析显示三阴性乳腺癌代谢物失调及基于代谢物的分型。为了研究的代谢重编程，研究人员从 KEGG 数据库中提取 86 条代谢通路的 1660 个人类基因，共有 73.3%的代谢物基因在乳腺癌的 mRNA 和蛋白质表达之间显示显著的正相关。②基于代谢途径的亚型表现出明显的代谢特征。研究人员确定代谢酶的 mRNA 表达和相应的代谢产物丰度是否与不同亚型代谢途径的富集分数有关。③基于代谢通路的亚型对各种代谢抑制剂表现出不同的敏感性。④抗乳酸脱氢酶治疗对 MPS2-TNBC 免疫检查点抑制剂的增敏作用。

研究结论：该研究揭示了 TNBC 的代谢异质性，并确定三种具有不同代谢表型的亚型。代谢亚型的功能意义是由每个多磺酸黏多糖对针对同一代谢途径的抑制剂的一致敏感性支持的。最重要的是，乳酸脱氢酶抑制剂的临床前疗效与 PD-1 靶向治疗相结合，进一步合理化了代谢亚型作为 TNBC 治疗的潜在治疗策略。

研究意义：该研究对三阴性乳腺癌的代谢途径进行深入分型分析，揭示了潜在的代谢治疗靶点。

（2）来自复旦大学附属肿瘤医院等单位的研究人员在 *Cell Research* 杂志发表题为“Molecular Subtyping and Genomic Profiling Expand Precision Medicine in Refractory Metastatic Triple-negative Breast Cancer：the FUTURE Trial”[8]的文章，该研究为“多轮治疗后仍出现进展的三阴性乳腺癌”开出“精准治疗方案”。

研究背景：乳腺癌是女性最常见的恶性肿瘤之一，TNBC 作为乳腺癌的其中一种亚型，化学疗法是三阴性乳腺癌患者的主要建立的全身治疗方法。缺乏靶向疗法以及 TNBC 患者的预后不良，促使相关研究人员在该领域不断开展深入研究以发现可治疗的分子靶标，以期治疗这些肿瘤患者。

研究方法：该研究表明三阴性乳腺癌不是传统认识中的单一类型，其不同亚型之间可能存在生存差异，对基因序列进行研究或将破解三阴性乳腺癌“无靶点”的难题。研究团队根据不同基因特征，首次提出“复旦分型”标准，通过 4 个临床常用免疫组化标志物（雄激素受体、CD8、FOXC1、DCLK1），将三阴性乳腺癌分为 4 个不同的亚型：免疫调节型（IM）、腔面雄激素受体型（LAR）、基底样免疫抑制型（BLIS）、间质型（MES），这是国际上首次基于多组学信息分析系统提出的三阴性乳腺癌分类，为寻找三阴性乳腺癌的治疗靶点指明新的方向。

该研究对难治性转移性 TNBC 患者进行分层，并归入以下 7 个方面：①含有卡培他滨/吡替替尼；②具有 CDK4 / 6 抑制剂/雄激素受体抑制剂；③抗 PD- 1/nab-紫杉醇；④PARP 抑制剂等，该研究纳入 69 例意向性治疗（intention to treat analysis，ITT）患者中，有 20 例（29.0%）实现客观反应率；⑤和⑥抗 VEGFR；⑦mTOR 抑制剂和白蛋白结合型紫杉醇。

研究结果：在 ITT 人群中，尤其是免疫疗法（C 组）达到最高客观反应率（52.6%）。TOP2A 和 CD8 免疫组织化学评分的体细胞突变可能具有预测 TNBC 免疫调节亚型免疫治疗反应的潜力。总之，Ⅰb/Ⅱ FUTURE 阶段试验提出 TNBC 治疗的新概念，证明基于亚型的靶向治疗难治性转移性 TNBC 的临床益处。

研究结论： 分子亚型和靶向测序的结合是难治性转移性 TNBC 的一种有前途的治疗策略。FUTURE 试验的当前发现将促进对 TNBC 精确治疗的进一步临床研究。

研究意义： 该研究通过分析晚期难治性三阴性乳腺癌的"基因图谱"和其中 500 多个基因热点的检测数据，首次开发三阴性乳腺癌的"精准治疗方案"，疾病客观缓解率提升了两倍（10%提升至 29%），其中部分亚型三阴性乳腺癌患者 100%获得缓解。

成果 7：验证雾化接种重组新冠疫苗（Ad5-nCoV）具有良好的安全性和免疫原性

来自军事医学科学院生物工程研究所等单位的研究人员在 *Lancet Infectious Diseases* 杂志发表题为"Safety，Tolerability，and Immunogenicity of an Aerosolised Adenovirus Type-5 Vector-based COVID-19 Vaccine（Ad5-nCoV）in Adults：Preliminary Report of an Open-label and Randomised Phase 1 Clinical Trial"[9]的文章，文章主要评估了在 18 岁及以上的成年人最后一次接种疫苗后 28 天，通过雾化接种 Ad5-nCoV 的安全性、耐受性和免疫原性。

研究背景： 当前新冠病毒变异频发，无论是已经接种过新冠疫苗的个体，或是正准备接种新冠疫苗的人群，都面临着疫苗效力是否要加强的问题。国内外学者都在探讨是否应增加疫苗接种剂次，目前越来越多的证据支持由不同研发路线生产的新冠疫苗进行序贯免疫，可显著加强疫苗的免疫效力。

研究方法： 本研究为一项单中心、开放、随机的一期临床研究，在武汉中南医院招募了 130 位中国参与者，按照性别和年龄分层，随机分配到 5 个接种组：HDmu 高剂量气雾组[28 天间隔，接种两次雾化 Ad5-nCoV（2×10^{10} 病毒颗粒）]，LDmu 低剂量气雾组[28 天间隔，接种两次雾化 Ad5-nCoV（1×10^{10} 病毒颗粒）]，MIX 肌肉注射及气雾组[（28 天间隔，混合接种（首先肌肉注射 5×10^{10} 病毒颗粒，后雾化增强接种 2×10^{10} 病毒颗粒）]，1Dim 低剂量肌肉注射组（单剂次接种肌肉注射 5×10^{10} 病毒颗粒），2Dim 大剂量肌肉注射组（2 剂次接种 5×10^{10} 病毒颗粒）。主要评估成人接种后的安全性、耐受性及免疫原性。

研究结果： 该研究结果表明雾化 Ad5-nCoV 的耐受性良好，接种两剂雾化 Ad5-nCoV 可引起中和抗体反应，与一剂次肌肉注射相似。首剂肌注后 28 天时雾化加强剂疫苗可诱导强 IgG 和中和抗体反应。

研究结论： 雾化吸入接种腺病毒载体新冠疫苗具有良好的耐受性，雾化接种两剂疫苗激发的 SARS-CoV-2 中和抗体反应与肌肉注射 1 剂次该疫苗相似，肌肉注射疫苗后第 28 天进行雾化吸入加强免疫可诱导高水平的中和抗体，这种有效且经济的免疫方式值得开展更大规模人群的评估。

研究意义： 本研究是首个报道的雾化接种新冠疫苗临床试验。该研究是全球首个公开发表的新冠疫苗黏膜免疫临床研究结果。为后续其他非注射给药的新冠疫苗及腺病毒载体的其他在研疫苗提供了宝贵经验。

参 考 文 献

[1] Zhang W, Zhang S, Deng Y, et al. Trial of intensive blood-pressure control in older patients with hypertension. N Engl J Med, 2021, 385(14): 1268-1279.

[2] Huang C, Huang L, Wang Y, et al. 6-month consequences of COVID-19 in patients discharged from hospital: a cohort study. Lancet, 2021, 397(10270): 220-232.

[3] Huang L, Yao Q, Gu X, et al. 1-year outcomes in hospital survivors with COVID-19: a longitudinal cohort study. Lancet, 2021, 398(10302): 747-758.
[4] Luo H, Lu J, Bai Y, et al. Effect of camrelizumab vs placebo added to chemotherapy on survival and progression-free survival in patients with advanced or metastatic esophageal squamous cell carcinoma: the ESCORT-1st Randomized Clinical Trial. JAMA, 2021, 326(10): 916-925.
[5] Xu B, Tu S, Song L, et al. Angiographic quantitative flow ratio-guided coronary intervention (FAVOR Ⅲ China): a multicentre, randomised, sham-controlled trial. Lancet, 2021, 398(10317): 2149-2159.
[6] Chen YP, Liu X, Zhou Q, et al. Metronomic capecitabine as adjuvant therapy in locoregionally advanced nasopharyngeal carcinoma: a multicentre, open-label, parallel-group, randomised, controlled, phase 3 trial. Lancet (London, England), 2021, 398(10297): 303-313.
[7] Gong Y, Ji P, Yang YS, et al. Metabolic-pathway-based subtyping of triple-negative breast cancer reveals potential therapeutic targets. Cell Metabolism, 2021, 33(1): 51-64.e9.
[8] Jiang YZ, Liu Y, Xiao Y, et al. Molecular subtyping and genomic profiling expand precision medicine in refractory metastatic triple-negative breast cancer: the FUTURE trial. Cell Research, 2021, 31(2): 178-186.
[9] Wu S, Huang J, Zhang Z, et al. Safety, tolerability, and immunogenicity of an aerosolised adenovirus type-5 vector-based COVID-19 vaccine (Ad5-nCoV) in adults: preliminary report of an open-label and randomised phase 1 clinical trial. The Lancet Infectious Diseases, 2021, 21(12): 1654-1664.

三、口腔医学重大进展

秦 奕
中国医学科学院医学信息研究所

成果：揭示白色念珠菌在促根面龋发生发展过程中的作用

来自四川大学华西口腔医院、中国科学院微生物研究所等机构的研究人员在 *The ISME Journal* 杂志发表题为“Candida Albicans Promotes Tooth Decay by Inducing Oral Microbial Dysbiosis”[1]的文章。研究通过建立根面龋患者临床队列，结合体外研究与动物疾病模型验证，发现在体外龋齿模型及大鼠龋齿模型中，白色念珠菌的定植可改变口腔菌群的组成，增加口腔生物膜的致龋齿能力，从而恶化龋齿的病变程度。

研究背景：龋齿，也被称为蛀牙，是最常见的口腔疾病之一，给人类造成越来越多的社会经济负担。根据 2016 年全球疾病、伤害和风险因素研究报告，在发病率及患病率最高的 10 个因素中，龋齿患病率排名第一，发病率排名第二。牙根龋是龋齿的一种亚型，主要影响老年人群。老年人牙根龋的患病率高达 25%～100%。牙根龋发生在牙根表面暴露于口腔环境中的区域。作为龋齿的一种临床亚型，牙根龋是一种多微生物感染性疾病，与微生物生物膜中致酸/酸物种（如变异链球菌）的富集和较少酸性共生物（如血链球菌）的消耗有关。

研究方法：招募 70 例 55～85 岁的志愿者（35 例根龋患者和 35 例无龋患者）。收集从牙根龋患者的根龋病牙根面和无龋病牙根面中采集的牙菌斑及从所有无龋齿受试者的磨牙中采集的牙菌斑。通过临床样本分析、体外生物膜模型、16S rRNA 测序与分析、体外三种生物膜成像和结构分析、体外人工龋齿模型、体内牙根龋大鼠模型、统计分析等方法完成此项研究。

研究结果：①根龋病变显示白色念珠菌和变异链球菌数量增加；②白色念珠菌改变

了口腔生物膜的微生物生态学；③白色念珠菌在多微生物生物膜中与口腔链球菌紧密相互作用；④白色念珠菌增强口腔生物膜的致龋性，促进牙根龋的发展；⑤白色念珠菌对口腔菌群致龋齿性的增强依赖于其表达的 pH 相关基因——*PHR2*。

研究结论：白色念珠菌定植可导致口腔菌斑生物膜微生态失衡，促进口腔生物膜内产酸变异链球菌的定植，上调变异链球菌/血链球菌比例，增强菌斑生物膜致龋毒力，促进根面龋的发生发展。

研究意义：通过建立根面龋患者临床队列，结合体外研究与动物疾病模型验证，揭示白色念珠菌在促根面龋发生发展过程中的作用及其在致龋微环境下定植并调控牙菌斑微生态的关键因子，为根面龋的防治提供了新思路。

参 考 文 献

[1] Du Q, Ren B，Zhang LX, et al.Candida albicans promotes tooth decay by inducing oral microbial dysbiosis. The ISME Journal, 2021, 15: 894-908.

四、基础医学与生物学重大进展

杨 渊 袁子焰
中国医学科学院医学信息研究所

成果 1：揭示新冠病毒 mRNA 加帽、基因组复制矫正、逃逸核苷类抗病毒药物的分子机制

该进展包含两篇文献。

来自清华大学、上海科技大学等机构的研究人员在 *Cell* 杂志先后发表题为"Cryo-EM Structure of an Extended SARS-CoV-2 Replication and Transcription Complex Reveals an Intermediate State in Cap Synthesis"[1]和"Coupling of N7-methyltransferase and 3′-5′ Exoribonuclease with SARS-CoV-2 Polymerase Reveals Mechanisms for Capping and Proofreading"[2]的文章，阐明新冠病毒生命周期中核心的超分子蛋白质机器"复制和转录复合体"的冷冻电镜结构，揭示了与该结构关联的两个分子机制"帽结构合成中间状态"与"核酸合成延伸状态"，对研发新的抗病毒药物作用靶点提供关键科学依据。

研究背景：新冠肺炎疫情已进入第三年，环境选择压力致使突变毒株不断产生，免疫逃逸使得已有新冠疫苗和抗病毒药物的免疫效力受到冲击，发展广谱抗冠状病毒药物迫在眉睫。由病毒复制酶组成的、结构复杂的超分子蛋白质机器"转录复制复合体"（replication-transcription complex，RTC），负责病毒转录复制的全过程，在病毒侵入宿主细胞后的转录复制核心过程中扮演重要角色。由于 RTC 在各类突变毒株中高度保守，成为涵盖众多抗病毒药物设计的关键靶点，解析这种超分子蛋白复合物的结构及其功能，是开发广谱药物的核心。

研究方法和结论：基于对新冠病毒 RTC 关键状态的冷冻电镜结构解析，研究首先

针对新冠病毒 mRNA 的形成机制进行探索，发现新冠病毒的 mRNA 需要一个独特的"帽结构"（cap）增加其 mRNA 的结构稳定性，并帮助完成病毒蛋白质翻译、逃逸宿主先天免疫等生理过程。研究首次明确了病毒 mRNA "加帽" 成熟的关键酶分子——聚合酶 nsp12 上的核苷转移酶（NiRAN）结构域，并发现该酶分子在各新冠突变株中的高度保守性，且无人源等位基因。同时，研究还首次发现新冠病毒通过具有 N 端外切核酸酶（ExoN）和 C 端 N7-甲基转移酶（N7-MT 酶）双功能的聚合酶 nsp14，与 nsp12 一同以"反式回溯" 的方式对病毒核酸复制过程中的错配碱基和抗病毒药物进行 "剔除"，阐明了瑞德西韦等药物免疫效力受限的分子机制。

研究意义：研究结果首次彻底明确了新冠病毒 mRNA 合成过程中全部的关键酶分子，为发展新型、安全的广谱抗病毒药物提供了全新靶点。对新冠病毒转录复制复合体的深入解析，提供了该病毒突变体通过 "复制校正" 抑制核苷类抗病毒药物（如瑞德西韦）作用的关键科学信息，为进一步发展更加高效的核苷类抗病毒药物提供理论依据。

成果 2：揭示转录前起始复合物识别启动子及动态组装机制

该进展包含两篇文献。

来自复旦大学等机构的研究人员在 *Science* 杂志先后发表题为"Structural Insights into Preinitiation Complex Assembly on Core Promoters" [3]和 "Structures of the Human Mediator and Mediator-bound Preinitiation Complex" [4]的文章。对完整 RNA 聚合酶Ⅱ转录前起始复合物（pre-initiation complex，PIC）及人类中介体（Mediator）-RNA 聚合酶Ⅱ起始前复合物的结构进行解析，揭示了 PIC 识别不同类型启动子，及 PIC-Mediator 动态组装过程的分子机制，较为系统地回答了转录起始过程的若干重要科学问题。

研究背景：基因表达调控的核心过程是发生在基因启动子区的转录起始过程，这一过程可引发众多生理和病理过程，对细胞命运产生决定性影响。为实现复杂的基因表达调控，人体细胞进化出以 RNA 聚合酶Ⅱ（Pol Ⅱ）为核心的 PIC，识别几乎所有编码基因和大部分非编码基因的启动子区，响应转录调控信号并起始基因转录。此外，人体中绝大多数活跃基因的高表达需要一类名为 Mediator 的转录共激活因子参与。目前，分子生物学教科书中对转录起始模型是对含有 tata box 的启动子（tbp）特异性识别后，招募聚合酶并与 tbp 组装形成 PIC 后启动转录。然而，有超过 85%的人类基因启动子不含 tata box 启动子（tata-less），但几乎所有的基因转录过程均需完整的转录因子 tfiid 复合物，其功能不能够被 tbp 所替代。阐明超过 85%的 tata-less 基因如何识别不同类型启动子，完成 PIC 组装启动转录，实现 PIC-Mediator 介导的人体基因高表达，是转录领域亟待解决的问题。

研究方法和结论：研究利用冷冻电镜方法，首先对涵盖所有启动子类型（共计三种），且覆盖 PIC 组装不同阶段、不同功能状态的 25 个含 tfiid 的完整 PIC 复合物进行结构分析，发现 tfiid 含有多个 DNA 结合区，具有较好的序列包容性，可识别各种不同类型的基因启动子；且针对不同类型启动子，PIC 还通过两种方式将启动子推动至聚合酶催化中心上方准备转录。基于上述结果，研究进一步解析首个结构与功能完整的 PIC-Mediator

复合物的三维结构，首次完全定位 26 个 Mediator 亚基空间构象，进一步揭示 tfiid 在维持 PIC-Mediator 结构和功能完整性上的作用、PIC-Mediator 的动态组装过程，及 Mediator 调控 Pol Ⅱ CTD 去磷酸化对转录过程抑制的分子机制。

研究意义：首次解析了包含完整转录因子 tfiid 复合物的完整转录起始复合物结构，动态解释了转录为何发生在几乎所有基因的启动子上。颠覆了关于启动子识别和转录起始复合物组装的传统认识，补充了基于 tata-box 启动子特异识别的转录起始模型。同时，研究阐明人体转录过程中，转录共激活因子中介体促进 PIC 组装和转录激活的机制。这项工作是近年来转录领域的重要突破，在分子水平上展示了高度动态的转录起始过程，为后续研究基因表达调控奠定了理论基础。

成果 3：揭示下丘脑中枢对肝脏糖代谢的昼夜节律调控作用及相关分子机制

来自山东大学齐鲁医院、复旦大学等机构的研究人员在 *Nature* 杂志发表题为 “REV-ERB in GABAergic Neurons Controls Diurnal Hepatic Insulin Sensitivity” [5]的文章。对下丘脑视交叉上核（SCN）区 GABA 神经元的 REV-ERB 基因与胰岛素抑制肝脏糖异生的关系进行研究，阐明肝脏糖代谢的昼夜节律及相关的分子调控机制。

研究背景：既往模式动物研究发现，糖代谢中的胰岛素敏感性存在昼夜节律。正常生理状态下，肝脏糖酵解在觉醒前后达到高峰，这一机制旨在避免睡眠过程中出现低血糖，并为觉醒后的神经活动提供能量。与此同时，肝脏对胰岛素抑制糖异生的敏感性也在觉醒时达到高峰，以应对预期到来的进食行为，促进吸收膳食营养，补充在睡眠期间减少的能量储备。以上两种机制相互制约，伴随着胰岛素水平的波动，维持血糖在一天中的稳定。既往研究显示，下丘脑 SCN 区 GABA 神经元中，富集着一类核受体家族（REV-ERB）成员，它们的表达呈现显著的昼夜节律并在觉醒前达到高峰，是涉及分子生物钟研究中常见的药物靶点。但 REV-ERB 通过何种生理机制调控胰岛素敏感性的昼夜节律尚不清楚。

研究方法和结论：研究通过葡萄糖钳夹分析，野生型（WT）小鼠在全身胰岛素敏感性、胰岛素抑制肝糖生成的敏感性，及肝脏生糖的基线水平这三个方面，具有显著的昼夜节律，均在觉醒时达到高峰；而下丘脑 SCN 区 GABA 神经元 REV-ERB-α 和 REV-ERB-β 两类核受体特异性敲除的（KO）小鼠，只在觉醒时表现出最显著的糖耐量受损，且该现象不受进食和运动行为的影响。进一步研究发现，KO 小鼠的 SCN 区 GABA 神经元放电活动与糖耐量改变的时间节律一致。在临床研究中，研究团队利用连续动态血糖监测，将 2 型糖尿病患者分为有黎明现象组和无黎明现象组，在不同时间点采集患者外周血，检测外周血淋巴细胞中多个生物钟相关基因和多个激素水平的动态变化，发现在睡眠状况无差异的情况下，有黎明现象组患者与无黎明现象组患者相比，其 REV-ERB-α 和 REV-ERB-β 的表达节律存在显著差异。

研究意义：研究在小鼠体内揭示了 SCN 区 GABA 神经元的 REV-ERB 基因控制胰岛素、抑制肝脏糖异生的昼夜节律，提示生物钟紊乱是导致临床“黎明现象”的原因。其临床意义在于，为“糖尿病患者在夜间或白天大部分时间内血糖控制尚可且平稳，但在黎明时分尤其是早餐后呈现高血糖”的现象提供了分子解释。

成果 4：揭示 DNA 同源重组过程中 3′-单链 DNA 保持完整的机制

来自北京大学的研究人员在 *Cell* 杂志发表题为“RNA Polymerase Ⅲ is Required for the Repair of DNA Double-strand Breaks by Homologous Recombination”[6]的文章。研究揭示 DNA 同源重组的关键机制和新干预靶点，发现 DNA 同源重组过程的一个必需中间体——RNA-DNA hybrid，及一个必需因子——RNA 聚合酶III，解决了真核细胞 DNA 同源重组领域里一个长期未解决的核心问题，并推动 DNA 同源重组事件分子机制的理解达到一个新的层次。

研究背景：作为三大 DNA 代谢途径（DNA 复制、重组、损伤修复）之一，DNA 同源重组（homologous recombination）是生命体的基本生物事件。它在细胞生长、减数分裂、配子形成、物种进化、DNA 双链断裂修复、基因组稳定性维持等多方面发挥重要作用。目前，DNA 同源重组领域存在一个关键问题一直等待阐明，即细胞是如何进行末端切除 5′-链的几千个核苷酸，但又保证 3′-链的绝对完整。过去二三十年，一个普遍被认可或接受的观点是：3′-单链通过与 RPA（replication protein A，a single- strand DNA binding complex）的结合实现被保护。但此观点缺乏确切的实验证据。

研究方法和结论：研究发现 3′-单链 DNA 通过形成暂时的 RNA-DNA 杂交链得以保护，催化此 RNA 链合成的是 RNA 聚合酶III。如果阻止此处 RNA 合成，则 DNA 同源重组终止，并造成基因缺失。因此，RNA 聚合酶III是同源重组的一个必需因子，RNA-DNA 杂交链是 DNA 同源重组事件的一个必需中间体。揭示了 DNA 同源重组的关键机制和新干预靶点。

研究意义：RNA-DNA 杂交链中间体的发现将推进真核细胞 DNA 同源重组领域里一系列长期疑难问题的解决，并推进 DNA 同源重组事件分子机制的理解达到一个新的层次；同时，将促进包括疾病的基因治疗等相关技术的开发及抗癌药物的研发、动植物新物种的开发等。

成果 5：发现皮肤成纤维细胞在白癜风发病中的作用

来自北京生命科学研究所、北京医院的研究人员在 *Nature* 杂志发表题为“Anatomically Distinct Fibroblast Subsets Determine Skin Autoimmune Patterns”[7]的文章。研究阐明 IFN-γ引起成纤维细胞响应，招募自身免疫 $CD8^+$T 细胞攻击黑色素细胞，促进皮肤白斑的病理机制，并解析白癜风发病位置特异性和对称性的分子机制。首次发现成纤维细胞在自身免疫性皮肤病发生、发展中的重要作用，对自身免疫病的病理研究和治疗方案开发有重要意义。

研究背景：在白癜风中，自体活化的 $CD8^+$ T 细胞攻击黑色素细胞，导致皮肤出现白斑。全世界 0.5%～2%的人患有此病，但目前还没有获 FDA 批准的治疗方案。既往的研究表明，IFN-γ信号对 $CD8^+$ T 细胞导致的皮肤脱色至关重要；然而，介导 IFN-γ功能的细胞类型尚不清楚。阐明自身免疫疾病发病特征的调节机制可帮助开发有效的治疗方案。

研究方法和结论：通过单细胞转录组测序、小鼠模型和一系列遗传学实验方法，首先对白癜风患者皮肤样本进行免疫荧光染色，发现 $CD8^+$ T 细胞大量聚集在皮损与非皮损区域交界处。进而发现白癜风患者皮肤中杀伤性 $CD8^+$ T细胞的比例比正常人高，且表达更高水平的IFNG，白癜风患者皮肤中超过80%的pSTAT1+细胞是成纤维细胞。因此阐明了成纤维细胞是白癜风患者中最主要的响应 IFN-γ信号的细胞类型。随后，研究又通过建立一种白癜风诱导模型小白鼠，并利用该模型在成纤维细胞中敲除 IFN-γ受体基因，验证了成纤维细胞响应 IFN-γ是导致白癜风的关键机制。此外，还对非节段型白癜风患者进行了分析，发现在背部、胸部和手背发病率高的区域，CXCL9、CXCL10 的倍数增高，成纤维细胞响应 IFN-γ的程度也更高。

研究意义：该研究首次发现成纤维细胞对皮肤自身免疫疾病的发生至关重要；同时对自身免疫疾病发生的调控存在区域差异性，不同部位的成纤维细胞因响应 IFN-γ的程度不同，而导致对T细胞招募能力的不同。成纤维细胞不仅存在于皮肤中，还存在于几乎所有的器官，该研究亦为其他器官自身免疫疾病发生机制的研究提供了借鉴。

成果6：发现志贺菌逃避蛋白酶 Caspase-4/11 介导的细胞焦亡的机制

来自北京生命科学研究所、北京大学的研究人员在 *Nature* 杂志发表题为“Shigella Evades Pyroptosis by Arginine ADP-riboxanation of Caspase-11”[8]的文章。

研究发现志贺菌通过介导一种全新的翻译后修饰抑制 Caspase-4/11 的功能以避免宿主细胞焦亡，从而逃逸这一重要的天然免疫防御机制对细菌的识别和清除。为探索病原菌感染及炎症等疾病治疗提供了新的思路和途径，不仅揭示了志贺菌如何逃逸宿主的天然免疫系统，也开辟了蛋白质翻译后修饰领域一个全新的研究方向。

研究背景：志贺菌（Shigella，又称痢疾杆菌）是引起人类细菌性痢疾的常见病原菌，感染发生时，它能突破免疫防御侵入宿主细胞，并在胞质内自由生长繁殖。作为一种革兰氏阴性菌，这一特殊的生活方式不可避免地使其细胞膜脂多糖（LPS）暴露于蛋白酶 Caspase-4/11 的免疫监视之下。然而，蛋白酶 Caspase-4/11 介导的细胞焦亡在抵抗志贺菌感染中所发挥的功能及志贺菌逃避蛋白酶 Caspase-4/11 介导的细胞焦亡的机制尚不清楚。

研究方法和结论：研究通过生物化学分析和动物模型实验发现，福氏志贺菌利用Ⅲ型分泌系统（T3SS）效应蛋白 OspC3 逃避由 Caspase-11 或 Caspase-4（以下简称 Caspase-11/4）介导的焦亡。OspC3 使用 NAD^+供体共价修饰 Caspase-11/4，但这种修饰不是 ADP-核糖基化，而是一种全新的蛋白质翻译后修饰过程，相比 ADP-核糖基化多了一步脱氨的过程，并将其命名为 ADP-riboxanation。精氨酸的 ADP-riboxanation 可阻断 caspase-4/11 的自加工及它们对 GSDMD 的识别和切割。Caspase-11 的 ADP-riboxanation 破坏志贺菌感染小鼠中焦亡介导的防御，OspC3 的突变刺激了 Caspase-11 和 GSDMD 依赖的抗志贺菌体液免疫，因此产生类似疫苗的保护效果。

研究意义：该研究发现了一种由 OspC 家族蛋白介导的新型翻译后修饰——精氨酸 ADP-riboxanation。志贺菌分泌效应蛋白 OspC3 对 Caspase-4/11 的 R314/310 进行修饰，阻断 Caspase-4/11 的活化及其对 GSDMD 的切割，抑制 LPS 诱导的细胞焦亡，从而逃逸 Caspase-4/11－GSDMD 所介导的宿主抗胞内革兰氏阴性菌的免疫机制。该研究不仅揭示了志贺菌这一重要的肠道病原菌如何逃逸宿主的天然免疫系统，为病原菌和宿主细胞的相互作用领域又添里程碑，也开辟了蛋白质翻译后修饰领域一个全新的研究方向。

成果 7：揭示人体正常组织中体细胞突变积累及克隆演化规律

来自中国医学科学院肿瘤医院、北京大学、清华大学的研究人员在 *Nature* 杂志发表题为“A Body Map of Somatic Mutagenesis in Morphologically Normal Human Tissues”[9]的文章。

研究通过低起始量的深度全基因组/外显子组测序技术，首次探索性地研究了正常组织中体细胞突变的图谱，揭示相同种系背景及生活史下人体正常组织中体细胞突变积累及克隆演化规律，为理解癌症发生发展及细胞衰老等相关过程奠定了重要基础。

研究背景：通常情况下，人体内各种正常组织中的细胞突变不会对体细胞的表型和功能造成明显影响，然而如果部分突变发生在一些与细胞增殖和死亡相关的重要基因上时，携带突变的体细胞很可能因此获得生长和竞争优势，造成体细胞突变克隆的形成及扩张，最终导致疾病和衰老的发生。因此，研究正常组织中体细胞突变积累的过程及突变克隆的扩张及演化，对更好地理解癌症的早期发生过程具有重要意义。

研究方法和结论：研究对来自 5 个供体的 9 个器官的 1737 个形态正常组织活检进行全面的基因组分析。分析发现不同正常组织器官的体细胞均存在大量的突变积累，而体细胞突变负荷及等位基因突变频率表现出明显的器官差异性。除了来自食管和贲门的组织外，很少检测到体细胞拷贝数改变。具有 *SBS1* 和 *SBS5* 突变特征的内源性突变过程在正常组织中普遍存在，但表现出不同的相对活性。外源性突变过程在来自同一供体的多个组织中起作用。研究还以亚毫米分辨率重建空间体细胞克隆结构，发现在食管和贲门中，肉眼可见的体细胞克隆经常扩大到数百微米，而在结肠、直肠和十二指肠等组织中，体细胞克隆体微小且独立进化。研究描绘出来自同一个体的体细胞突变和克隆扩增的身体图谱。

研究意义：该研究首次探索性地研究了来源于同一正常个体多个器官的正常组织中体细胞突变的图谱，揭示了相同种系背景及生活史下人体正常组织中体细胞突变积累及克隆演化规律，为理解癌症发生发展及细胞衰老等相关过程的机制奠定重要基础。

成果 8：发现 IL-27 信号调控肥胖和 2 型糖尿病的新机制

来自暨南大学附属珠海市人民医院、暨南大学附属第一医院的研究人员在 *Nature* 杂志发表题为“IL-27 Signalling Promotes Adipocyte Thermogenesis and Energy Expenditure”[10]的文章。

研究首次发现 IL-27 通过直接作用于脂肪细胞，导致白色脂肪棕色化，并激活 UCP1 介导的“脂肪燃烧”产热通路，通过燃烧脂质以减轻肥胖和改善 2 型糖尿病。为治疗肥胖及代谢性疾病提供新的靶点，并在动物实验中初步验证 IL-27 作为治疗药物的潜力。

研究背景：近年来随着富含脂肪和糖等高能量食品摄入的持续增加，以及越来越多的工作形式为久坐性质，人们超重或肥胖的比率快速上升。这大大增加了罹患心血管疾病、糖尿病、骨关节炎和癌症等非传染性疾病的风险和社会负担。因而寻找新的治疗靶点，尤其是直接靶向脂肪细胞而有效减重的分子尤为迫切。

研究方法和结论：研究通过构建多种基因工程小鼠，并对其进行高脂饮食诱导肥胖模型，首次发现 IL-27 通过直接作用于脂肪细胞，导致白色脂肪棕色化，并激活 UCP1 介导的“脂肪燃烧”产热通路，将脂肪组织中的脂质转变为热量消耗掉，从而达到降低体重和改善糖尿病等代谢性疾病的目的。同时发现，注射重组 IL-27 可显著减轻肥胖小鼠的体重并改善胰岛素信号敏感性，初步验证了 IL-27 作为治疗药物的潜力。

研究意义：该研究首次发现 IL-27 信号通路在代谢性疾病中的保护作用，且首次证明 IL-27 受体（IL-27Ra，即 WSX-1）在非免疫细胞——脂肪细胞上表达并发挥重要功能。

该发现还改变了对 IL-27 功能的已有认识，作为一种免疫调节分子，除主要在 T 细胞上表达，在感染免疫及自身免疫性疾病中发挥作用及功能外，揭开了 IL-27 信号通路在代谢性疾病中的重要作用，也给未来肥胖相关代谢综合征的治疗提供了新的靶点。

参 考 文 献

[1] Yan L, Ge J, Zheng L, et al. Cryo-EM structure of an extended SARS-CoV-2 replication and transcription complex reveals an intermediate state in cap synthesis. Cell, 2021, 184(1): 184-193.

[2] Yan L, Yang Y, Li M, et al. Coupling of N7-methyltransferase and 3′-5′exoribonuclease with SARS-CoV-2 polymerase reveals mechanisms for capping and proofreading. Cell, 2021, 184(13): 3474-3485.

[3] Chen X, Qi Y, Wu Z, et al. Structural insights into preinitiation complex assembly on core promoters. Science, 2021, 372(6541): eaba8490.

[4] Chen X, Yin X, Li J, et al. Structures of the human mediator and mediator-bound preinitiation complex. Science, 2021, 372(6546): eabg0635.

[5] Ding G, Li X, Hou X, et al. REV-ERB in GABAergic neurons controls diurnal hepatic insulin sensitivity. Nature, 2021, 592(7856): 763-767.

[6] Liu S, Hua Y, Wang J, et al. RNA polymerase III is required for the repair of DNA double-strand breaks by homologous recombination.Cell, 2021, 184(5): 1314-1329.

[7] Xu Z, Chen D, Hu Y, et al. Anatomically distinct fibroblast subsets determine skin autoimmune patterns.Nature, 2022, 601(7891): 118-124.

[8] Li Z, Liu W, Fu J, et al. Shigella evades pyroptosis by arginine ADP-riboxanation of caspase-11.Nature, 2021, 599: 290-295.

[9] Li R, Di L, Li J, et al. A body map of somatic mutagenesis in morphologically normal human tissues. Nature, 2021, 597: 398-403.

[10]Wang Q, Li D, Cao G, et al. IL-27 signalling promotes adipocyte thermogenesis and energy expenditure.Nature, 2021, 600: 314-318.

五、药学重大进展

杜然然 秦 奕
中国医学科学院医学信息研究所

成果 1：中和抗体联合治疗药物安巴韦单抗和罗米司韦单抗获批

2021 年 12 月 8 日，国家药品监督管理局应急批准新冠病毒中和抗体联合治疗药物安巴韦单抗注射液（BRII-196）及罗米司韦单抗注射液（BRII-198）注册申请，这是我国首次获批的自主知识产权新冠病毒中和抗体联合治疗药物。

研究背景：2019 年 12 月以来，世界各地陆续发生新型冠状病毒肺炎（COVID-19，简称新冠肺炎）疫情，至今仍对人类健康造成严重威胁。截至 2022 年 6 月 9 日，全球已报告超过 5.34 亿确诊病例和超过 631 万死亡病例。

迄今为止，人类发现的新型冠状病毒（SARS-CoV-2）变异毒株已超千种，世界卫生组织（WHO）根据变异株的风险程度已提出 5 个“关切变异株”。目前奥密克戎（Omicron）株感染病例已取代德尔塔（Delta）株成为主要流行株，其传播力增强，但致病力有所减弱。曾接种过疫苗者及感染 Omicron 株者以无症状及轻症为主，多数患者预后良好，少数患者可进展为重型或危重型。然而，不断出现的新冠病毒突变株对未来的潜在威胁仍不容忽视，现有的疫苗、中和性抗体等预防和治疗手段仍面临挑战，抗新冠肺炎特效药物的研发始终迫在眉睫。

药物机制：安巴韦单抗（BRII-196）与罗米司韦单抗（BRII-198）属于蛋白大分子药物中的 IgG1 亚型抗体药物。抗体由 2 条相同的重链和 2 条相同的轻链通过二硫键连接，分为抗原结合片段（Fab）和可结晶片段（Fc）。抗体通过 Fab 结合抗原，阻断病原体进入细胞从而发挥中和作用。也可以通过 Fc 发挥抗体依赖的细胞介导的细胞毒性作用（ADCC）、抗体依赖的细胞介导的吞噬作用（ADCP）、补体依赖的细胞毒作用（CDC），同时，在一些情况下也会诱导抗体依赖的增强作用（ADE），抗体药物具有特异、高效和安全的特点。特异性主要体现在能特异性结合相关抗原、选择性杀伤靶细胞、在动物体内靶向性分布等。同时，抗体药物与小分子药物相比，通常拥有较长的半衰期，抗体药物应用最多的是 lgG1 亚型。

安巴韦单抗（BRII-196）的前体 P2C-1F11 对 SARS-CoV-2 原始株活病毒的中和活性较强，IC_{50} 值可达到 0.03μg/mL P2C-1F11 的重链可变区家系为 IGHV3-66，属于 IGHV3-53 / 3-66“公共抗体”。从 P2C-1F11 与 SARS-CoV-2 RBD 复合物的晶体结构看出，P2C-1F11 结合 RBD 的表位、角度与细胞受体 ACE2 基本一致，说明抗体是通过直接占据 ACE2 结合 RBD 的表位，导致 RBD 无法结合 ACE2，从而使病毒无法结合以及进入细胞。此外，P2C-1F11 还能促进刺突蛋白上包含 RBD 的 S1 亚基从 SARS-CoV-2 上脱落，从而导致新冠病毒无法进入细胞。

研究结论：安巴韦单抗注射液（BRII-196）及罗米司韦单抗注射液（BRII-198）在临床上能够使患者的住院及死亡风险降低 80%，在国内疫情暴发时救治了近 900 例患者，也显示出对目前出现的变异株均保持中和活性。诸多临床研究发现，新冠病毒中和抗体不仅可用于治疗轻型和普通型且伴有进展为重型高风险因素的新冠肺炎感染患者，在新冠病毒的暴露后预防和暴露前预防中，中和抗体亦能发挥重要作用。新冠疫苗虽然能降低感染新冠肺炎的风险，但对存在免疫抑制的患者或免疫力低下的老年人而言，仍有较高的感染风险，应考虑采取额外的风险降低策略，如使用中和抗体进行预防[1]。

研究意义：安巴韦单抗注射液（BRII-196）及罗米司韦单抗注射液（BRII-198）联合疗法的获批可在很大程度上满足我国新冠肺炎患者的临床需求。同时，新冠病毒中和抗体是新冠疫苗的有力补充，可给予不能接受疫苗或疫苗效果反应欠佳的人群提供其他保护方法。这是我国首款获批的具有自主知识产权的新冠病毒中和抗体联合治疗药物，用于治疗轻型和普通型且伴有进展为重型高风险因素的成人和青少年新型冠状病毒感染患者，有望成为助力全球抗击新冠肺炎疫情的又一重要武器。

成果 2：双靶点抗艾滋病药物阿兹夫定（FNC）获批

2021 年 7 月 21 日，国家药品监督管理局通过优先审评审批程序批准创新药阿兹夫定片上市，该药用于与核苷逆转录酶抑制剂及非核苷逆转录酶抑制剂联用，治疗高病毒载量的成年 HIV-1 感染患者。

研究背景：获得性免疫缺陷综合征（AIDS）是由人类免疫缺陷病毒（HIV）感染所引发的极为致命的传染性疾病。自 1981 年诊断出首例 AIDS 患者以来，HIV 快速在全球范围内传播，目前已成为我国乃至全球的一个重要的公共卫生问题。目前，治疗 AIDS 的药物主要分为核苷/核苷酸逆转录酶抑制剂（NRTI）、非核苷逆转录酶抑制剂（NNRTI）、整合酶抑制剂、蛋白酶抑制剂和进入抑制剂 5 类。2′-氟-4′叠氮-核苷类似物（FNC）是一种胞嘧啶类似物，属于 NRTI。

药物机制：FNC 对 HIV-1 逆转录直接抑制，同时通过提高宿主抗病毒因子 A3G 水平起到间接抗病毒作用。因为 FNC 在预防 HIV-1 感染中发挥双重作用，所以其具有优越的抗 HIV 效力。FNC 选择性穿透 HIV-1 靶细胞，并在细胞内长期滞留。FNC 不会激活未感染的细胞，因此可减少其他 NRTI 中常见的不良反应，并可解释其低细胞毒性。此外，FNC 还与其他抗逆转录病毒药物显示出很强的协同作用。

研究结论：FNC 可介导有效和持久的 HIV-1 抑制。体内药代动力学研究表明，FNC 可以在恒河猴外周血单个核细胞（PBMC）中快速吸收并保持较长时间，使这些 HIV-1 靶细胞对感染具有较长时间的抵抗力。研究还发现，FNC 可恢复 HIV-1 患者外周血 $CD4^+$T 细胞中 A3G 的表达。生化和细胞分析表明，FNC 特异性地结合到含有 Vif 的 E3 泛素连接酶复合体上，阻止 Vif 诱导的 A3G 降解。连同先前的抑制 HIV-1 逆转录，这些数据揭示 FNC 在预防 HIV-1 感染中的双重作用，阻止病毒复制的直接抗病毒作用和增加宿主抗病毒因子 A3G 水平的间接抗病毒作用。FNC 在靶细胞中的长期滞留表明，这种小分子可能被用作长期暴露前预防（PrEP）剂，以预防 HIV-1 感染[2]。

研究意义：阿兹夫定是新型核苷类逆转录酶和辅助蛋白 Vif 抑制剂，是全球首款双靶点抗 HIV-1 药物，也是我国首个具有自主知识产权的抗艾滋病口服药物。该药物上市为 HIV-1 感染者提供了新的治疗选择。

成果3：小分子人血小板生成素受体激动剂海曲泊帕乙醇胺片获批

2021年6月17日，国家药品监督管理局通过优先审评审批程序批准创新药海曲泊帕乙醇胺片上市。该药是我国自主研发并拥有自主知识产权的创新药，用于因血小板减少和临床条件导致出血风险增加的既往对糖皮质激素、免疫球蛋白等治疗反应不佳的慢性原发免疫性血小板减少症（immunologic thrombocytopenic purpura，ITP）成人患者以及对免疫抑制治疗疗效不佳的重型再生障碍性贫血（severe aplastic anemia，SAA）成人患者。

研究背景：原发免疫性血小板减少症（ITP）是一种以自身免疫系统失衡导致的血小板破坏增多，从而引起临床出血的常见的获得性自身免疫性疾病。其发病机制涉及细胞免疫和体液免疫等多种复杂机制。ITP的一线治疗包括皮质类固醇和静脉注射免疫球蛋白，它们可减缓血小板的破坏。二线治疗选择是TpoR激动剂（针对受损的血小板生成）和（或）脾切除术。第二代TpoR激动剂，如罗米司亭、艾曲波帕和阿伐曲泊帕，都是有效的，但有一些局限性（如艾曲波帕需要较高的日剂量，且与肝毒性有关）。重型再生障碍性贫血（SAA）是一种罕见的疾病，骨髓不能产生足够的血细胞。除支持性治疗外，SAA的一线治疗是免疫抑制治疗，二线治疗有限。

药物机制：海曲泊帕的作用机制与艾曲波帕相似，但药效更强。海曲泊帕与人TpoR的跨膜区结合在祖细胞上，并诱导巨核细胞生成，导致血小板生成增加。海曲泊帕与跨膜区的结合补充而不是竞争天然的血小板生成素的作用，后者与TpoR的胞外区结合。

海曲泊帕刺激人TpoR转基因小鼠32D（32DMPL）细胞内的血小板生成素信号通路（包括STAT3、STAT5、ERK1/2和AKT），从而以浓度依赖的方式诱导这些细胞的增殖。该活性的半数有效浓度（EC_{50}）为0.4nmoL/L，而紫草为13.4nmoL/L。川芎素还能促进人巨核祖细胞的增殖和分化。通过使细胞周期进程正常化和防止细胞凋亡，海曲泊帕可提高32D-MPL细胞的存活率。当海曲泊帕与重组人血小板生成素结合时，表现出相加的激动剂作用。在裸鼠皮下植入含有32D-MPL细胞的中空纤维后，杂交酯以时间和剂量依赖的方式诱导这些细胞的增殖并阻止其凋亡。

研究结果：在一项Ⅰ期研究（NCT01830660）中，健康的中国志愿者每天服用2.5mg、5mg或7.5mg，连续10天，6天后出现血小板计数增加，12～14天后达到峰值。与基线相比，这些剂量组的平均最大百分比增加分别为341%、69.9%和98.2%，而安慰剂组为7.1%。在第28天（即末次服药后第18天），5mg和7.5mg剂量组的平均血小板计数分别比基线高18.8%和32.2%。血小板反应与血浆暴露显著相关（$P<0.0001$）[3]。

研究意义：该药是由恒瑞医药自主研发的1类创新药物，是一种口服吸收的小分子非肽类促血小板生成素受体（TpoR）激动剂。该药是在艾曲波帕结构上进行了一系列修饰得到的高选择性TpoR激动剂，具备更高效、更低毒的特点。

成果4：胆固醇吸收抑制剂海博麦布片获批

2021年6月28日，国家药品监督管理局通过优先审评审批程序批准创新药海博麦布片上市。该药品是我国自主研发并拥有自主知识产权的创新药，作为饮食控制以外的辅助治疗，可单独或与HMG-CoA还原酶抑制剂（他汀类）联合用于治疗原发性（杂合子家族性或非家族性）高胆固醇血症，可降低总胆固醇、低密度脂蛋白胆固醇、载脂蛋白 B 水平。

研究背景：在全球范围内，心血管疾病已成为威胁人类健康的“第一杀手”。相关公开数据显示，我国心血管疾病患者人数已高达 3.3 亿，平均每年约 350 万人死于心血管疾病。高胆固醇血症是致动脉粥样硬化和冠心病的重要独立危险因子，低密度脂蛋白胆固醇升高被认为是心血管疾病的重要发病因素，尤其对于高危患者，若未能有效干预，可能会引起复发，威胁健康和生命。

目前，高胆固醇血症患者的治疗措施包括生活方式干预、药物治疗，严重的情况下，甚至需要血浆脂蛋白置换术及肝移植。其中，药物治疗的基石是他汀类药物。但中国人群使用大剂量他汀相较其他族群更容易出现药物导致的肌病及肝酶上升的风险。有数据表明，单药他汀治疗已不能满足如今的临床治疗需求。

研究结论：海博麦布是海正药业自主原创的胆固醇吸收抑制剂，有着自身独特的优势，服药后 0.5～12h 即可达峰，相同时间开始用药，海博麦布治疗的患者可更早获益，更为关键的是，海博麦布的葡萄糖醛酸的转化比例高达 98%～99%，即具有更好的降脂效果和较少的不良反应。在代谢途径方面，海博麦布经肝、肾双通道排泄，可明显减轻肝脏负担，并减轻药物的蓄积，极大提升药物的安全性。

研究意义：该药是自主研发的 1 类新药，可选择性地抑制胆固醇的吸收，从而降低小肠中的胆固醇向肝脏中的转运，总体不良事件、不良反应发生率较低，可用于原发性高胆固醇血症的治疗。

成果 5：第三代 bcr-abl 酪氨酸激酶抑制剂奥雷巴替尼片获批

2021 年 11 月 25 日，国家药品监督管理局批准奥雷巴替尼片上市。该药品用于治疗任何酪氨酸激酶抑制剂耐药，并采用经充分验证的检测方法诊断为伴有 *T315I* 突变的慢性髓细胞白血病慢性期或加速期的成年患者。

研究背景：慢性髓系白血病（CML）是一种由 bcr-abl1 融合酪氨酸激酶活性引起的骨髓增生性肿瘤。BCRABL1 激酶活性在 CML 致癌转化中的重要作用导致了靶向酪氨酸激酶抑制剂（TKIs）的开发，TKIs 目前是 CML 治疗的主要药物。伊马替尼是第一个开发并批准使用的 BCR-ABL1 TKI。但对 TKI 治疗的耐药性仍然是一个挑战。为了克服伊马替尼耐药性的局限性，人们开发了几种第二代 TKI（如尼洛替尼、达沙替尼、博舒替尼），它们的耐药性曲线部分重叠。*T315I* 突变使得患者对第一代和第二代 TKI 均耐药，占所有耐药 CML 患者的 25%左右。这推动了第三代 TKI（如波纳替尼）的开发，这种 TKI 的开发是为了保持治疗药物对 *T315I* 突变的效力。

药物机制：奥雷巴替尼是一种 BCR-ABL1 TKI，与天然 BCR-ABL1 和多个 BCR-ABL1 突变体的 ATP 结合位点紧密结合，包括最难耐药的关守突变体 *T315I*。奥雷巴替尼可与磷酸化和非磷酸化形式的 bcr-abl1 激酶（K_d 分别为 0.32nmol/L 和 0.34nmol/L），以及其他几种激酶，包括 KIT、Flt3、成纤维细胞生长因子受体 1（FGFR1）和血小板衍生生长因子受体 α（PDGFRα）结合。奥雷巴替尼诱导白血病细胞和 GIST 细胞 G_0/G_1 期停滞和凋亡。

研究结果：与第三代 bcr-abl1 和 KIT 抑制剂普纳替尼相比，奥雷巴替尼在伊马替尼耐药和敏感的 GIST 细胞株中显示出更强或同等的抗增殖活性，在伊马替尼耐药 GIST 癌细胞株衍生的异种移植模型中显示出略好的抗肿瘤活性。在 KIT 突变型 GIST 细胞系中，奥雷巴替尼对 KIT 及其下游蛋白（如 AKT、ERK1/2、STAT3）的磷酸化抑制作用似乎比普纳替尼或伊马替尼更强。在 GIST 细胞系中，奥雷巴替尼对集落形成、迁移和细胞侵袭以及细胞周期停滞和细胞凋亡的抑制作用也似乎比普纳替尼或伊马替尼更强。此外，在临床前研究中，观察到奥雷巴替尼与变构抑制剂阿司米尼、bcl2 抑制剂 lisaftoclax 和 mdm2-p53 拮抗剂 apg-115 有协同抗肿瘤作用[4]。

研究意义：奥雷巴替尼是国内获批的首个第三代 bcr-abl 酪氨酸激酶抑制剂，对 TKI 耐药的 CML-CP 或 CML-AP 受试者均有良好的耐受性和较强、较持续的抗肿瘤作用，且不良反应随时间推移而减少。将打破中国携 T315I 突变耐药患者的治疗瓶颈，解决无药可医的困境。

成果 6：靶向 MET 激酶的小分子抑制剂赛沃替尼片获批

2021 年 6 月，国家药品监督管理局通过优先审评审批程序附条件批准由上海合全医药有限公司作为生产单位的 1 类创新药赛沃替尼片（Savolitinib，商品名：沃瑞沙/ORPATHYS）上市。该药为我国拥有自主知识产权的创新药，用于含铂化疗后疾病进展或不耐受标准含铂化疗的、具有间质-上皮转化因子（MET）外显子 14 跳变的局部晚期或转移性非小细胞肺癌成人患者[5]。

研究背景：在全球范围内，肺癌是最常见的癌症类型，也是癌症死亡的首要原因。2020 年我国新增肺癌患者约 81 万，死亡约 71 万[6]。非小细胞肺癌（NSCLC）占肺癌的 80%～85%，肺肉瘤样癌（PSC）是一种罕见的 NSCLC 亚型，占所有恶性肺部肿瘤的 0.3%～3%。MET 14 外显子 14 跳变（METex 14）多发于肺癌患者，在 NSCLC 患者中的发生率为 2%～3%，在 PSC 患者中的发生率为 13%～22%。与其他 NSCLC 亚型相比，肺肉瘤样癌患者的预后较差，治疗选择较少，而且一线治疗方案的效果仍有待提高[7]。

研究过程：国家药品监督管理局对赛沃替尼的批准，是基于一项中国Ⅱ期单臂临床试验研究的结果。入组患者为伴有 METex 14 的 NSCLC 患者，包括 PSC 患者。结果显示，赛沃替尼表现出良好和持久的抗肿瘤活性。中位随访 17.6 个月，总缓解率（objective response rate，ORR）为 42.9%、中位无进展生存期（progression-free-survival，PFS）为 6.8 个月。PFS 在各亚组中具有临床意义，且 ORR 结果与既往治疗或肿瘤组织情况无关，肿瘤组织亚型包括 PSC 亚型患者（40.0%）和其他 NSCLC 亚型患者（44.4%）。整个研究人群的疾病控制率（disease controlled rate，DCR）为 82.9%[8]。

研究结论：赛沃替尼可选择性抑制 MET 激酶的磷酸化，对 MET 14 号外显子跳变的肿瘤细胞增殖有明显的抑制作用。赛沃替尼在 METex 14 跳跃突变晚期 NSCLC 患者（包括肺肉瘤样癌）中显示出较为理想的治疗活性，且安全性可接受。赛沃替尼在中国患者中的缓解率与在全球 METex 14 跳跃突变 NSCLC 患者中评估的选择性 MET 酪氨酸激酶抑制剂（即 Tepotinib 和 Capmatinib）的缓解率相似[9]。

研究意义：该药为我国拥有自主知识产权的创新药，为我国首个获批的特异性靶向MET激酶的小分子抑制剂，可选择性抑制MET激酶的磷酸化，对MET 14号外显子跳变的肿瘤细胞增殖有明显的抑制作用，为具有MET 14号外显子跳变的晚期非小细胞肺癌患者提供了新的治疗选择。

成果7：多激酶抑制剂类小分子抗肿瘤药物甲苯磺酸多纳非尼片获批

2021年6月，国家药品监督管理局通过优先审评审批程序批准由苏州泽璟生物制药股份有限公司申报的1类创新药甲苯磺酸多纳非尼片（Donafenib，商品名：泽普生）上市。该药是我国自主研发并拥有自主知识产权的创新药，用于既往未接受过全身系统性治疗的不可切除肝细胞癌患者。多纳非尼为多激酶抑制剂类小分子抗肿瘤药物。该药上市为肝细胞癌患者提供了一种新的治疗选择[10]。

研究背景：肝癌是我国四大高发恶性肿瘤之一。由于中国肝癌患者大多数伴有病毒性肝炎或肝硬化，疾病发展较为迅速，容易发生肝内播散与肝转移，早期诊断难度大，57%的患者在首次诊断时已达晚期或终末期，且五年生存率一直低于15%。目前，中国已上市的晚期肝细胞癌一线治疗靶向药均为进口药，价格相对昂贵，我国肝细胞癌靶向药治疗领域仍然存在着巨大的未满足的临床需求。国家相关部委和政府部门也高度关注和支持肝癌药物研发领域的发展。

研究方法：在中国37家研究中心同步开展，共纳入了668例不可手术或转移性肝细胞癌患者，以1∶1随机入组多纳非尼治疗组或索拉非尼对照组。主要终点为总生存期（OS），次要终点包括无进展生存时间（progression-free-survival，PFS）、客观缓解率（objective response rate，ORR）、疾病控制率（disease controlled rate，DCR）、安全性及耐受性等指标[11]。

研究结果：在主要终点总生存期（OS）方面，多纳非尼组显著优于索拉非尼组，mOS为12.1个月 vs. 10.3个月（风险比为0.831，95%，置信区间为0.699～0.988；P=0.0245），具有统计学显著性。同时，在多纳非尼组，≥3级的不良事件（adverse event，AE）、与药物相关的不良事件（adverse drug reaction，ADR）和导致暂停用药及减量的AE的发生率均显著低于索拉非尼组，即多纳非尼不仅有效性优于索拉非尼，而且安全性也更好。

研究结论：甲苯磺酸多纳非尼片是由中国自主研发的靶向药，是一种新型的多激酶抑制剂。药理研究表明，多纳非尼可同时抑制VEGFR、PDGFR等多种受体酪氨酸激酶的活性，也可直接抑制各种Raf激酶，并抑制下游的Raf/MEK/ERK信号转导通路，抑制肿瘤细胞增殖和肿瘤血管的形成，发挥双重抑制、多靶点阻断的抗肿瘤作用，为患者提供一种新的治疗选择。

研究意义：甲苯磺酸多纳非尼片是我国自主研发并拥有自主知识产权的创新药，用于既往未接受过全身系统性治疗的不可切除肝细胞癌患者。相关研究也是迄今为止拥有最大中国人样本量、最符合中国患者特征的大型Ⅲ期研究。多纳非尼的获批上市让医生和患者有机会选择适合中国患者的药物，对中国肝癌治疗有重大意义。

成果8：抗体偶联药物注射用维迪西妥单抗获批

2021年6月，国家药品监督管理局通过优先审评审批程序附条件批准荣昌生物制药（烟台）股份有限公司申报的注射用维迪西妥单抗（商品名：爱地希）上市。该药品为我国自主研发的创新抗体偶联药物（ADC），适用于至少接受过2种系统化疗的人表皮生长因子受体-2（HER2）过表达局部晚期或转移性胃癌（包括胃食管结合部腺癌）患者的治疗。注射用维迪西妥单抗是一种抗体偶联药物，包含HER2抗体部分、连接子和细胞毒药物单甲基澳瑞他汀E（MMAE）。维迪西妥单抗的上市为局部晚期或转移性胃癌患者提供了新的治疗选择[12]。

研究背景：胃癌是中国第二大癌症，2020年新增患者约47万人，几乎占全球胃癌患者的一半。2019年我国新发胃癌45.58万例，预计到2023年将增加至61.38万例。由于胃癌症状相对隐匿，大部分患者确诊时没有手术根治的机会，现有治疗手段远未满足巨大的临床需求[13]。

研究过程：作为我国首个自主研发的抗HER2 ADC药物，临床前研究证实维迪西妥单抗具有良好的抗肿瘤疗效和安全性，基于I期临床试验研究结果，开展针对HER2过表达的局部晚期或转移性胃癌患者有效性和安全性的单臂、开放、多中心II期临床试验研究，也是中国第一个针对HER2过表达胃癌的ADC药物在三线治疗的单组开放的临床研究。在入组人群筛选上，进行大胆设计，拓宽了传统HER2阳性肿瘤的定义人群，入选了HER2高表达（IHC 3+）患者，同时尤为重要的是HER2中表达（IHC 2+）患者也纳入了该研究中，这部分患者无须以荧光原位杂交技术（fluorescence *in situ* hybridization，FISH）或显色原位杂交（chromogenic *in situ* hybridization，CISH）检测基因扩增状态，即研究中实际也包含了一部分IHC 2+/FISH-的患者。这一入组标准不仅简化了HER2阳性的检测流程，也大大扩展了HER2阳性患者的定义，是HER2靶向治疗领域的一个重大突破。

研究结果：研究显示，在入组的127例既往接受过2线或2线以上系统化疗的HER2过表达（包括IHC 3+、IHC 2+/FISH+及IHC 2+/FISH-患者）晚期胃癌（包括胃食管结合部腺癌）患者中，通过使用维迪西妥单抗治疗，患者客观缓解率（ORR）为23.6%，中位无进展生存期（mPFS）为4.1个月，中位总生存期（mOS）为7.9个月。

研究结论：维迪西妥单抗对HER2过表达（HER2过表达定义为IHC 2+或3+）的晚期胃癌患者具有良好的疗效与安全性。

研究意义：中国是全球胃癌发病率最高的国家，发病人数约占全球患者人数的50%，目前国际上仍缺乏对晚期胃癌的有效治疗方法。维迪西妥单抗可为胃癌精准治疗开启全新路径，具有巨大的临床价值，是我国自主创新生物药发展史上的重要里程碑。

参考文献

[1] 单思思, 王若珂, 张绮, 等.安巴韦单抗注射液 (BRII-196) 及罗米司韦单抗注射液 (BRII-198) ——中国首个自主知识产权新冠病毒中和抗体联合治疗药物. 中国医药导刊, 2022, 24(1): 2-8.

[2] Sun L, Peng Y, Yu W, et al. Mechanistic Insight into antiretroviral potency of 2'-Deoxy-2'-β-fluoro-4'-azidocytidine (FNC) with a long-lasting effect on HIV-1 prevention. J Med Chem, 2020, 63(15): 8554-8566.

[3] Syed YY. Hetrombopag: First Approval. Drugs, 2021, 81(13): 1581-1585.
[4] Dhillon S. Olverembatinib: First Approval. Drugs, 2022, 82(4): 469-475.
[5] 国家药品监督管理局. 国家药监局批准赛沃替尼片上市. [2022-06-28]. https://www.nmpa.gov.cn/yaowen/ypjgyw/20210623094324131.html.
[6] Sung H, Ferlay J, Siegel R L, et al. Global cancer statistics 2020: GLOBOCAN estimates of incidence and mortality worldwide for 36 cancers in 185 countries. CA: A Cancer Journal for Clinicians, 2021, 71(3): 209-249.
[7] 健康界. 肺癌 METex14 突变，赛沃替尼疾病控制率高达 93.4%. [2022-06-28]. https://www.cn-healthcare.com/articlewm/20210818/content-1254273.html.
[8] 中国医药创新促进会. 肺癌精准治疗！中国首个 MET 抑制剂：赛沃替尼 (沃瑞沙, Orpathys)获批，治疗 *METex14* 突变非小细胞肺癌! [2022-06-28]. http: //www.phirda.com/artilce_24666.html.
[9] Lu S, Fang J, Li X, et al. Once-daily savolitinib in Chinese patients with pulmonary sarcomatoid carcinomas and other non-small-cell lung cancers harbouring MET exon 14 skipping alterations: a multicentre, single-arm, open-label, phase 2 study. Lancet Respiatory Medicine, 2021, 21(9): 1154-1164.
[10]国家药品监督管理局. 国家药监局批准甲苯磺酸多纳非尼片上市. [2022-06-28]. https://www.nmpa.gov.cn/yaowen/ypjgyw/20210609085421166.html.
[11]Qin Shukui, Bi Feng, Shanzhi Gu, et al. Donafenib versus sorafenib in first-line treatment of unresectable or metastatic hepatocellular carcinoma: a randomized, open-label, parallel-controlled phase Ⅱ-Ⅲ trial. Journal of Clinical Oncology, 2021, 39(27): 3002-3011.
[12]国家药品监督管理局.国家药监局附条件批准注射用维迪西妥单抗上市.[2022-06-28]. https://www.nmpa.gov.cn/yaowen/ypjgyw/20210609085452194.html.
[13]荣昌生物官网. 中国迎来首个自主研发 ADC 新药 维迪西妥单抗胃癌适应症获批上市. [2022-06-28]. http://www.remegen.cn/index.php?v=show&cid=39&id=130.

六、卫生健康与环境医学重大进展

齐　燕
中国医学科学院医学信息研究所

成果 1：武汉血清流行病学研究揭示武汉新冠肺炎感染率及感染者血清抗体动态变化规律

来自中国医学科学院北京协和医学院、武汉市疾病预防控制中心、中国医学科学院病原生物学研究所、中国医学科学院基础医学研究所、中国医学科学院北京协和医学院群医学及公共卫生学院等的研究人员在 *The Lancet* 杂志发表题为“Seroprevalence and Humoral immune Durability of Anti-SARS-CoV-2 Antibodies in Wuhan，China：a Longitudinal，Population-level，Cross-sectional Study”[1]的文章，揭示武汉新冠肺炎感染率及感染者血清抗体动态变化规律。

研究背景：由 SARS-CoV-2 引起的 COVID-19 的出现导致前所未有的全球公共卫生危机[2]，评估已感染和已获得免疫的人口比例，对确定有效的预防和控制策略以减少流行病未来卷土重来的可能至关重要[3]。已有部分研究聚焦了一般人群对 SARS-CoV-2 的体液免疫反应，包括瑞士、西班牙[4]、美国[5,6]、冰岛[7]、荷兰[8]等不同国家人群的估计血清阳性率、抗体滴度变化等。目前，人们对自然感染后抗 SARS-CoV-2 体液反应的动力学变化知之甚少，特别是在无症状感染者中。同时，大多数关于中国人群抗体的研究仅涉及少数健康参与者或选定的队列（如卫生保健工作者、艾滋病病毒感染者、酒店工作人员），这可能并不表明普通人群的群体免疫状况，迄今为止尚未在中国大陆的一般人群水平研究中评估 IgA、IgM、IgG 和中和抗体对 SARS-CoV-2 的持久性。因此该研究聚焦中国武汉市人群血清 SARS-CoV-2 抗体阳性率及其动态变化，为疫苗接种策略的制定提供依据。

研究方法：该研究采用多阶段、人口分层、整群随机抽样的方法，系统地从武汉市 13 个行政区的 100 个社区，以家庭为单位，招募自 2019 年 12 月 1 日以来在武汉居住不少于 14 天的受试者。2020 年 4 月 14～15 日，同意参与本研究的居民完成了一份标准电子问卷，内容包括人口学特征、临床相关问题，自述是否有 COVID-19 相关的任何症状及是否曾被确诊为 COVID-19，完成知情同意和问卷调查的同时采集受试者的静脉血，进行以 SARS-CoV-2 核衣壳蛋白（N）为检测抗原的总免疫球蛋白（Ig）抗体、IgM、IgA 和 IgG 抗体以及中和抗体的检测分析。对受试者在 2020 年 6 月 11～13 日，10 月 9 日至 12 月 5 日期间分别进行两次随访，采集静脉血样进行抗体检测。

研究结果：在随机选择的 4600 户家庭中，来自 3599 户（78.2%）家庭的 9702 人同意入组，其中 3556 个家庭的 9542 人纳入本次分析。共有 532 名（5.6%）受试者 SARS-CoV-2 总抗体阳性，校正后基线血清阳性率为 6.92%（95%CI：6.41～7.43），其中 437 人（82.1%）为无症状感染者。 532 人中，69 人（13.0%）IgM 抗体阳性，84 人（15.8%）IgA 抗体阳性，532 人（100%）IgG 抗体阳性，212 人（39.8%）中和抗体阳性。在两次随访中，中和抗体阳性率保持稳定（2020 年 6 月：162/363 [44.6%]；2020 年 10～12 月：187/454 [41.2%]。335 名基线总抗体阳性且参加两次随访的受试者中，中和抗体滴度在整个研究期间未见明显下降。基线、第一次随访和第二次随访中和抗体滴度中位数和四分位数区间分别为 1∶5.6（1∶14～1∶2），1∶5.6（1∶11.2～1∶4），1∶6.3（1∶12.6～1∶2），P=0.2919）。

无症状感染者的中和抗体滴度低于确诊病例和有症状病例。虽然病毒特异性 IgG 滴度随着时间的推移而下降，但 IgG 阳性率并没有显著下降。确诊病例中，基线和第二次随访 IgG 血清阳性率分别为 30/30（100%）和 26/29（89.7%）；在有症状感染者中分别为 65/65（100%）和 58/63（92.1%）；无症状感染者中分别为 437/437（100%）和 329/362（90.9%）。

研究结论：武汉市人群 SARS-CoV-2 抗体阳性率为 6.92%，中和血清阳转率为 39.8%。关于抗体持续时间的数据提示，需要进行大规模疫苗接种来实现群体免疫，从而避免疫情再次暴发流行。

研究意义：该研究系首个在武汉居民中开展的长期血清流行病学研究，揭示了武汉人群的抗体阳性率和抗体水平动态变化，对制定有效的疾病防控策略，降低未来再发大流行的可能性至关重要。

成果 2：发现高危型 HPV 检测更适合我国子宫颈癌初筛

来自中国医学科学院北京协和医院、中国医学科学院肿瘤医院、四川省肿瘤医院等的研究人员在 *JAMA Oncology* 杂志发表题为“Effectiveness of High-risk Human Papillomavirus Testing for Cervical Cancer Screening in China：A Multicenter，Open-label，Randomized Clinical Trial”[9]的文章，提出更适合我国的子宫颈癌初筛方案。

研究背景：由高危型人乳头瘤病毒（human papilloma virus，HPV）持续感染导致的宫颈癌，是女性最常见的恶性肿瘤之一，也是全球面临的主要公共卫生问题之一。中国从 2009 年开始在政府的主导下开展宫颈癌大规模筛查工作[10]，其中巴氏涂片和用醋酸和卢戈碘染色肉眼观察法（visual inspection with acetic acid and Lugol iodine，VIA/VILI）是主要的筛查方法，然而该方案仅能满足不到 30%的实际公共卫生需求。高危人乳头瘤病毒（high-risk human papillomavirus，hrHPV）检测已被证实是宫颈癌筛查的有效方法[11~14]。国外的大型前瞻性试验表明，与细胞学检查相比，基于 HPV 的筛查效果更好[15]。我国的横断面研究发现，hrHPV 检测对宫颈上皮内瘤变 2 级或更差的上皮内瘤变（CIN2+）检测的灵敏度都很高，但特异性低于细胞学检测[16]。世界卫生组织（WHO）曾提出一个消除宫颈癌的中期目标，即到 2030 年，对 70%的 35～45 岁女性进行高精度检测（性能与 HPV 检测相似）。但由于中国人口众多，这一目标给筛查系统带来巨大压力。将高危人乳头瘤病毒（hrHPV）检测纳入国家筛查项目是否会比目前的初级筛查方法产生更好的结果？该研究旨在评估在基层医疗机构开展基于 hrHPV 筛查时的效果、成本效益和服务体系能力。

研究方法：这项基于人群的、多中心的、开放标签的随机临床试验在中国城乡地区的 20 个初级卫生保健中心进行。每个中心至少招募 3000 名 35～64 岁的女性参与，合计 60 732 名受试者。在基线时，每位受试者被随机分配接受细胞学检查、hrHPV 检测或 VIA/VILI 检查（仅限农村地区）。而后，hrHPV 检测呈阳性的女性被随机分为细胞学分诊、VIA/VILI 分诊（仅限农村地区）或直接阴道镜检查组。在初步或分组测试中呈现细胞学异常或 VIA/VILI 检测呈阳性的女性被转诊至阴道镜检查。24 个月后，进行细胞学、hrHPV 检测和 VIA/VILI 的联合筛查，所有阳性结果的女性均被转至阴道镜检查。主要研究结局是宫颈上皮内瘤变 2 级（cervical intraepithelial neoplasia grade 2，CIN2）或更差（CIN2+和 CIN3+）的检出情况，次要结果是阴道镜检查转诊率。

研究结果：该研究纳入 60 732 名女性，年龄中位数为 47 岁（41～52 岁）。城市女性中，有 8955 人接受细胞学检查，18 176 人接受 hrHPV 基因分型检查；农村女性中，有 11 136 人接受 VIA/VILI 检查，7080 人接受细胞学检查，15 385 人接受 hrHPV 检测。其中直接阴道镜检查 hrHPV 呈阳性的参与者在基线时有更高的疾病风险率（城市 hrHPV vs.细胞学，CIN2+ RR=2.2；CIN3+ RR=2.0；农村 hrHPV vs.细胞学，RR=2.6 和 2.7；农村 hrHPV vs. VIA/VILI，RR=2.0 和 2.3）。24 个月时，农村地区基线时 hrHPV 阴性的女性 CIN2+（RR=0.3 与 0.3）和 CIN3+（RR=0.3 与 0.4）的风险比显著低于接受细胞学检查或 VIA/VILI 检测的女性。hrHPV 阳性的农村妇女的阴道镜检查转诊率通过细胞学分流降低到 2.8%，CIN2+的检出率明显高于细胞学分组（RR=2.1）或 VIA/VILI 分组（RR=1.6）。与细胞学检查相比，hrHPV 基因分型显著降低了城市女性的阴道镜检查转诊率（RR=0.8）。

研究结论：hrHPV 检测是基层医疗卫生保健中心宫颈癌筛查的有效初筛方法，将 hrHPV 检测纳入中国的国家筛查计划是合理有效的措施。

研究意义：通过多中心大样本子宫颈癌筛查随机对照临床研究，证实在我国城市和农村基层医疗卫生机构现有服务能力条件下，采用 hrHPV 检测作为子宫颈癌初筛技术，具有较好的筛查效果与成本效益，是满足我国女性子宫颈癌筛查巨大服务需求的最优选择。该研究为正确选择客观、简便、高效的新技术，解决全国几亿适龄女性的子宫颈癌筛查难题迈出关键一步。

成果 3：证实短期 NO_2 暴露可增加死亡风险

来自复旦大学等的研究人员在 *British Medical Journal* 杂志发表题为“Short Term Associations of Ambient Nitrogen Dioxide with Daily Total，Cardiovascular，and Respiratory Mortality：Multilocation Analysis in 398 Cities”[17]的文章，证实短期 NO_2 暴露可增加死亡风险。

研究背景：NO_2 是一种常见的空气污染物，是地面臭氧的前体并参与细颗粒物的二次形成，对人群健康有不良影响[18]。大多数环境中的 NO_2 都是由人类活动引起的，如燃料燃烧和交通运输。许多研究报告了短期暴露于 NO_2 对人类死亡率或发病率的影响[19,20]，但仍存在争议。美国环境保护署（United States Environmental Protection Agency）进行的综合科学评估审查了 2008 年和 2016 年 NO_2 暴露与健康结果之间的现有证据，得出结论认定短期接触 NO_2 会对呼吸系统产生影响，同时指出由于存在知识差异，不同政府机构和国际组织对空气中 NO_2 含量的限制标准各有不同。已有流行病学研究调查了 NO_2 与总死亡率之间的关系[21]，但存在较大的局限性。首先，大多数关注的是非意外死亡总数，只有少数评估了特定原因的死亡率，如呼吸和心血管结果。此外，NO_2 与死亡率之间关联的潜在特征，如非线性、阈值和滞后结构，仍有待澄清。更重要的是，关于 NO_2 是否对死亡率有独立影响，或者观察到的关联是否可以用共污染物的混杂效应来解释，这些问题仍然存在。最后，目前的研究主要是在单个城市或国家进行，存在数据偏倚和难以整合不同分析方法的结果问题。此外，不同情境的排放量、人口特征以及常规健康数据和生命统计数据的可靠性限制了此类证据的普遍性。因此，该研究使用统一的分析方案评估全球多个国家/地区 NO_2 与总死亡率、心血管死亡率和呼吸系统死亡率之间的短期关联，可弥补现有研究的不足，提供更充分可靠的证据。

研究方法：在基础数据方面，该研究涵盖了可进行地面 NO_2 测量的 22 个低收入至高收入国家/地区的 398 个城市，并根据数据可用性分为不同的研究时期。死亡率数据来自每个国家/地区的地方当局，死亡原因根据《国际疾病分类》第 9 版和第 10 版（ICD-9 和 ICD-10）编码进行分类；死亡率以非外因的每日计数表示，或以全因死亡率表示；同时还收集了 16 个国家的心血管疾病和呼吸系统疾病这两个主要原因的死亡率数据。除 NO_2 的年平均浓度外，该研究还从相同监测站收集了当地颗粒物和其他气态污染物的日浓度，包括空气动力学直径≤10μm 或 ≤2.5μm 的颗粒物（分别为 PM_{10} 和 $PM_{2.5}$）、O_3、SO_2 和 CO 等，以调整潜在的共污染物混杂。此外还从当地气象局或其他统计机构收集了有关天气变量的每日数据，包括平均温度和平均相对湿度。在统计方法上，采用多地点时间序列研究中广泛使用的两阶段设计方案，在所有地点使用相同的分析方案评估 NO_2 与每日总死亡率、心血管和呼吸系统死亡率的关联。在第一阶段使用时间序列准泊松广义线性回归模型估计各城市特定关联，在第二阶段使用一种新的多层次元分析方法来总结城市特定的关联。主要测量结果：1973～2018 年间每日死于总死因（6280 万人）、心血管原因（1970 万人）和呼吸原因（550 万人）的人数。

研究结果：平均而言，NO_2 浓度每增加 10μg/m^3 分别与总死亡率、心血管死亡率和呼吸系统死亡率增加 0.46%（95%CI：0.36%～0.57%）、0.37%（0.22%～0.51%）和 0.47%（0.21%～0.72%）相关。在调整了共污染物包括空气动力学直径≤10μm 或≤2.5μm 的颗粒物（分别为 PM_{10} 和 $PM_{2.5}$）、O_3、SO_2 和 CO 碳等后，这些关联仍然保持强劲。所有三种原因的汇总浓度-反应曲线几乎是线性的，没有明显的阈值。在 398 个城市中，因 NO_2 浓度高于反事实零水平而导致的死亡比例为 1.23%（95%CI：0.96%～1.51%）。

研究结论：该研究发现 NO_2 与总死亡率、心血管疾病和呼吸系统疾病的日死亡率之间存在着密切的联系，而这与其他空气污染物的伴随暴露无关。而全球水平的 NO_2 浓度响应曲线几乎呈线性相关且没有可识别的阈值表明，即使在低于以健康为基础的标准和准则（包括世卫组织目前的空气质量准则）的水平，NO_2 也与相当大的健康风险有关。

研究意义：研究使用统一的分析方案评估了全球多个国家/地区 NO_2 与总死亡率、心血管死亡率和呼吸系统死亡率之间的短期关联。这项多地点研究提供了关于短期暴露于 NO_2 与增加的总死亡、心血管和呼吸系统死亡风险之间的独立和线性关联的关键证据，表明通过收紧 NO_2 的指南和监管限制可实现健康益处。

参考文献

[1] He Z, Ren L, Yang J, et al. Seroprevalence and humoral immune durability of anti-SARS-CoV-2 antibodies in Wuhan, China: a longitudinal, population-level, cross-sectional study. Lancet, 2021, 397(10279): 1075-1084.

[2] Ren LL, Wang YM, Wu ZQ, et al. Identification of a novel coronavirus causing severe pneumonia in human: a descriptive study. Chin Med J (Engl), 2020, 133(9): 1015-1024.

[3] Clapham H, Hay J, Routledge I, et al. Seroepidemiologic study designs for determining SARS-CoV-2 transmission and immunity. Emerg Infect Dis, 2020, 26(9): 1978-1986.

[4] Pollán M, Pérez-Gómez B, Pastor-Barriuso R, et al. Prevalence of SARS-CoV-2 in Spain (ENE-COVID): a nationwide, population-based seroepidemiological study. Lancet, 2020, 396(10250): 535-544.

[5] Anand S, Montez-Rath M, Han J, et al. Prevalence of SARS-CoV-2 antibodies in a large nationwide sample of patients on dialysis in the USA: a cross-sectional study. Lancet, 2020, 396(10259): 1335-1344.

[6] Wajnberg A, Mansour M, Leven E, et al. Humoral response and PCR positivity in patients with COVID-19 in the New York City region, USA: an observational study. Lancet Microbe, 2020, 1(7): e283-e289.

[7] Gudbjartsson DF, Norddahl GL, Melsted P, et al. Humoral immune response to SARS-CoV-2 in Iceland. N Engl J Med, 2020, 383(18): 1724-1734.

[8] Vos ERA, den Hartog G, Schepp RM, et al. Nationwide seroprevalence of SARS-CoV-2 and identification of risk factors in the general population of the Netherlands during the first epidemic wave. J Epidemiol Community Health, 2020, 75(6): 489-495.

[9] Zhang J, Zhao Y, Dai Y, et al. Effectiveness of high-risk human papillomavirus testing for cervical cancer screening in China: a multicenter, open-label, randomized clinical trial. JAMA Oncol, 2021, 7(2): 263-270.

[10]Wen CH.China's plans to curb cervical cancer. Lancet Oncol, 2005, 6(3): 139-141.

[11]Bulkmans NW, Berkhof J, Rozendaal L, et al. Human papillomavirus DNA testing for the detection of cervical intraepithelial neoplasia grade 3 and cancer: 5-year follow-up of a randomised controlled implementation trial. Lancet, 2007, 370(9601): 1764-1772.

[12]Ogilvie GS, van Niekerk D, Krajden M, et al. Effect of screening with primary cervical HPV testing vs cytology testing on high-grade cervical intraepithelial neoplasia at 48 months: the HPV FOCAL randomized clinical trial. JAMA, 2018, 320(1): 43-52.

[13]Dijkstra MG, van Zummeren M, Rozendaal L, et al. Safety of extending screening intervals beyond five years in

cervical screening programmes with testing for high risk human papillomavirus: 14 year follow-up of population based randomised cohort in the Netherlands.BMJ,2016, 355: i4924.
[14]Anttila A, Kotaniemi-Talonen L, Leinonen M, et al. Rate of cervical cancer, severe intraepithelial neoplasia, and adenocarcinoma *in situ* in primary HPV DNA screening with cytology triage: randomised study within organised screening programme. BMJ, 2010, 340: c1804.
[15]Ronco G, Dillner J, Elfström KM, et al. International HPV screening working group. Efficacy of HPV-based screening for prevention of invasive cervical cancer: follow-up of four European randomised controlled trials. Lancet, 2014, 383(9916): 524-532.
[16]Qiao YL, Sellors JW, Eder PS, et al. A new HPV-DNA test for cervical-cancer screening in developing regions: a cross-sectional study of clinical accuracy in rural China. Lancet Oncol, 2008, 9(10): 929-936.
[17]Meng X, Liu C, Chen R, et al. Short term associations of ambient nitrogen dioxide with daily total, cardiovascular, and respiratory mortality: multilocation analysis in 398 cities. BMJ, 2021, 372: n534
[18]U S Environmental Protection Agency. Review of the Primary National Ambient Air Quality Standards for Nitrogen Dioxide: Risk and Exposure Assessment Planning Document. U S Environmental Protection Agency, Washington, DC, EPA-452/D-15-001, 2015.
[19]Chen R, Yin P, Meng X, et al. Associations between ambient nitrogen dioxide and daily cause-specific mortality: evidence from 272 Chinese cities. Epidemiology, 2018, 29(4): 482-489.
[20]Faustini A, Rapp R, Forastiere F. Nitrogen dioxide and mortality: review and meta-analysis of long-term studies. Eur Respir J, 2014, 44 (3): 744-753.
[21]Mills IC, Atkinson RW, Kang S, et al. Quantitative systematic review of the associations between short-term exposure to nitrogen dioxide and mortality and hospital admissions. BMJ Open, 2015, 5(5): e006946.

七、生物医学工程与信息学重大进展

张 冉

中国医学科学院医学信息研究所

成果 1：分支型外科手术专用支架系统获批

由上海微创心脉医疗科技（集团）股份有限公司生产的分支型外科手术专用支架系统，于 2021 年 12 月 14 日获国家药品监督管理局批复上市（国械注准 20213131059）。

研究背景：复杂的急性 Standford A 型主动脉夹层的治疗一直是主动脉外科领域中的重点及难点，主要治疗方式为孙氏手术，即主动脉全弓置换+支架象鼻术。手术的目的是切除撕裂内膜后置换升主动脉、部分或全部进行主动脉弓置换或腔内隔绝。目前，业内最关注的问题仍然集中在主动脉根部处理、升主动脉远端及主动脉弓部处理、术中脑及其他重要器官的保护。传统弓鼻手术需要置换弓部三分支血管，使用的支架如同一根象鼻子，只有一根主支，将主动脉支架输送到位后，再由术者逐个吻合头臂干动脉、左颈总动脉、左锁骨下动脉，重建血管通路，该术式在游离和重建左锁骨下动脉时由于切口位置深，吻合难度高，易造成血管和神经损伤，手术时间长，难度大，对术者要求较高。随着支架象鼻术的普及，目前全球许多公司都在进行术中支架的研发来攻克主动脉 A 型夹层的治疗。

研究过程：累及升主动脉的主动脉夹层称为 Standford A 型。在传统治疗中，一次手术并不能完成治疗全过程，需要二次介入治疗。但二次手术延长了患者治疗周期，且手术风险较高。术中支架系统是一种手术中用的支架，目前治疗主动脉夹层通常使用覆膜大支架，新技术新产品也更好地克服了以往累及分支左锁骨下动脉的病变需要外科开胸的技术壁垒，利用烟囱技术、开窗技术、复合技术等，以完全腔内技术一次性完成封闭近端内膜破口。如术中支架可在一次开胸手术中触及不到的降主动脉处，通过降主动脉手术切口将一覆以人造血管的支架植入其中，支架弹开后将病变部位封闭，再将支架覆盖的人造血管与降主动脉切口共同与弓部的人造血管缝合，这样便一次完成了全部手术。术中支架系统一次手术完成突破了传统两次手术治疗，缩短了手术时间与风险，降低了手术风险。随着技术的发展和突破，针对使用仅有主支的支架在游离和重建左锁骨下动脉时易造成血管和神经损伤的问题，由主支和侧支组成的术中支架经研发诞生。这种支架类似“象鼻子”上多了一根“獠牙”，能同时将支架植入主动脉与左锁骨下动脉，以避免在吻合左锁骨下动脉时可能造成的血管和神经损伤，缩短术中深低温停循环时间，进一步降低了主动脉夹层的手术难度，为 Standford A 型主动脉夹层手术提供了全新的解决方案。

此次获批的分支型外科手术专用支架系统于 2015 年入选上海市生物医药领域产学研医合作项目，2018 年获批进入国家药品监督管理局的创新医疗器械特别审批程序。该支架系统由中山医院王春生教授带领的大血管外科团队通过系列动物实验进行优化设计，利于临床操作，并牵头完成全国多中心临床试验，获得理想结果。经前瞻性随机对照研究，发现该支架在 Standford A 型主动脉夹层术中的初步应用具有较好的临床疗效，与传统支架相比具有一定的优势[1]。经临床随访 1 年数据显示，分支设计可显著缩短左椎缺血和脑灌注时间，有利于降低脑损伤发生率，减少喉返神经等神经系统并发症，临床效果良好。

成果特征：该产品由支架人工血管和输送系统组成，更贴合主动脉外科手术的临床需求：支架主体与侧支一体化设计可避免术中左锁骨下动脉的深度游离，使主体吻合口上移，降低手术难度并缩短手术时间；近端带涂层人工血管最长可达 100mm，方便术者进行不同手术策略；主体支架可预弯、侧支角度可调、支架整体包裹膜设计，确保支架导入更顺畅，并实现由近到远的精准释放；支架覆膜及金属材料优化升级，防渗性能及血管顺应性更优。

研究意义：该产品是我国批准上市的第一款分支型外科手术专用支架，其侧支结构可便于支架植入左锁骨下动脉，降低手术操作难度，减少因深度游离和吻合左锁骨下动脉带来的相关风险，适用于 Stanford A 型和常规介入无法治疗的复杂 Stanford B 型主动脉夹层的手术治疗，使更多主动脉夹层疾病患者受益。

成果 2：植入式左心室辅助系统获批

由苏州同心医疗器械有限公司生产的植入式左心室辅助系统，于 2021 年 11 月 24 日获国家药品监督管理局批复上市（国械注准 20213120987）。

研究背景：心力衰竭是指由于心脏结构和（或）功能异常而导致心排出量减少以及（或）静息或压力状态下的心内压升高的一种临床综合征。据统计，全球至少有 2600 万心力衰竭患者[2]，且心力衰竭病程的恶化难以通过已有药物和传统医疗器械得到逆转。心脏移植是目前公知的治疗手段，但因心脏供体极其有限，无法惠及大众。因此，心脏辅助装置（ventricular assist device，VAD）逐渐成为治疗终末期心力衰竭的重要手段。

研究过程：心脏辅助装置是一种用于部分或全部替代心脏完成泵血功能、维持人体血液循环的机电一体化装置，其核心部件是一个血泵，将血液从心脏引出，提升压力后，输送到主动脉，从而达到卸载天然心脏负荷的功能，使天然心脏得到休息，同时改善天然心脏泵血能力不足的问题。心脏辅助装置的研发经历了 20 世纪 90 年代的第一代大体积搏动式心脏辅助装置和 21 世纪以来的新二代旋转式心脏辅助装置，其中全磁悬浮式心脏辅助装置作为新一代旋转式心脏辅助装置中的前沿技术，以全磁悬浮无接触轴承为特点，具有体积小和血液相容性好等优点，显著提升了临床治疗效果。人工心脏在美国等发达国家经过 50 多年研究，于 21 世纪初被美国食品药品监督管理局批准作为替代心脏移植的永久植入设备用于重症心力衰竭的治疗，迄今数万例临床病例使用结果表明，人工心脏可以显著改善心力衰竭患者的生活质量、延长生命，甚至使得某些病变心脏康复。

此次获批的植入式左心室辅助系统，是新一代完全磁悬浮式人工心脏，通过旋转叶片转子，在血泵转子中心形成负压将患者左心室血液泵至升主动脉，在循环系统中产生流量，实现血泵与天然心脏协同工作。产品经过相关测试验证，在血液相容性、植入侵犯性、可靠性等关键性能指标上全面达到国际领先水平。

成果特征：

（1）该产品由血泵、体外控制器、可充电锂电池、适配器、电池充电器、通讯隔离模块、监控器、手术工具、淋浴包组成。与特定人工血管配套使用，为进展期难治性左心力衰竭患者血液循环提供机械支持，用于心脏移植前或恢复心脏功能的过渡治疗。

（2）该产品的核心技术主要为全磁悬浮血泵技术，目前取得中国和美国多项专利，属于国内首创医疗器械。与国际同类产品相比，关键性能指标已达到同等水平，血泵尺寸更小，植入侵犯性更优。采用独特而先进的叶轮和流道结构设计，大大降低泵血过程中对血液施加的应力，各类计算和体外测试及临床随访数据都表明其对血液的破坏作用更低，可降低卒中、泵血栓和胃肠道出血的风险。通过运用新型的微型化电子技术，该产品可极大限度地减少经皮电缆中的导线数量，缩小电缆直径，提高防感染性能。同时将控制电子器件集成到泵内，可保护免受物理损伤，改善系统的可靠性。

研究意义：该产品是我国首个获得国家药品监督管理局批准的拥有完全自主知识产权的国产人工心脏，也是全球范围内首个获国家药品监督管理局批准的全磁悬浮式人工心脏。将满足我国在心力衰竭外科器械治疗领域的临床需要，具有重要的社会效益。临床试验结果表明其效果不逊于同类技术产品，同时在血液相容性、手术侵犯性、防感染性、系统可靠性、可用性、便携性等关键性能指标方面都呈现出全面优势。

成果 3：纯人造材料合成人工角膜获批

由北京米赫医疗器械有限责任公司自主研发的纯人造材料合成人工角膜获重要突破，于 2021 年 12 月 3 日获国家药品监督管理局批复上市（国械注准 20213161017）。

研究背景：角膜病是仅次于白内障、青光眼、老年性黄斑变性的主要致盲病症，而角膜盲的患病人群以中青年居多，相较于其他眼病，角膜病会给社会带来更大的负担。角膜是位于黑眼球表面、有一定厚度的透明组织，是外界光线进入眼内并最终成像的必经之地，起到保护眼球的作用。当角膜的防御能力减弱时，外界或体内各种致病因素将引发角膜炎，严重者可致盲。近年来，在角膜盲患者人数不断增长和供体角膜捐献率持续走低的现状下，人工角膜技术得到迅速的发展和应用，但同时也面临着诸多挑战。

研究过程：目前，国际上使用最广泛、最安全的人工角膜是波士顿人工角膜，它是一种“人造仿真角膜”，用于严重的角膜混浊患者。由于材料生物相容性好，设计宜于植入物与周围组织愈合，不会出现排斥反应或移植后血管增生导致的手术失败。但波士顿人工角膜作为临床使用较为广泛的一种产品，也只适用于轻症和中症，一些严重双眼盲、化学烧伤、热伤、爆炸伤、眼睑闭锁、自身免疫性疾病、终末期干眼症患者难以应用。同时又因其需要供体角膜植片作为人工角膜载体，结合我国角膜材料短缺的国情，临床推广受到一定限制。

此次获批的纯人造材料合成人工角膜，是由我国研究者经过多年潜心研究的成果，解决了角膜供体缺乏的难题，角膜盲患者迎来“不再需要活体角膜”的新时代。由于该人工角膜移植术中不再需要供体角膜的植入，手术过程中的排异率大大降低，不仅可提高手术的成功率，还可为患者节省二次手术带来的额外费用。截至目前，全国多家医院已成功完成近百例临床试验，为传统角膜移植术禁忌证患者临床治疗提供了新的途径。该产品适用于角膜移植手术难以成功的双眼角膜盲患者，包括角膜移植失败，化学烧伤、热伤、爆炸伤等引起的严重角结膜瘢痕血管化，眼睑闭锁，严重的自身免疫性疾病（如 Steven-Johnoson 综合征及瘢痕性类天疱疮），终末期干眼引起的角膜盲等。

成果特征：

（1）人工角膜由支架和镜柱组成。镜柱由聚甲基丙烯酸甲酯制成。支架由钛支架翼和聚甲基丙烯酸甲酯支架座组成。产品经环氧乙烷灭菌，一次性使用。

（2）该产品采用人造材料制成，无须供体角膜，有助于缓解我国角膜供体稀少的现状。产品采用分体式设计及分期植入的手术方式，人工角膜支架植入患者损坏的角膜层间，与周围角膜组织锚定；人工角膜镜柱采用螺纹结构旋入支架而固定在患者眼部，减少植入手术对患眼造成伤害的风险，有助于提高产品的在位率。必要时，镜柱可拆卸或更换。

研究意义：角膜盲是仅次于白内障的第二大致盲性眼病，人工角膜移植是角膜盲的唯一治疗方法。该产品是我国自主研发、生产的全球首款纯人造材料合成人工角膜，且手术安全性高，并发症少。该产品的上市可提升患者的生活质量，降低应用成本，打破国外人工角膜依赖进口的局面，也为我国严重角膜盲复明提供了可靠的方法。

成果 4：颅内药物洗脱支架系统获批

由赛诺医疗科学技术股份有限公司生产的颅内药物洗脱支架系统，于 2021 年 7 月 29 日获国家药品监督管理局批复上市（国械注准 20213130575）。

研究背景：目前治疗颅内动脉粥样硬化性狭窄的主要手段有药物治疗、血管内介入治疗。研究表明，药物治疗短期安全性较好，但长期卒中复发率仍较高，且对颅内动脉狭窄程度较高（狭窄≥70%，≤99%）患者的治疗效果不显著。血管内介入治疗创伤较小，术后血管即刻开通率高，但一年内支架再狭窄率较高。因此，寻找可防止支架再狭窄的介入治疗手段是研究的重点。

研究过程：药物洗脱支架可通过抑制支架置入后内皮细胞和平滑肌细胞的增殖和迁移来降低支架内再狭窄，可大幅度降低支架内再狭窄和相关缺血事件，因此彻底改变了冠心病的治疗。此次获批的颅内药物洗脱支架系统是全球首个专用于颅内动脉狭窄治疗的药物洗脱支架，也是全球首款愈合导向颅内支架。通过独特的药物涂层设计使得药物支架具有最佳的药物释放动力学，药物在血管壁中的浓度同平滑肌细胞增殖时程相匹配，精准抑制平滑肌细胞过度增生，在有效降低再狭窄率的同时最大程度降低药物对血管内皮细胞的抑制作用，使得血管内皮可在内皮修复窗口期（2～3 个月）内实现快速覆盖和修复，降低支架内再狭窄发生率，从而减少远期再发卒中的风险。2015 年，一项全国多中心临床试验对此次获批的药物洗脱支架与金属裸支架植入进行了对比，研究发现 31 天至 1 年内药物洗脱支架组缺血性卒中发生率降低 88.4%，至此进入颅内载药介入的新时代[3]。

成果特征：

（1）该产品含有药物涂层支架及快速交换球囊导管输送系统。药物涂层支架以 316L 不锈钢支架为基体，表面涂覆和底部涂层含雷帕霉素高分子可降解涂层。用于颅内动脉粥样硬化性狭窄，参考血管直径为 2.25～4.0mm，适用的病变长度≤15mm。

（2）该产品中雷帕霉素可抑制血管平滑肌细胞的过度增生，降低支架内再狭窄发生率，从而减少远期再发卒中的风险。

研究意义：该产品为全球首个颅内动脉狭窄治疗的药物洗脱支架，技术上处于国际领先水平。目前国内外市场尚无设计和预期用途相似的其他同类产品上市。

参 考 文 献

[1] 孙勇新，赖颢，张致琦，等. Fontus 术中支架在急性 A 型主动脉夹层中的应用.中华血管外科杂志，2018，3(2): 78-83.

[2] Ponikowski P, Anker SD, AlHabib KF, et al. Heart failure: preventing disease and death worldwide. ESC Heart Fail, 2014, 1(1): 4-25.

[3] Jia B, Zhang X, Ma N, et al. Comparison of drug-eluting stent with bare-metal stent in patients with symptomatic high-grade intracranial atherosclerotic stenosis: a randomized clinical trial. JAMA Neurol, 2022, 79(2): 176-184.